Somatoforme Störungen

Springer
*Berlin
Heidelberg
New York
Barcelona
Budapest
Hongkong
London
Mailand
Paris
Singapur
Tokio*

Jürgen Margraf · Simon Neumer · Winfried Rief
(Hrsg.)

Somatoforme Störungen

Ätiologie,
Diagnose und
Therapie

Mit 16 Abbildungen

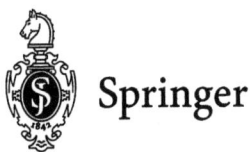 Springer

Prof. Dr. Jürgen Margraf
Dipl.-Psych. Simon Neumer

Technische Universität Dresden
Klinische Psychologie und Psychotherapie
Mommsenstraße 13
D-01062 Dresden

PD Dr. Winfried Rief

Medizinisch-Psychosomatische Klinik Roseneck
Am Roseneck 6
D-83290 Prien am Chiemsee

ISBN-13:978-3-540-64012-7   e-ISBN-13:978-3-642-72114-4
DOI:10.1007/978-3-642-72114-4

Die Deutsche Bibliothek - CIP-Einheitsaufnahme
Somatoforme Störungen: Ätiologie, Diagnose und Therapie / Hrsg.: Jürgen Margraf... - Berlin ; Heidelberg ;
New York ; Barcelona ; Budapest ; Hongkong ; London ; Mailand ; Paris ; Singapur ; Tokio ; Barcelona ;
Springer, 1998
  ISBN-13:978-3-540-64012-7

Dieses Werk ist urheberrechtlich geschützt. Die dadurch begründeten Rechte, insbesondere die der Übersetzung, des Nachdrucks, des Vortrags, der Entnahme von Abbildungen und Tabellen, der Funksendung, der Mikroverfilmung oder der Vervielfältigung auf anderen Wegen und der Speicherung in Datenverarbeitungsanlagen, bleiben, auch bei nur auszugsweiser Verwertung, vorbehalten. Eine Vervielfältigung dieses Werkes oder von Teilen dieses Werkes ist auch im Einzelfall nur in den Grenzen der gesetzlichen Bestimmungen des Urheberrechtsgesetzes der Bundesrepublik Deutschland vom 9. September 1965 in der jeweils geltenden Fassung zulässig. Sie ist grundsätzlich vergütungspflichtig. Zuwiderhandlungen unterliegen den Strafbestimmungen des Urheberrechtsgesetzes.

© Springer-Verlag Berlin Heidelberg 1998

Die Wiedergabe von Gebrauchsnamen, Handelsnamen, Warenbezeichnungen usw. in diesem Werk berechtigt auch ohne besondere Kennzeichnung nicht zu der Annahme, daß solche Namen im Sinn der Warenzeichen- und Markenschutzgesetzgebung als frei zu betrachten wären und daher von jedermann benutzt werden dürften.

Produkthaftung: Für Angaben über Dosierungsanweisungen und Applikationsformen kann vom Verlag keine Gewähr übernommen werden. Derartige Angaben müssen vom jeweiligen Anwender im Einzelfall anhand anderer Literaturstellen auf ihre Richtigkeit überprüft werden.

Umschlaggestaltung: design & production GmbH, Heidelberg

Satz: Scientific Publishing Services (P) Ltd, Madras

SPIN: 10631691   26/3134 – 5 4 3 2 1 0 – Gedruckt auf säurefreiem Papier

Vorwort

EINLEITUNG

Der Facettenreichtum der somatoformen Störungen spiegelt sich in der Fülle von Bezeichnungen, ätiologischen Modellen und nicht zuletzt auch offenen Fragen wider. Schon die Vielfalt der Bezeichnungen für diese Erkrankungsgruppe läßt die Schwierigkeiten bei deren Bewertung erahnen; Begriffe wie *somatoforme Störungen, psychosomatische Krankheiten, Organneurosen* oder *funktionelle Beschwerden* werden häufig nahezu synonym gebraucht. Diese aus unterschiedlichen ätiologischen Modellen entstandene Vielfalt erschwert die Diagnostik und die Kommunikation zwischen Professionellen und Patienten und verhindert bislang eine einheitliche Sicht der Ätiologie. Um hier Fortschritte zu erzielen und Ansatzpunkte für eine wirksame Prävention zu finden, müssen in multidisziplinären Forschungsdesigns krankheitsfördernde Umgebungsbedingungen und andere Risikofaktoren identifiziert werden.

Neue Entwicklungen in Ätiologie und Epidemiologie

Die Ergebnisse jahrzehntelanger intensiver Forschungsarbeiten weisen konvergierend darauf hin, daß simple monokausale Krankheitsmodelle somatoformen Störungen nicht gerecht werden. Die Zeit der großen monistischen Theorien ist vorbei. Schon lange ist klar, daß derart vielschichtige Phänomene nicht durch simple reduktionistische "Lösungen" erklärt werden können. Statt dessen muß das Zusammenwirken psychologischer, biologischer und sozialer Faktoren berücksichtigt werden. Dementsprechend beherrschen heute Schlagworte wie "biopsychosozialer Ansatz" oder "Vulnerabilitäts-Streß-Modell" die Debatte. Ohne genauere Ausführung müssen sich aber diese Modelle des Vorwurfs einer zu großen Beliebigkeit bzw. einer mangelnden Konkretheit erwehren. Damit der "biopsychosoziale Ansatz" nicht zu einer Leerformel verkommt, ist die Schaffung einer breiten empirischen Datenbasis sowie die differenzierte Analyse spezifischer Zusammenhänge unbedingt erforderlich.

Moderne Erklärungsansätze aus der klinischen Psychologie und ihren Nachbardisziplinen versuchen, störungsspezifische Konstellationen zu identifizieren. Dies setzt eine genaue Festlegung dessen voraus, was man unter

"Störung" und unter "Ursache" versteht. Psychische Störungen werden nunmehr als klinisch auffallende Verhaltensweisen bzw. psychische Syndrome mit Leiden oder Funktionseinschränkungen auf der Verhaltens-, Erlebens-, körperlichen oder sozialen Ebene aufgefaßt. Wesentlich an diesem modernen Störungskonzept ist, daß keine Diskontinuität zwischen den einzelnen psychischen Störungen bzw. zwischen Störung und "keine psychische Störung" angenommen werden muß. Klassifiziert werden nicht Individuen, sondern Störungen, die bei Personen vorliegen ("Person mit Somatisierungsstörung" statt "Somatisierer"). Personen mit der gleichen psychischen Störung können sich hinsichtlich weiterer wichtiger Punkte, die Einfluß auf Behandlung und Prognose haben, durchaus stark unterscheiden.

Hinsichtlich der Ätiologie somatoformer Störungen ist es von großer Bedeutung, zwischen verschiedenen Arten von "Ursachen" zu differenzieren. Grundsätzlich müssen vor allem drei Klassen von ätiologischen Faktoren bzw. Ursachen unterschieden werden:

Prädispositionen (auch Vulnerabilität, Diathese, Anfälligkeit). Vorexistierende genetische, somatische, psychische oder soziale Merkmale machen das Auftreten einer somatoformen Störung möglich bzw. wahrscheinlicher.

Auslösende Bedingungen. Psychische, somatische oder soziale Bedingungen (Belastungen, Erfahrungen, Ereignisse, "Streß") lösen das Erstauftreten einer somatoformen Störung vor dem Hintergrund einer individuellen Vulnerabilität aus.

Aufrechterhaltende Bedingungen. Falsche Reaktionen (des Betroffenen oder der Umwelt) oder anhaltende Belastungen verhindern das rasche Abklingen der Beschwerden und machen das Problem chronisch.

Dieses "Drei-Faktoren-Modell" bietet einen Denkansatz bzw. eine Heuristik für die ätiologische Forschung und die Bewertung möglicher Ansatzpunkte für das therapeutische Vorgehen (Margraf, 1996). In diesem Rahmen liegen mittlerweile spezifische ätiologische Modelle auch für somatoforme Störungen vor, deren empirische Basis jedoch nach wie vor kritisch gesehen werden muß (vgl. Kap. 1, 10, 11 und 13 im vorliegenden Band). Hinzu kommen die Erfahrungen der Behandler, die häufig Therapieerfolge erleben, obgleich die spezifischen Wirkmechanismen noch im Dunkeln bleiben (vgl. Kap. 6, 7 und 8). Trotz der unbestrittenen gesundheitspolitischen Bedeutung somatoformer Störungen sind selbst grundlegende Fragen der Störungskonzeption weitgehend ungeklärt (vgl. Kap. 14). Es handelt sich um ein heterogenes Konzept, dessen Erfassung, Erklärung und Behandlung äußerst unterschiedlich gehandhabt werden (vgl. Kap. 2, 4 und 9). Auch wenn diese Heterogenität in der Vielfalt der Beiträge des vorliegenden Buches ihren Widerhall findet, wird doch gleichzeitig den Gemeinsamkeiten verschiedener theoretischer Ansätze und Professionen nachgespürt.

Leider gibt es bislang kaum befriedigende epidemiologische Studien zu somatoformen Störungen, so daß selbst grundlegende Angaben wie die

Altersverteilung, Geschlechterunterschiede und ähnliches nur geschätzt werden können (vgl. Kap. 3) und verbindliche Hinweise zur differentiellen Indikation einzelner Psychotherapieverfahren oder Wirkstoffe der medikamentösen Therapie fehlen (vgl. Kap. 7). Zudem wird die gegenwärtige Klassifikation als allzu restriktiv angesehen: Auch Syndrome unterhalb der diagnostischen Schwelle sind klinisch relevant bzw. beeinflussen das Inanspruchnahmeverhalten bei der Gesundheitsversorgung (Rief & Hiller, 1992). In diesem Zusammenhang sind die mit dem Symptomindex (SSI4,6) verbundenen Bestrebungen zu verstehen, die zur Diagnosestellung notwendige Symptomanzahl zu senken. Die selbst mit unvollständigen Ausprägungen des Störungsbildes verbundenen hohen Kosten geben den Vertretern dieses Ansatzes recht und unterstreichen die gesundheitspolitische Bedeutung des Störungsbildes nachhaltig (s. Kap. 1 und 2). Neuerdings wird kognitiven Prozessen eine große Bedeutung bei der Entstehung und Aufrechterhaltung somatoformer Störungen zugemessen (vgl. Kap. 11 sowie Rief et al., 1997). Um so bedauerlicher ist es, daß kognitive Faktoren bisher im Zuge epidemiologischer Untersuchungen nicht erhoben wurden. Ebenso fehlt eine genauere epidemiologische Analyse psychosozialer Bedingungen wie kritischer Lebensereignisse, sozialer Unterstützung oder Bewältigungsstrategien, durch die die Störungen zumindest teilweise verursacht oder ausgelöst werden können (Dohrenwend & Dohrenwend, 1981; Holahan & Moos, 1985; Häfner, 1985). Fortschritte können hier von neuen epidemiologischen Studien erwartet werden, die in Deutschland derzeit im Kontext des Sächsischen und des Münchner Forschungsverbundes Public Health durchgeführt werden (vgl. Kirch & Margraf, 1995). Insbesondere in Kombination mit den Arbeiten eher experimentell arbeitender Forscher versprechen diese prospektiven Untersuchungen an bevölkerungsrepräsentativen Stichproben für die Zukunft interessante Ergebnisse.

Die Public-Health-Perspektive

Somatoforme Störungen können paradigmatisch die Stärken des interdisziplinären Public-Health-Ansatzes aufzeigen (Rössler, Bodenbach & Kirch, 1995). Der dadurch erweiterte Handlungsspielraum wird dem Störungsbild gerecht und bricht unitäre Sichtweisen und Forschungsstrategien auf. Es besteht die berechtigte Hoffnung, auf diesem Weg einen Beitrag zur Verbesserung der Bevölkerungsgesundheit zu leisten. Der Forschungsverbund *Public Health Sachsen* begann 1994 als einer der fünf vom Bundesministerium für Bildung, Wissenschaft, Technologie und Fortschritt geförderten Verbünde mit seiner Arbeit. In mittlerweile über 20 Forschungsvorhaben in drei Projektbereichen befaßt sich der Verbund mit den klassischen Aufgaben von *Public Health*:

- Verhütung von Krankheit,
- Verlängerung des Lebens,
- Förderung der Gesundheit.

Mit der Definition von *New Public Health* wurde der herkömmliche Public-Health-Aufgabenbereich um die Erforschung und Verbesserung des Systems gesundheitlicher Versorgung erweitert (Schwartz & Walter, 1996). Hier geht es darum, geeignete Strategien der Krankheitsverhütung, aber auch der Behandlung und Rehabilitation unter Beachtung ökonomischer und subjektiver Faktoren zu finden und zu optimieren.

Durch die Einbeziehung der Versorgungsanalyse wird auch die Darstellung einzelner Krankheitsbilder um wichtige Aspekte erweitert. Neben die bisherige Gliederung in Diagnostik, Epidemiologie, Ätiologie und Pathogenese sowie Therapie treten beim New-Public-Health-Ansatz gesundheitsökonomische und systembezogene Betrachtungen. Dabei geht es z.B. um die Fragen, welche Kosten bei welchem Nutzen für den Patienten entstehen oder wie gut Patienten mit einer bestimmten Krankheit die verschiedenen Einrichtungen unseres Gesundheitssystems erreichen (vgl. Abb. 1).

Mit Hilfe der Kostenanalysen, die den im Vergleich zu anderen Störungsgruppen sehr hohen finanziellen und zeitlichen Aufwand der Patientenwege in der allgemeinärztlichen Praxis nachzeichnen, läßt sich auch nachweisen, daß bei einer rechtzeitigen Intervention schon heute kosteneffektive Behandlungsmöglichkeiten existieren und die mit hohen Folgekosten verbundene Chronifizierung des Störungsbildes erfolgreich vermieden werden kann (vgl. Kap. 5 und 8). Nur wenn Experten aus Bereichen wie der klinischen Medizin, Psychologie, Statistik, Ökonomie und dem Management zusammenarbeiten, kann allen Anforderungen, die bestimmte Erkrankungen an unser Gesundheitssystem stellen, effektiv und ökonomisch effizient begegnet werden. Das bedeutet, durch epidemiologische Erkenntnisse Gefahrenpotentiale für eine solche Erkrankung erkennbar und damit vermeidbar zu machen. Durch die Kommunikation der beteiligten Experten sind Terminologie und Diagnostik zu vereinheitlichen, damit der Patient schneller einer adäquaten Behandlung zugeführt werden kann. Trotz mancher Probleme im Detail ist hier die

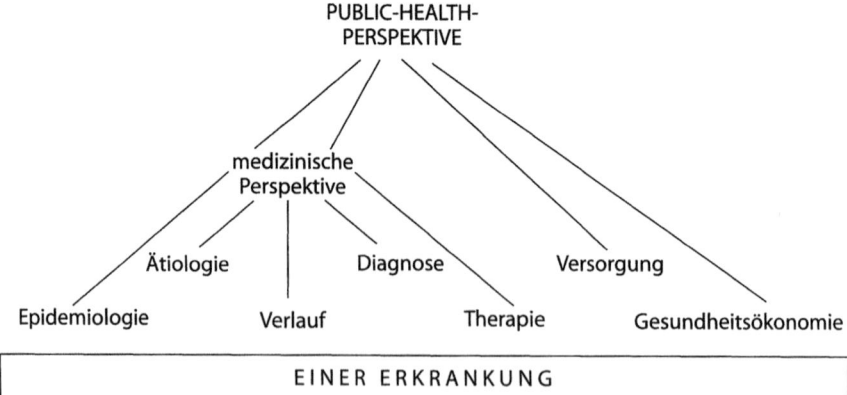

Abb. 1. Die Public-Health-Darstellung einer Erkrankung

einheitliche Nomenklatur innerhalb der beiden Klassifikationssysteme DSM und ICD eine Hilfe. Neben dem Nutzen für das Gesundheitssystem wird durch solch ein dem Public-Health-Ansatz Rechnung tragendes Vorgehen auch der Nutzen für den einzelnen Patienten wachsen.

Praxistransfer und die Ziele des Buches

Leider kommen die Erkenntnisfortschritte zur Diagnostik und Therapie der somatoformen Störungen außerhalb des Forschungssektors bisher nur begrenzt zum Tragen. In der organmedizinischen Praxis werden somatoforme Störungen in der Mehrzahl der Fälle übersehen oder nicht korrekt diagnostiziert, wie unter anderem die bereits erwähnte WHO-Studie von Üstün und Sartorius (1995) sowie das "Psychotherapiegutachten" für das Bundesgesundheitsministerium (Meyer et al., 1991) deutlich belegen. In der Folge kommt es zu Fehl- oder Mangelversorgung, die für iatrogene Chronifizierungen und erhebliche Zusatzkosten verantwortlich ist. Darüber hinaus führt in vielen Fällen selbst eine korrekte Diagnose nicht zu adäquaten Behandlungen, so daß wir oft eine massive Fehlallokation von Ressourcen beobachten müssen. Angesichts der Tatsache, daß inzwischen für viele somatoforme Störungen erfolgversprechende Behandlungsansätze zur Verfügung stehen, ist dies besonders bedauernswert.

Zentrales Anliegen des vorliegenden Buchprojektes ist es, die Fülle der mit dem Störungsbild der somatoformen Störungen verbundenen Fragen zu klären und gleichzeitig sowohl Befürwortern als auch Gegnern des Konzepts ein Forum zu bieten. Das Buch wendet sich an Praktiker, Forscher und Studierende aus den Bereichen Psychologie, Medizin, Public Health und Gesundheitswissenschaften sowie an Mitarbeiter in Gesundheitspolitik, Kostenträgern, Verwaltungen und Therapieeinrichtungen. Als Grundlage wird im ersten Teil zunächst störungsspezifisches Wissen über Geschichte, Diagnostik, Epidemiologie, Komorbidität und Kosten-Nutzen-Aspekte vermittelt. Im zweiten Teil kommen Vertreter der Praxis zu Wort, im dritten Teil werden neue Forschungsperspektiven und -befunde vorgestellt. Übergeordnetes Ziel des Buches ist es, aus der Praxis- und der Forschungsperspektive zur Theorieentwicklung beizutragen und Anregungen für Versorgung und zukünftige Forschung zu geben.

Danksagung

Ein derartiges Buchprojekt ist immer mit der Arbeit einer Vielzahl von Beteiligten verbunden. Besonders engagiert waren Frau Dipl.-Psych. Andrea Hähnel und Frau Manja Zedler, die uns bei den redaktionellen Arbeiten als zuverlässige und tatkräftige Mitarbeiterinnen zur Seite standen. Des weiteren möchten wir uns auch bei den Mitarbeitern des Forschungsprojektes A4

"Prädiktoren psychischer Gesundheit bei jungen Frauen" des Forschungsverbundes Public Health Sachsen bedanken, die es durch ihre Arbeit ermöglichten, daß dieses Projekt parallel zu einer laufenden epidemiologischen Untersuchung durchgeführt werden konnte. Dieses Buchprojekt wurde mit Mitteln des BMBF vom Forschungsverbund Public Health Sachsen unter dem Förderkennzeichen DLR01EG9410 gefördert.

Dresden/Prien am Chiemsee, im Frühjahr 1998

Die Herausgeber

Literatur

Dohrenwend, B.S. & Dohrenwend, B.P. (1981). *Stressful life events and their contexts.* New York: Neale Watson.
Häfner, H. (1985). Sind psychische Krankheiten häufiger geworden? *Nervenarzt, 56,* 120–133.
Hiller W., Rief W., Elefant S., Margraf J., Kroymann R., Leibbrand R. & Fichter, M. (1997). Dysfunktionale Kognitionen bei Patienten mit Somatisierungssyndrom. *Zeitschrift für Klinische Psychologie, 26,* 226–234.
Holahan C.J. & Moss R.H. (1985). Life stress and health: Personality, coping, and family support in stress resistance. *Journal of Personality and Social Psychology, 49,* 739–747.
Kirch W. & Margraf J. (1995). *Public Health.* Stuttgart: Gustav Fischer.
Margraf J. (1986). Grundprinzipien und historische Entwicklung. In J. Margraf (Hrsg.), *Lehrbuch der Verhaltenstherapie* (Bd. 1). Berlin: Springer.
Meyer, A.E., Richter, R., Grawe, K., v. Schulenburg, J.M. & Schulte, B. (1991). *Forschungsgutachten zu Fragen eines Psychotherapeutengesetzes.* Hamburg: Universitätskrankenhaus Eppendorf.
Rief, W. & Hiller, W. (1992). *Somatoforme Störungen. Körperliche Störungen ohne organische Ursache.* Bern: Huber.
Rössler, G., Bodenbach, S. & Kirch, W. (1995). Public Health: Definition und Ziele. *Medizinische Klinik, 90,* 606–607.
Schwartz, F. & Walter, U. (1996). Public Health in Deutschland. In: Paris W. & Walter U. (Hrsg.), *Public Health - Gesundheit im Mittelpunkt.* Bozen: Alfred & Söhne.
Üstün, T.B. & Sartorius, N. (Hrsg.) (1995). *Mental health in general health care: An international study.* London: Wiley.

Inhaltsverzeichnis

1 Somatoforme Störungen – ein Überblick 1

W. Rief

1.1 Die häufigsten Symptome 3
1.2 Klassifikation des Somatisierungssyndroms 4
1.3 Verhaltensaspekte somatoformer Störungen 6
1.4 Kognitive Aspekte somatoformer Störungen 7
1.5 Körperliche Aspekte somatoformer Störungen 8
1.6 Affektive Aspekte somatoformer Störungen 8
1.7 Behandlung somatoformer Störungen 9
Literatur 13

2 Diagnose und Instrumente 15

W. Hiller, W. Rief

2.1 Namen und Traditionen: diagnostische Subgruppen 16
2.2 Die Basis der Diagnostik: körperliche Symptome 19
2.3 Symptome zählen: multiples Somatisierungssyndrom 24
2.4 Komorbidität: körperliche Symptome und Krankheitsängste unterscheiden 26
2.5 Gleich oder ähnlich: die Konkordanz der Systeme 28
2.6 Die Praxis: Instrumente zur Diagnostik somatoformer Störungen 29
2.6.1 Fremdbeurteilungsskalen 29
2.6.2 Fragebogenverfahren 30
2.7 Fazit 32
Literatur 33

3 Epidemiologie 37

S. Neumer, R. Lieb, J. Margraf

3.1 Auftretenshäufigkeit der Somatisierungsstörung 37
3.2 Eine konzeptuelle Erweiterung: der Somatisierungsindex SSI 4,6 43
3.3 Geschlechterverteilung und familiäre Häufung 45
3.4 Soziokulturelle Aspekte und Komorbidität 45
3.5 Gesundheitspolitische Bedeutung 46
3.6 Epidemiologie der übrigen somatoformen Störungen 47
3.7 Kritik und Ausblick 48
Literatur 49

4 Komorbidität somatoformer Störungen 53

R. Leibbrand, W. Hiller

4.1 Empirische Komorbidität bei somatoformen Störungen 54
4.1.1 Achse-I-Komorbidität 54
4.1.2 Komorbidität mit Persönlichkeitsstörungen 56
4.2 Komorbidität mit einzelnen Störungsgruppen 57
4.2.1 Somatoforme Störungen und Depression 57
4.2.2 Somatoforme Störungen und Angststörungen 59
4.2.3 Somatoforme Störungen und Persönlichkeitsstörungen 60
4.3 Therapie und Verlauf somatoformer Störungen bei Komorbidität 62
4.4 Schlußfolgerungen 64
Literatur 66

5 Kosten-Nutzen-Aspekte somatoformer Störungen 69

M. Zielke

5.1 Kosten-Nutzen-Denken und qualifizierte Gesundheitsversorgung: Ein unvereinbarer Widerspruch? 70
5.1.1 Chronisches Krankheitsverhalten 70
5.1.2 Objektiv ermittelbares Krankheitsverhalten und Krankheitskosten 74
5.2 Die Krise der Organmedizin in der Behandlung psychischer Erkrankungen: Ein kostenintensives Behandlungskarussell 79
5.3 Der mündige Patient als Experte im Umgang mit seiner eigenen Krankheit und Gesundheit 80
5.3.1 Veränderungen im Arbeitsunfähigkeitsgeschehen 80
5.3.2 Behandlungen im Akutkrankenhaus 84

5.3.3	Praxiskontakte 86	
5.3.4	Medikamente 86	
5.3.5	Einzelfallverlauf 88	
5.4	Langzeitveränderungen nach stationärer Verhaltenstherapie unter Kosten-Nutzen-Aspekten: Verhaltensmedizinische Behandlungen rechnen sich 91	
5.4.1	Veränderungen der Krankheitskosten je Fall 91	
5.4.2	Kosten-Nutzen-Verhältnisse bei verhaltenstherapeutischen Behandlungen 92	
5.4.3	Hochrechnung der Reduktion von Krankheitskosten 93	
	Literatur 94	
6	**Der Kranke mit somatoformer Störung – Indexpatient eines dysfunktionalen Gesundheitssystems?** 95	

B. Sprenger

6.1	Der Fall 96
6.1.1	Zur Vorgeschichte 97
6.1.2	Erstgespräch 97
6.1.3	Therapeutisches Vorgehen 98
6.2	Fallbesprechung 99
6.3	Welchen Grundannahmen begegnen diese Patienten bei ihren Behandlern? 99
6.4	Was geschieht in der Regel konkret mit dem Patienten mit somatoformer Störung innerhalb der Strukturen unseres Gesundheitssystems? 101
6.5	Was ist dysfunktional am System der Behandlung? 102
6.5.1	Ebene der wissenschaftstheoretischen Grundlagen der Heilkunde 102
6.5.2	Ebene der heilkundigen Praxeologie 102
6.6	Und die Lösung? 104
	Literatur 105

7	**Psychopharmakologische Therapiemöglichkeiten der somatoformen Störungen** 107

H.-P. Volz

7.1	Psychopharmakologische Behandlungsmöglichkeit – die kontrollierten klinischen Prüfungen seit 1980 108
7.2	Fazit 112
	Literatur 113

| 8 | Somatoforme Störungen aus der Sicht der Allgemeinmedizin 115 |

K.-D. Kossow

8.1	Das Erscheinungsbild der somatoformen Störungen in der Medizin 116
8.2	Die Suche nach einer angemessenen Klassifikation als Handlungsbasis 122
8.3	Probleme bei der Behandlung somatoformer Störungen 123
8.4	MCS – ein neues Krankheitsbild? 125
	Literatur 128

| 9 | Ätiologie, prädiktive Faktoren und Prävention der somatoformen Störungen 129 |

B. Buda

9.1	Auswirkungen und Nutzen der neueren Klassifikationssysteme 130
9.2	Phänomenologische Betrachtung somatoformer Beschwerden 131
9.3	Die Ergebnisse der systematischen Diagnostik 132
9.4	Implikationen der Untersuchungsergebnisse 133
9.5	Überlegungen zur Prävention somatoformer Störungen 135
	Literatur 136

| 10 | Psychobiologische Aspekte somatoformer Störungen 137 |

R. Shaw

10.1	Theoretische Überlegungen 138
10.2	Das psychophysiologische Modell von Sharpe und Bass 138
10.3	Methodisches Vorgehen: Ergebnisse einer empirischen Studie 140
10.3.1	Psychophysiologische und endokrine Parameter 140
10.3.2	Stressor 142
10.3.3	Ergebnisse 142
10.4	Diskussion und Ausblick 143
	Literatur 146

| 11 | Kognitive und behaviorale Aspekte des Somatisierungssyndroms: Ergebnisse einer empirischen Untersuchung 149 |

R. Lieb

| 11.1 | Methode 154 |

11.1.1	Untersuchungsmaterial 154	
11.1.2	Ergebnisse 158	
11.1.2.1	Kognitive Verzerrung 158	
11.1.2.2	Somatisierungstypisches Verhalten 160	
11.1.3	Diskussion 162	
	Literatur 165	

**12   Die Interozeption körperlicher Empfindungen
bei somatoform gestörten Patienten   167**

C. Vögele

12.1	Methoden zur Untersuchung interozeptiver Phänomene 169
12.2	Interozeption und psychische Störungen: Panikstörung und somatoforme Störungen 172
12.3	Die Wahrnehmungsgenauigkeit körperlicher Symptome bei Patienten mit multiplem somatoformem Syndrom: eine experimentelle Untersuchung 175
12.3.1	Einleitung und Hypothesen 175
12.3.2	Methodik 176
12.3.3	Ergebnisse 178
12.3.4	Diskussion 180
	Literatur 182

13   Somatoforme Störungen und Dissoziation   183

H. J. Freyberger, C. Spitzer

13.1	Erhebungsinstrumente 185
13.2	Hysterie, somatoforme Störungen und Dissoziation 186
	Literatur 188

**14   Somatoforme Störungen: Konzeptuelle und methodologische Kritik
und ein Plädoyer für die funktionale Analyse
des Krankheitsverhaltens   191**

M. Myrtek, J. Fahrenberg

14.1	Konzeptuelle Kritik 192
14.1.1	Innere Medizin, Psychosomatische Medizin 193
14.1.2	Differentielle Psychologie 193
14.1.3	Psychophysiologische Grundlagenforschung 194
14.1.4	Psychologie der Selbstauskünfte über körperliche Beschwerden 195

14.2	Methodologische Kritik	196
14.2.1	Unzureichende Operationalisierung	196
14.2.2	Fehlen einer rationalen Assessmentstrategie	197
14.3	Krankheitsverhalten	199
14.3.1	Definition von Krankheitsverhalten	199
14.3.2	Bedingungen des Krankheitsverhaltens	200
14.3.3	Persönlichkeitsdimensionen	201
14.3.4	Psychosozialer Streß	201
14.3.5	Kausale Attributionen	201
14.3.6	Soziales Lernen und Krankheitsgewinn	202
14.3.7	Chronizität	202
14.3.8	Sozioökonomische Faktoren	203
14.3.9	Gesundheitssystem	204
14.3.10	Zur Diskrepanz zwischen Befund und Befinden	204
14.4	Schlußfolgerungen – auch im Hinblick auf die Modifikation des Krankheitsverhaltens	205
	Literatur	207

Sachverzeichnis 213

Autorenverzeichnis

Buda, Béla, Dr.
Institut für Verhaltenswissenschaften, Semmelweis Medizinische Universität,
H-1445 Budapest, Postfach 370, Ungarn

Fahrenberg, Jochen, Prof. Dr.
Albert-Ludwigs-Universität Freiburg, Forschungsgruppe Psychophysiologie,
Belfortstr. 20, D-79085 Freiburg i. Br.

Freyberger, Harald J., Prof. Dr. med.
Klinik und Poliklinik für Psychiatrie und Psychotherapie
der Ernst-Moritz-Arndt-Universität Greifswald
im Klinikum der Hansestadt Stralsund,
Rostocker Chaussee 70, D-18437 Stralsund

Hiller, Wolfgang. Priv.-Doz. Dr.
Medizinisch-Psychosomatische Klinik Roseneck,
Am Roseneck 6, D-83209 Prien am Chiemsee

Kirch, Wilhelm, Prof. Dr. Dr.
Forschungsverbund Public Health Sachsen, Geschäftsstelle,
Fiedlerstr. 27, D-01307 Dresden

Kossow, Klaus-Dieter, Dr.
Bundesvorsitzender Berufsverband der Ärzte
für Allgemeinmedizin Deutschland (Hausärzteverband) BDA e.V.,
Am Alten Mühlberg 3, D-28832 Achim

Leibbrand, Rolf, Dr.
Medizinisch-Psychosomatische Klinik Roseneck,
Am Roseneck 6, D-83209 Prien am Chiemsee

Lieb, Roselind, Dr.
Max-Planck-Institut für Psychiatrie,
Klinische Psychologie und Epidemiologie,
Kraepelinstr. 2–10, D-80804 München

Margraf, Jürgen, Prof. Dr.
Technische Universität Dresden, Klinische Psychologie und Psychotherapie,
Mommsenstr. 13, D-01062 Dresden

Myrtek, Michael, Prof. Dr.
Albert-Ludwigs-Universität Freiburg, Forschungsgruppe Psychophysiologie,
Belfortstr. 20, D-79085 Freiburg i. Br.

Neumer, Simon, Dipl.-Psych.
Technische Universität Dresden, Klinische Psychologie und Psychotherapie,
Mommsenstr. 13, D-01062 Dresden

Rief, Winfried, Priv.-Doz. Dr.
Medizinisch-Psychosomatische Klinik Roseneck,
Am Roseneck 6, D-83209 Prien am Chiemsee

Rössler, Gabriele, Dr.
Forschungsverbund Public Health Sachsen, Geschäftsstelle,
Fiedlerstr. 27, D-01307 Dresden

Shaw, Rose, Dr.
Institut für Therapieforschung IFT, Parzivalstr. 25, D-80804 München

Spitzer, Carsten, Dr.
Klinik und Poliklinik für Psychiatrie und Psychotherapie
der Ernst-Moritz-Arndt-Universität Greifswald
im Klinikum der Hansestadt Stralsund,
Rostocker Chaussee 70, D-18437 Stralsund

Sprenger, Bernd, Dr.
Klinik Schwedenstein, Obersteinaer Weg, D-01896 Pulsnitz

Vögele, Claus, Hochsch.-Doz. Dr.
Philipps-Universität Marburg, Fachbereich Psychologie,
Gutenbergstr. 18, D-35032 Marburg

Volz, Hans-Peter, Priv.-Doz. Dr.
Psychiatrische Klinik der Friedrich-Schiller-Universität Jena,
Philosophenweg 3, D-07740 Jena

Zielke, Manfred, Priv.-Doz. Dr.
Geschäftsführer des Wissenschaftsrats der Allgemeinen
Hospitalgesellschaft (AHG), Lange Koppel 10, D-24248 Mönkeberg

1 Somatoforme Störungen – ein Überblick

W. Rief

Inhaltsverzeichnis
1.1 Die häufigsten Symptome   3
1.2 Klassifikation des Somatisierungssyndroms   4
1.3 Verhaltensaspekte somatoformer Störungen   6
1.4 Kognitive Aspekte somatoformer Störungen   7
1.5 Körperliche Aspekte somatoformer Störungen   8
1.6 Affektive Aspekte somatoformer Störungen   8
1.7 Behandlung somatoformer Störungen   9
    Literatur   13

EINLEITUNG

Der Grund für einen Besuch beim Hausarzt oder Internisten liegt üblicherweise im Vorliegen von körperlichen Beschwerden. Bei durchschnittlich mindestens jedem fünften Arztbesuch lassen sich für diese körperlichen Beschwerden jedoch *keine organischen Ursachen* ausmachen. In einer Arbeit von Kroenke und Mangelsdorff (1988) wurde untersucht, inwiefern sich die häufigsten Einzelsymptome in Arztpraxen ausreichend organisch erklären lassen. Aus Abb. 1.1 wird deutlich, daß gerade bei diesen Spitzenreitern der körperlichen Beschwerden in der Mehrzahl der Fälle keine körperliche Grunderkrankung die Symptome erklärt. Die organischen Krankheitsbilder, für die der Arzt in seinem Studium schwerpunktmäßig ausgebildet wird, sind somit nur zu einem geringen Teil Ursache dieser häufig mit Arztbesuchen verbundenen Symptome.

Entsprechend hilflos zeigt sich auch die medizinische und psychologische Literatur im Umgang mit diesem Störungsbild. Mit "treating the untreatables" (Schreter, 1980) oder "medicine's unsolved problem" (Lipowski, 1987) kommt zum Ausdruck, daß wenig Wissen über das Störungsbild verbreitet ist, die Behandlungsaussichten als schlecht angesehen werden und die Patienten bei niedergelassenen Ärzten auch eher unbeliebt sind (Hahn, Thompson, Wills, Stern & Budner, 1994; Stern, Murphy & Bass, 1993; s. auch Kap. 6). Diese interaktionellen Schwierigkeiten können zum Teil darauf zurückgeführt werden, daß zu wenig Wissen über dieses Krankheitsbild vorliegt.

Die historischen Wurzeln der *somatoformen Störungen* liegen in den Konzepten der *Hysterie* und *Hypochondrie*. Während heutzutage mit Hysterie in der Regel auf Persönlichkeitsmerkmale hingewiesen wird, wurde zumindest früher mit diesem Begriff ebenfalls das Vorliegen eines Krankheitsbildes mit zahlreichen körperlichen Beschwerden verbunden. Im 19. Jahrhundert hat sich der französische Psychiater Briquet (1859) systematisch mit diesem Krankheitsbild auseinandergesetzt. Er erstellte eine längere Liste von üblichen körperlichen Symptomen im Rahmen der Erkrankung, beschrieb das häufigere Auftreten bei Frauen sowie das gehäufte Erstauftreten von Beschwerden vor dem 30. Lebensjahr. Diese Schritte in Richtung einer *deskriptiven Klassifikation* gerieten in den folgenden Jahrzehnten im Rahmen der psychoanalytischen Theorienbildung wieder in den Hintergrund, wurden jedoch in den 50er Jahren von dem amerikanischen Psychiater Samuel Guze (z. B. Perley & Guze, 1962) wieder aufgegriffen. Diese Arbeitsgruppe in St. Louis (vgl. "St.-Louis-Kriterien" zur Klassifikation) stellte erstmals einen Kriteriumskatalog zur genauen Klassifikation von Personen mit multiplen körperlichen Beschwerden auf und nannte das so definierte Störungsbild "Briquet-Syndrom". Dieser Ansatz war die Grundlage der 1980 erstmals im Rahmen von DSM-III (APA, 1980) definierten *Somatisierungsstörung*.

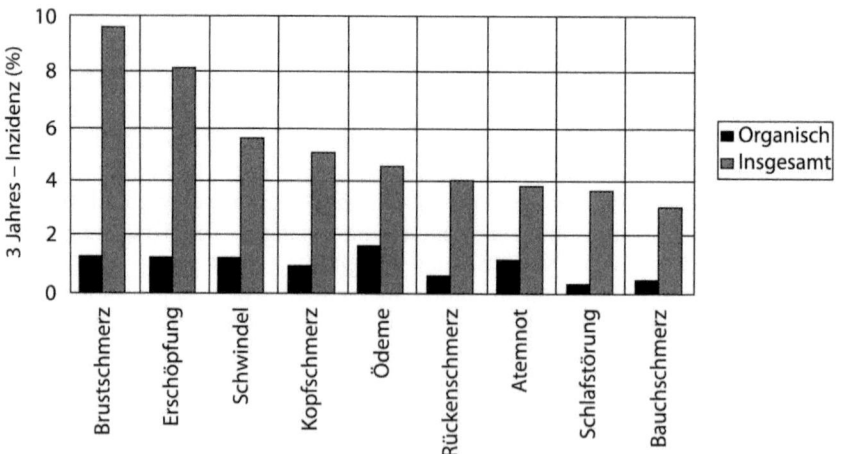

Abb. 1.1. Häufigkeit vermuteter organischer Ursachen und Dreijahresinzidenz von häufigen organischen Beschwerden. (Nach Kroenke & Mangelsdorff, 1988)

1.1
Die häufigsten Symptome

Im Gegensatz zu den Arbeiten von Briquet (1859) wurden in der Literatur oftmals Patienten mit körperlichen Einzelsymptomen beschrieben. Um zu überprüfen, ob es sich bei Personen mit somatoformen Störungen eher um solche mit umschriebenen Einzelsymptomen oder um solche mit multiplen körperlichen Beschwerden handelt, wurden 484 Patienten einer psychosomatischen Klinik mittels Fragebogen auf körperliche Beschwerden hin untersucht (Rief, Hiller & Fichter, 1997). Tabelle 1.1 enthält alle körperlichen Beschwerden, die zu mindestens 50% von den Patienten genannt wurden. Dabei zeigt sich, daß zum einen *Schmerzsymptome* im Vordergrund stehen:

- Rückenschmerzen,
- Kopfschmerzen,
- Bauchschmerzen,

des weiteren *gastrointestinale Symptome*:

- Völlegefühl,
- Blähungen,
- Druckgefühl im Bauch,

sowie als drittes Beschwerden, die eher dem *Herz-Kreislauf-Trakt* zugeordnet werden:

- Palpitationen,
- Schweißausbrüche.

Aus dieser Aufstellung wird deutlich, daß Somatisierungssymptome üblicherweise im Rahmen eines *multiplen Syndroms* auftreten und mehrere Organsysteme betreffen. Somit müssen Erklärungsversuche als unzureichend gewertet werden, die einzelne Körperorgane in den Vordergrund rücken (z. B. Theorien zur Psychodynamik des Bauchschmerztyps etc.).

Tabelle 1.1. Häufige Somatisierungssymptome (über 50%) bei Patienten einer psychosomatischen Klinik.(Aus Rief et al., 1997)

Symptom	Häufigkeit [%]
Rückenschmerzen	73
Kopf-, Gesichtsschmerzen	67
Schweißausbrüche	62
Leichte Erschöpfbarkeit	62
Bauchschmerzen	56
Völlegefühl, Blähungen	56
Palpitationen	55
Druckgefühl im Bauch	54

1.2
Klassifikation des Somatisierungssyndroms

Auch aus verschiedenen anderen Arbeiten ist zu erschließen, daß unter gesundheitspolitischen Aspekten gerade jene Personengruppe relevant ist, die unter multiplen körperlichen Beschwerden leidet. Von den Klassifikationssystemen wird hierfür in erster Linie die Gruppe der "Somatisierungsstörung" vorgeschlagen. In Tabelle 1.2 sind verschiedene Ansätze zur Klassifikation der Somatisierungsstörung aufgeführt. Es wird deutlich, daß bei den meisten Ansätzen aus einer größeren Anzahl von Symptomen eine Mindestanzahl erreicht werden muß. Zum Teil wird durch die Kriterien vorgegeben, daß mehrere Organsysteme betroffen sein müssen; zum Teil ist dies auch implizit in der erforderlichen Symptomzahl enthalten (z. B. bei DSM-III-R; APA, 1987).

In einer Arbeit von Rief, Heuser, Mayrhuber, Stelzer, Hiller und Fichter (1996) wurde überprüft, inwiefern diese verschiedenen Klassifikationsansätze zu ähnlichen Resultaten führen. Dabei wurde festgestellt, daß bei dem Schritt von DSM-III-R (APA, 1987) zu DSM-IV (APA, 1994) zwar die Kriterien verändert wurden, gleichzeitig jedoch zu einem hohen Ausmaß Konkordanz zwischen den Klassifikationssystemen besteht ($\kappa=0.83$). Demgegenüber ist die Übereinstimmung zwischen den amerikanischen Systemen DSM-III-R bzw. DSM-IV und dem System der Weltgesundheitsorganisation ICD-10 (WHO, 1991) unbefriedigend. Sie liegt hier im Bereich von $\kappa=0.53$ bzw. 0.57. Diese Diskrepanzen sind nur zu einem geringen Teil auf die unterschiedlichen Symptomlisten zurückzuführen. Die Anzahl von körperlichen Beschwerden in den unterschiedlichen Symptomlisten korreliert sehr hoch. Dies bedeutet, daß Personen, die nach einem Klassifikationsansatz viele Somatisierungssymptome haben, dies aller Wahrscheinlichkeit nach auch bei anderen ähnlichen Symptomlisten erreichen.

Aus Tabelle 1.2 wird ersichtlich, daß der zentrale Ansatz zur Klassifikation der Somatisierungsstörung das Auszählen von Symptomen einer bestimmten Symptomliste ist. Es wurde immer wieder kritisch hinterfragt, ob "Symptome zählen" wirklich das zentrale Merkmal der Klassifikation darstellen sollte (Fink, 1996; s. auch Kap. 14). Die Kritik an dem Konzept der Somatisierungsstörung bezieht sich zum einen darauf, daß durch die sehr strengen

Tabelle 1.2. Kriterien zur Klassifikation der Somatisierungsstörung

	DSM-III-R	DSM-IV	ICD-10
Symptomanzahl	13 von 35	8 von 33	6 von 14
Organsysteme/Symptomlisten	–	4	2
Beginn vor 30. Lebensjahr	Ja	Ja	–
Dauer mindestens 2 Jahre	Ja	Ja	Ja
Ausschlußdiagnosen	Panikstörung	–	Schizophrenie, affektive Störung, Panikstörung

Kriterien nur eine kleine Untergruppe jener Personen diese Diagnose erhält, die durch multiple körperliche Beschwerden im Gesundheitssystem auffallen. Deshalb wurden Kriterien für Somatisierungssyndrome vorgeschlagen, die weniger streng definiert sind (z. B. multiples somatoformes Syndrom oder Somatic Symptom Index SSI4/6; Escobar, Burnam, Karno, Forsythe & Golding, 1987; Rief, 1996). Zum anderen kann jemand unter einer sehr schweren Somatisierungssymptomatik leiden, obwohl er nur drei oder vier Symptome beschreibt, während andere zwar zahlreiche körperliche Beschwerden haben, unter diesen jedoch nur wenig leiden. Zur Verbesserung der Klassifikationsansätze wären deshalb folgende zwei Modifikationen wünschenswert:

- Stärkere Berücksichtigung der subjektiven Beeinträchtigung:

Die Beeinträchtigung des subjektiven Wohlbefindens sowie der sozialen Funktionen (Arbeit, Familie, Freizeit etc.) sollte stärker gewichtet werden, und zwar unabhängig von der Anzahl der Symptome.

- Stärkere Berücksichtigung psychologischer und anderer Merkmale:

Das Zählen von körperlichen Symptomen stellt nur einen Teilbereich der Symptomatik dar. Bei vielen anderen psychischen Störungen wurden entsprechend Verhaltensmerkmale, kognitive und affektive Aspekte sowie körperliche Variablen in der Klassifikation mit berücksichtigt. Dies wäre durchaus auch beim Somatisierungssyndroms möglich, wie durch nachfolgende Beispiele veranschaulicht wird:

Verhaltensmerkmale. Chronisches Krankheitsverhalten, häufige Arztbesuche, Kontrollverhalten bezüglich des Körpers, Schonverhalten etc.

Kognitive Aspekte. Selbsteinschätzung als körperlich wenig belastbar, katastrophisierende Bewertung von Körpermißempfindungen, Aufmerksamkeitsfokussierung auf körperliche Prozesse

Körperliche Aspekte. Chronische körperliche Erschöpfung u. a.

Was sind besondere Merkmale von Personen mit somatoformen Störungen?

In einer eigenen Studie wurde die psychosoziale Belastung von Personen mit Somatisierungssyndrom (n=62) mit psychosozialen Belastungsfaktoren bei Personen mit anderen psychischen oder psychosomatischen Störungen (n=46) verglichen. In Abb. 1.2 ist dargestellt, wie häufig in den beiden Gruppen die einzelnen Fragen bejaht wurden. Auch im Vergleich zu der klinischen Kontrollgruppe, die ein ähnliches Komorbiditätsmuster aufweist (primär depressive Erkrankungen und Angsterkrankungen), geben die Somatisierungspatienten häufiger eine starke Beeinträchtigung des subjektiven Wohlbefindens

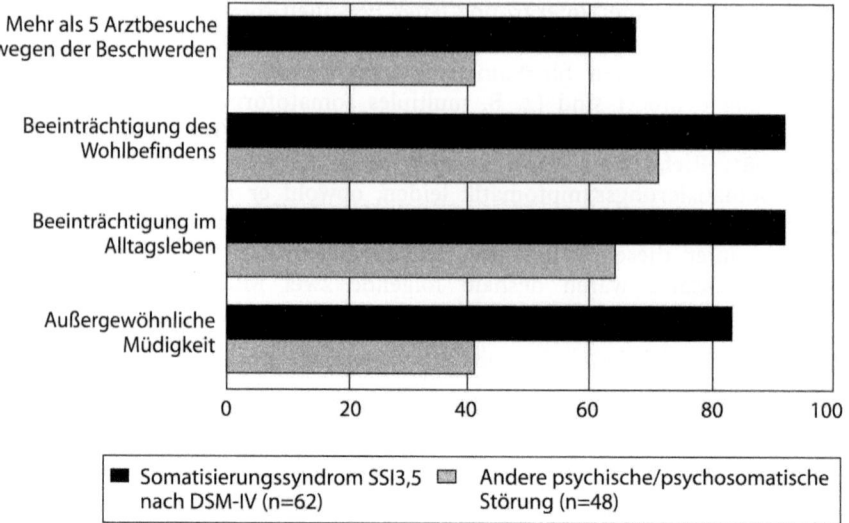

Abb. 1.2. Somatoforme Störungen und psychosoziale Belastung

sowie eine Beeinträchtigung im Alltagsleben an. Gewissermaßen als ein Leitsymptom wird von den Somatisierungspatienten "außergewöhnliche Müdigkeit" angegeben. Neben anderen Studienergebnissen spricht dieser Befund für die Nähe des *"chronic fatigue syndrome"* zu den somatoformen Störungen.

1.3
Verhaltensaspekte somatoformer Störungen

Daneben bestätigte sich auch in dieser Untersuchung, daß Somatisierungspatienten gehäuft unter jener Personengruppe vertreten sind, die mindestens fünf Arztbesuche in den letzten zwölf Monaten vornahm. Dieser Aspekt gehört zum Bereich *chronisches Krankheitsverhalten* und stellt somit eine Dimension des Störungsbildes auf der Verhaltensebene dar. Weitere Verhaltensmerkmale können sein:

- ausgeprägtes körperliches Schonverhalten,
- Abtasten des Körpers nach verschiedenen Krankheitszeichen,
- exzessive Suche nach medizinischen Informationen oder Vermeidung medizinischer Information,
- Einschränkung des Aktionsradius,
- Vermeidung von Belastungen am Arbeitsplatz.

Gerade dem Schonverhalten kann eine ausgesprochen krankheitsaufrechterhaltende Funktion zukommen: Die betroffenen Personen nähern sich dadurch körperlich einem untrainierten Zustand an, der wiederum ein Risiko für die erhöhte Wahrnehmung und Fehlbewertung von Körperempfindungen darstellt. Mit dem chronischen Krankheitsverhalten gehen entsprechend erhöhte Kosten für das Gesundheitssystem einher (s. Kap. 5). Nach Arbeiten von Smith, Monson und Ray (1986) haben Somatisierungspatienten 9mal so hohe Behandlungskosten wie die Durchschnittsbevölkerung.

Verschiedene Aspekte sprechen dafür, daß chronisches Krankheitsverhalten auch im Sinne von *Modellernen* erworben werden kann. In einer Arbeit von Livingston, Witt und Smith (1995) wurde belegt, daß auch Kinder von Somatisierungspatienten bereits Merkmale von chronischem Krankheitsverhalten zeigen. So weisen diese Kinder eine erhöhte Anzahl von versäumten Schultagen aus Krankheitsgründen auf, sie gehen häufiger aus präventiven Gründen zum Arzt, und es finden sich auch sonst mehr Arztbesuche sowie mehr Notfallbehandlungen. Wenn dies auch zu einem kleinen Teil über genetische Merkmale determiniert sein mag, scheint die genetische Determinante doch eher gering zu sein (Torgersen, 1986; Guze, 1993).

1.4
Kognitive Aspekte somatoformer Störungen

Barsky, Wyshak und Klerman (1990) beschreiben als zentralen Prozeß der Aufrechterhaltung körperlicher Beschwerden bei hypochondrischen Störungen die *"somatosensorische Verstärkung"*. Damit bezeichnen die Autoren einen kognitiven Stil der Aufmerksamkeitsauslenkung auf körperliche Mißempfindungen, wodurch sich die subjektive Intensität dieser Mißempfindungen erhöht und die Gefahr von Fehlbewertungen erhöht wird (s. Kap. 11). Die zugrundeliegenden körperlichen Mißempfindungen stellen oftmals allgemein übliche Empfindungen dar (Atemnot beim Treppensteigen, Herzklopfen in einem heißen Bad, Mißempfindungen an den Füßen nach einer langen Wanderung etc.). Von Gesunden werden solche Mißempfindungen häufig nicht bewußt wahrgenommen, sondern im Rahmen der automatisierten Informationsverarbeitung bearbeitet. Demgegenüber beschreiben Patienten mit Somatisierungssyndrom, daß sie mehr, häufiger und intensiver körperliche "Bagatellempfindungen" wahrnehmen (Hiller, Rief, Elefant, Margraf, Kroymann, Leibbrandt et al., 1997, Rief, Hiller & Margraf, in press). An kognitiven Besonderheiten zeigt sich in diesen Arbeiten, daß Patienten mit somatoformen Störungen solche körperlichen Mißempfindungen nicht nur gehäuft wahrnehmen, sondern auch eher katastrophisierend bewerten. Bei der Wahrnehmung von Körpersensationen neigen die Patienten eher dazu, diese als bedrohlich zu bewerten (z. B. "Magenschmerzen sind oft ein Anzeichen für Magenkrebs"; "Kopfschmerzen zeigen oft einen Hirntumor an").

1.5
Körperliche Aspekte somatoformer Störungen

Die Klassifikationsansätze schreiben vor, daß es bei somatoformen Symptomen keine ausreichende körperliche Begründung geben darf. Dies ist insoweit irreführend, als mit psychischen Prozessen in der Regel auch körperliche Veränderungen einhergehen (Kap. 10). Geht man im Sinne eines kognitiven Modells davon aus, daß bei Personen mit somatoformen Störungen Wahrnehmungsverzerrungen vorliegen, so haben diese auch ein zentralnervöses Korrelat. Entsprechend belegen Studien, daß Personen mit Somatisierungssyndrom Besonderheiten bei der Ableitung evozierter Potentiale aufweisen, die auf Veränderungen bei Aufmerksamkeitsprozessen hinweisen können (Gordon, Kraiuhin, Kelly, Meares & Howson, 1986; James, Singer, Zurynski, Gordon, Kraiuhin et al., 1987). Neben zentralnervösen Prozessen scheinen auch Veränderungen der Aktivität der Hypophysen-Nebennieren-Achse vorzuliegen, wie sich anhand von psychoneuroimmunologischen Parametern zeigen läßt (s. Zusammenfassung Shaw, 1996). Veränderungen des Kortisolspiegels können mit Veränderungen der Wahrnehmung körpereigener Empfindungen einhergehen (Fehm-Wolfsdorf, 1994). Schließlich kann auch vermutet werden, daß physiologische Veränderungen diverser Körperfunktionen zur Aufrechterhaltung somatoformer Störungen beitragen können (z. B. Veränderungen der Atmungsfrequenz und Atmungstiefe, muskuläre Verspannungen, erhöhte psychophysiologische Erregung; s. Rief, Shaw & Fichter, in press).

1.6
Affektive Aspekte somatoformer Störungen

In Kap. 4 wird noch näher auf den Aspekt der *Komorbidität* mit anderen psychischen Störungen eingegangen. Es sei bereits hier darauf hingewiesen, daß bei Personen mit somatoformen Störungen gehäuft andere psychische Störungen wie Depressionen und Ängste zu finden sind. Dies kann zum einen Folge der oben beschriebenen erhöhten Einschränkung der subjektiven Lebensqualität sein, zum anderen auch die Entstehung somatoformer Störungen begünstigen. Der reduzierte Aktionsradius von Personen mit Angstproblemen trägt dazu bei, daß eine Fokussierung auf Körperprozesse unterstützt wird. Daneben scheinen kognitive Bewertungsprozesse von Angstpersonen durchaus Ähnlichkeit mit kognitiven Aspekten somatoformer Störungen zu haben. Auch während depressiver Phasen sind die Wahrnehmung und Toleranz körperlicher Mißempfindungen verändert sowie eine erhöhte Neigung zu katastrophisierenden Bewertungen vorhanden. Umgekehrt kann sich bei Personen mit somatoformen Störungen eine solche Einschränkung der Lebensqualität ergeben, daß depressive Verstimmungen auftreten und der Aktionsradius soweit eingeschränkt wird, daß in erhöhtem Maße Ängste vor neuen Situationen entstehen. Diverse belastende Lebensereignisse können gleichzeitig Risikofaktoren für verschiedene psychische Störungen darstellen. So wurde bei Personen mit somatoformen Störungen gehäuft das Erleben von Gewalterfahrungen in der Vergangenheit beschrieben (s. Zusammenfassung Rief, 1996). Solche Gewalterfahrungen können zum einen zur Entstehung von Ängsten beitragen, zum anderen jedoch auch zu einem negativen Selbstkonzept im Sinne einer depressiven Verstimmung sowie zu einer veränderten Körperwahrnehmung und Bewertung körperlicher Prozesse im Sinne somatoformer Symptome.

Andere Autoren bringen die Beschreibung somatoformer Symptome mit einer erhöhten "negative affectivity" in Verbindung (Leventhal, Hansell, Diefenbach, Leventhal & Glass, 1996). Wenn in diesen Studien auch signifikante Zusammenhänge gefunden wurden, so sind sie vom Ausmaß her eher gering. Pennebaker und Traue (1993) weisen darauf hin, daß eine Überwindung der Hemmung, Gefühle zu verbalisieren, mit einer Verringerung des Krankheitsverhaltens einhergeht. Sie sehen Anhaltspunkte, daß ein gehemmter Emotionsausdruck zum Teil auch mit anderen Risikofaktoren (wie traumatische Erfahrungen) interagiert.

In Abb. 1.3 ist ein Gesamtmodell zur Entstehung und Aufrechterhaltung somatoformer Störungen beschrieben. Die kurzfristig aufrechterhaltenden Prozesse können im Sinne eines *Regelkreises* dargestellt werden. Dabei wirken Faktoren wie die katastrophisierende Bewertung von Körperempfindungen, chronisches Krankheitsverhalten in Verbindung mit Schon- und Vermeidungsverhalten, eine verstärkte Aufmerksamkeitsfokussierung sowie ein erhöhtes Erregungsniveau so zusammen, daß die körperlichen Mißempfindungen verstärkt wahrgenommen und als Krankheitszeichen bewertet werden. Langfristig tragen die darüber dargestellten Faktoren zur Entstehung und Aufrechterhaltung bei. Neben einem genetischen Risiko können dies Erfahrungen aus der Kindheit und Jugend sein (Gewalterfahrungen, Krankheitsmodelle) sowie zeitlich überdauernde Einstellungen und kognitive Prozesse.

1.7
Behandlung somatoformer Störungen

In früheren Lehrbüchern zur klinischen Psychologie und Psychiatrie wurde davon ausgegangen, daß die Behandlungsaussichten sehr schlecht sind, wenn sich bei einem Patienten das Vollbild einer Somatisierungsstörung verfestigt hat (Barsky, 1988). Viele Autoren sahen deshalb als Hauptziel der Behandlung, *iatrogene* Schädigungen zu vermeiden und die Kostenfaktoren zu senken (Gordon, 1987). Diese düstere Behandlungsprognose kann jedoch erfreulicherweise aufgrund neuerer Ergebnisse verworfen werden. Sowohl zur Hypochondrie (Warwick, Clark, Cobb & Salkovkis, 1996) sowie zu Personen mit multiplen somatoformen Symptomen (Speckens, van Hemert, Spinhoven,

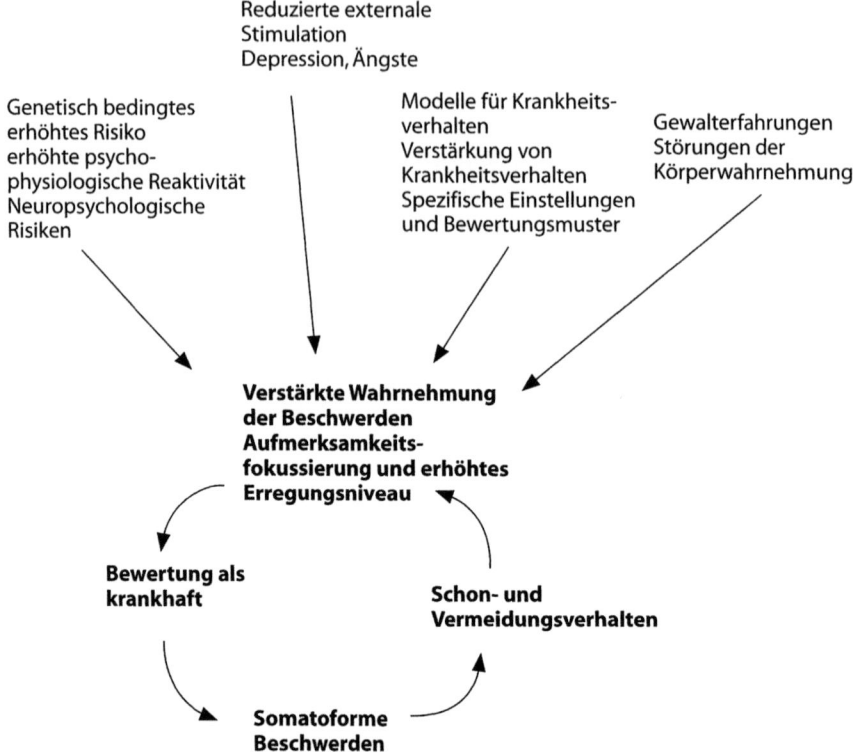

Abb. 1.3. Gesamtmodell zur Entstehung und Aufrechterhaltung somatoformer Störungen

Hawton, Bolk et al., 1995) liegen Arbeiten vor, die erfolgreiche Behandlungsansätze belegen. Diese Behandlungsansätze folgen in der Regel Therapieleitfäden, die in drei Phasen unterteilbar sind:

1. Aufbau einer therapeutischen Beziehung;
2. Reattribution;
3. allgemeine Maßnahmen zur Steigerung des subjektiven Wohlbefindens.

Aufbau einer therapeutischen Beziehung

Aus verschiedenen Gründen ist bei dieser Patientengruppe der Aufbau einer therapeutischen Beziehung schwieriger als bei anderen Störungsbildern. Zum einen blicken viele Patienten auf eine lange Karriere erfolgloser Behandlungen zurück. Sie mußten dabei zum Teil auch die Erfahrung machen, von den Behandlern nicht ernstgenommen zu werden, oder daß von Behandlerseite aus Zweifel an der Glaubhaftigkeit der Beschwerden bestehen. Zum andere ist es für viele Therapeuten auch wenig erfreulich, sich lange Krankengeschichten und ausführliche Symptomschilderungen anzuhören. Es liegt jedoch auf der Hand, daß ein Patient mit Somatisierungssyndrom kaum zu einem Therapeuten Vertrauen fassen wird, der nicht ausreichend über seine aktuelle Symptomatik als auch über die Krankheitsgeschichte informiert ist. In dieser Phase ist es auch wenig hilfreich, den Patienten, der in der Regel stark an einer organischen Sichtweise orientiert ist, mit reinen psychologischen Entstehungsmodellen zu konfrontieren. Vielmehr ist ein verständnisvoller Umgang mit der persönlichen Sicht und den persönlichen Krankheitsmodellen des Patienten angezeigt.

Reattribution

Nach dem Aufbau einer vertrauensvollen Beziehung kann daran gearbeitet werden, welche weiteren Aspekte, außer den dem Patienten bereits bekannten, die Krankheitssymptomatik beeinflussen. Neben Selbstbeobachtungstagebüchern können diverse Verhaltensexperimente dazu beitragen, den zusätzlichen Einfluß von selektiver Aufmerksamkeit, Ablenkung oder die Entstehung körperlicher Symptome durch "normale" Phänomene zu demonstrieren. Eine weitere Möglichkeit, eine Brücke zwischen der organischen Sichtweise des Patienten und einem psychophysiologischen Modell zu schlagen, besteht im Einsatz von Biofeedback. Mit dem Durchführen psychologischer Experimente, während physiologische Parameter abgeleitet werden, kann dem Patienten verdeutlicht werden, wie eng der Zusammenhang zwischen psychischen Einflüssen und körperlichen Veränderungen ist (s. auch die Anregungen von Wickramasekera, 1989).

Allgemeine Maßnahmen zur Steigerung des subjektiven Wohlbefindens sowie der sozialen Leistungsfähigkeit

Konnte in der zweiten Phase mit den Patienten erfolgreich eine Erweiterung von der rein organischen Sichtweise zu einem psychophysiologischen Modell hin vorgenommen werden, bietet sich das Erarbeiten direkter Einflußmöglichkeiten auf die körperliche Symptomatik an. Darüber hinaus beschreiben jedoch auch viele Patienten deutliche Einschränkungen der subjektiven Lebensqualität sowie Beeinträchtigungen sozialer Funktionen am Beispiel Arbeitsplatz, Familie oder Freizeitgestaltung. Die hohen Arbeitsunfähigkeitszeiten, die oftmals gefunden werden, sind nicht zuletzt Ausdruck der sozialen Schwierigkeiten. Deshalb sollten in dieser Phase die diversen Maßnahmen zur Steigerung der subjektiven Lebensqualität, zur Erhöhung des Leistungsvermögens, zur Steigerung des Selbstwertgefühls sowie sozialer und kommunikativer Fähigkeiten realisiert werden.

In einer Studie an der Klinik Roseneck wurden Ärzte und Psychologen angeleitet, die Behandlung bei Patienten mit Somatisierungssyndrom nach den oben aufgeführten Prinzipien durchzuführen. Die vorläufigen Ergebnisse einer Zwischenauswertung dieser Studie bestätigen, daß bei Patienten mit

Somatisierungssyndrom eine bedeutsame Verbesserung durch stationäre verhaltensmedizinische Behandlung auch direkt in der Kernsymptomatik möglich ist. In Abb. 1.4 sind die Veränderungen bezüglich der Variablen "Somatisierungsindex" dargestellt (erfaßt mittels SOMS; Rief, Hiller & Heuser, 1997). Die Darstellung erfolgt getrennt für die Untergruppe von Patienten mit dem Vollbild einer Somatisierungsstörung nach DSM-IV (n=56) sowie für die Gruppe von Patienten mit Somatisierungssyndrom, die die Kriterien SSI4/6 erfüllen, jedoch nicht das Vollbild einer Somatisierungsstörung aufweisen (n=146). Beim Somatisierungssyndrom ist eine Verbesserung der Beschwerden durch eine entsprechende Behandlung sowohl bezüglich Anzahl als auch bezüglich Intensität möglich. Dieses Resultat steht im Gegensatz zu Störungsbildern wie den Schmerzstörungen, wo durch psychologische Behandlung oftmals eine Verbesserung der subjektiven Beeinträchtigung durch die Beschwerden, jedoch keine Verringerung in der Anzahl und Intensität der Schmerzen erreicht wird.

Somit kann abschließend zum Bereich Therapie festgehalten werden, daß für die resignative Haltung, wie sie oftmals früher formuliert wurde, kein Grund mehr besteht. Diese resignative Haltung war eher Ausdruck des geringen Wissensstandes über das Störungsbild. Durch eine weitere Steigerung der Erkenntnisse über die Grundlagen somatoformer Störungen als auch über Behandlungsmöglichkeiten ist davon auszugehen, daß sich die Behandlungsergebnisse in den nächsten Jahren darüber hinausgehend noch weiter verbessern werden.

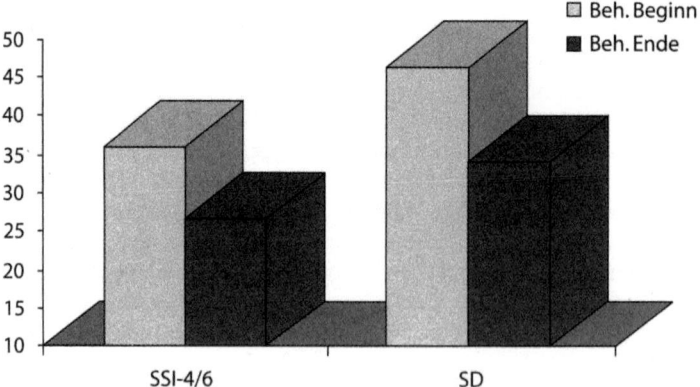

Abb. 1.4. Veränderungen zwischen Behandlungsbeginn und Behandlungsende im Somatisierungsscore des SOMS bei Somatisierungspatienten. (Nach Rief et al.,1997)

Literatur

American Psychiatric Association – APA. (1980). *Diagnostic and Statistical Manual of Mental Disorders* (3rd ed.)(DSM-III). Washington DC: APA.
American Psychiatric Association – APA (1987). *Diagnostic and Statistical Manual of Mental Disorders* (3rd rev. ed.)(DSM-III-R). Washington DC: APA.
American Psychiatric Association – APA (1994). *Diagnostic and Statistical Manual of Mental Disorders* (4th ed.)(DSM-IV). Washington DC: APA.
Barsky, A. J. (1988). Somatoform disorders. In H. I. Kaplan & B. J. Sadock (Eds.), *Comprehensive textbook of psychiatry.* Baltimore: Williams & Wilkin.
Barsky, A. J., Wyshak, G., & Klerman, G. L. (1990). The somatosensory amplification scale and its relationship to hypochondriasis. *Journal of Psychiatric Research, 24,* 323–334.
Briquet, P. (1859). *Traité clinique et thérapeutique de l'hystèrie.* Paris: Baillière et fils.
Escobar, J. I., Burnam, M. A., Karno, M., Forsythe, A. & Golding, J. M. (1987). Somatization in the community. *Archives of General Psychiatry, 44,* 713–718.
Fehm-Wolfsdorf, G. (1994). *Streß und Wahrnehmung. Psychobiologie der Glucocorticoide.* Bern: Huber.
Fink, P. (1996). Somatization – beyond symptom count. *Journal of Psychosomatic Research, 40,* 7–10.
Gordon, E., Kraiuhin, C., Kelly, P., Meares, R., & Howson, A. (1986). A neurophysiological study of somatization disorder. *Comprehensive Psychiatry, 27,* 295—301.
Gordon, G. H. (1987). Treating somatizing patients. *The Western Journal of Medicine, 147,* 88–91.
Guze, S. B. (1993). Genetics of Briquet's syndrome and somatization disorder. A review of family, adoption, and twin studies. *Annals of Clinical Psychiatry, 5,* 225–230.
Hahn, S. R., Thompson, K. S., Wills, T. A., Stern, V. & Budner, N. S. (1994). The difficult doctor-patient relationship: Somatization, personality and psychopathology. *Journal of Clinical Epidemiology, 47,* 647–657.
Hiller, W., Rief, W., Elefant, S., Margraf, J., Kroymann, R., Leibbrandt, R. & Fichter, M. M. (1997). Dysfunktionale Kognitionen bei Patienten mit Somatisierungssyndrom. *Zeitschrift für Klinische Psychologie, 26,* 226–234.
James, L., Singer, A., Zurynski, Y., Gordon, E., Kraiuhin, C., Harris, A., Howson et al. (1987). Evoked response potentials and regional cerebral blood flow in somatization disorder. *Psychotherapy & Psychosomatics, 47,* 190–196.
Kroenke, K. & Mangelsdorff, D. (1988). Common symptoms in ambulatory care: Incidence, evaluation, therapy and outcome. *American Journal of Medicine, 86,* 262–266.
Leventhal, E. A., Hansell, S., Diefenbach, M., Leventhal, H. & Glass, D. C. (1996). Negative affect and self-report of physical symptoms: Two longitudinal studies of older adults. *Health Psychology, 15,* 193–199.
Lipowski, Z. J. (1987). Somatization: Medicine's unsolved problem. *Psychosomatics, 28,* 294–297.
Livingston, R., Witt, A. & Smith, G. R. (1995). Families who somatize. *Developmental and Behavioural Pediatrics, 16,* 42–46.
Pennebaker, J. W. & Traue, H. C. (1993). Inhibition and psychosomatic process. In H.C. Traue, & J.W. Pennebaker (Eds.), *Emotion, Inhibition, and Health.* Seattle: Hogrefe & Huber.
Perley, M. & Guze, S. B. (1962). Hysteria: the stability and usefulness of clinical criteria. *New England Journal of Medicine, 266,* 421–426.
Rief, W. (1996). Somatoforme Störungen – Großes unbekanntes Land zwischen Psychologie und Medizin. *Zeitschrift für Klinische Psychologie, 25,* 173–189.
Rief, W., Heuser, J., Mayrhuber, E., Stelzer, I., Hiller, W. & Fichter, M. M. (1996). The classification of multiple somatoform symptoms. *The Journal of Nervous and Mental Disease, 184,* 680–687.
Rief, W., Hiller, W. & Fichter, M. M. (1997). Somatoforme Störungen. Diagnostische und therapeutische Richtlinien bei funktionellen körperlichen Beschwerden. *Nervenheilkunde, 16,* 25–29.
Rief, W., Hiller, W. & Heuser, J. (1997). *SOMS – Das Screening für Somatoforme Störungen. Manual zum Fragebogen.* Bern: Huber.
Rief, W., Hiller, W. & Margraf, J. (in press). Cognitive aspects of somatoform disorders and hypochondriasis. *Journal of Abnormal Psychology.*

Rief, W., Shaw, R. & Fichter, M. M. (in press). Elevated levels of psychophysiological arousal and cortisol in patients with somatization syndrome. *Psychosomatic Medicine*.
Schreter, R. K. (1980). Treating the untreatables: A group experience with somatizing borderline patients. *International Journal of Psychiatry in Medicine, 10*, 205-215.
Shaw, R. (1996). *Psychologische und psychobiologische Aspekte somatoformer Störungen*. Marburg: Universität (Dissertation).
Smith, G. R., Monson, R. A. & Ray, D. C. (1986). Patients with multiple unexplained symptoms. Their characteristics, functional health, and health care utilization. *Archives of Internal Medicine, 146*, 69-72
Speckens, A. E. M., van Hemert, A. M., Spinhoven, P., Hawton, K. E., Bolk, J. H. & Rooijmans, G. M. (1995). Cognitive behavioural therapy for medically unexplained physical symptoms: A randomised controlled trial. *British Medical Journal, 311*, 1328-1332.
Stern, J., Murphy, M. & Bass, C. (1993). Attitudes of british psychiatrists to the diagnosis of somatisation disorder. A questionnaire survey. *British Journal of Psychiatry, 162*, 463-466.
Torgersen, S. (1986). Genetics of somatoform disorders. *Archives of General Psychiatry, 43*, 502-505.
Warwick, H. M. C., Clark, D. M., Cobb, A. M. & Salkovkis, P. M. (1996). A controlled trial of cognitive-behavioural treatment of hypochondriasis. *British Journal of Psychiatry, 169*, 189-195.
Weltgesundheitsorganisation - WHO (1991). *Klassifikation psychischer Krankheiten. Klinisch-diagnostische Leitlinien nach Kapitel V (F) der ICD-10*. Bern: Huber.
Wickramasekera, I. (1989). Enabling the somatization patient to exit the somatic closet: A high-risk model. *Psychotherapy, 26*, 530-544.

2 Diagnose und Instrumente

W. Hiller, W. Rief

Inhaltsverzeichnis

2.1 Namen und Traditionen: diagnostische Subgruppen 16
2.2 Die Basis der Diagnostik: körperliche Symptome 19
2.3 Symptome zählen: multiples Somatisierungssyndrom 24
2.4 Komorbidität: körperliche Symptome
und Krankheitsängste unterscheiden 26
2.5 Gleich oder ähnlich: die Konkordanz der Systeme 28
2.6 Die Praxis: Instrumente zur Diagnostik somatoformer Störungen 29
2.6.1 Fremdbeurteilungsskalen 29
2.6.2 Fragebogenverfahren 30
2.7 Fazit 32
Literatur 33

EINLEITUNG

Die diagnostischen Konzepte der heute als *somatoform* bezeichneten Störungen waren früher wie kaum ein anderes Krankheitsbild mit Mythen und Legenden behaftet. Dies spiegelt sich in dem Begriff der *Hysterie* wieder, der seit der ägyptischen und griechischen Medizin für das Auftreten von medizinisch unerklärbaren körperlichen Symptomen verwendet wurde. Mit dem Hysteriebegriff wurden im Laufe der Jahrhunderte verschiedene Ätiologien und Bedeutungen verbunden wie etwa das Umherwandern der Gebärmutter im weiblichen Körper (Hippokrates) oder die mittelalterliche Vorstellung der Besessenheit durch Dämonen. Eng verwandt ist der durch Freud eingeführte Begriff der *Konversion*, der den Prozeß der Umwandlung eines intrapsychischen Konfliktes in körperliche Funktionsstörungen beschreibt (hysterische Symptombildung). Im Rahmen der psychoanalytischen Theorien wurde das Krankheitsbild als "ungelöster Elektra-Komplex" (Unterdrückung inzestuöser Gefühle des kleinen Mädchens gegenüber dem Vater) oder als Kommunikationsversuch im Sinne der "geheimen Botschaft der Hysterie" gedeutet. Bis heute gibt es die etwas magisch anmutende Vorstellung, daß die körperlichen Symptome in symbolhafter Form die jeweils zugrundeliegenden Konflikte ausdrücken (z.B. Brechreiz als Äquivalent von Ekel und Abneigung, Lähmung als Ausdruck unterdrückter Wut oder Kloßgefühle im Hals als das "Nicht-mehr-schlucken-können" von Zumutungen und Kränkungen).

Die modernen Definitionen der somatoformen Störungen sind sehr viel nüchterner. In die Diagnosenstellung gehen spekulative Überlegungen über den zugrundeliegenden intrapsychischen Konflikt oder den Mechanismus der Symptomgenese nicht mehr ein, da die entsprechenden Modelle z.T. widersprüchlich waren und zudem wissenschaftlich nicht ausreichend belegt werden konnten. Auch terminologisch hat sich ein weitreichender Wandel vollzogen. Der Begriff der Hysterie wird in den neueren Klassifikationssystemen nicht mehr verwendet, nachdem in der Vergangenheit durch seine vielfältigen Modifikationen kaum noch Einigkeit über seine eigentliche Bedeutung zu erzielen war. Als problematisch wurde zudem der umgangssprachliche Gebrauch von "hysterisch" im Sinne von exzentrisch/dramatisierend/unbeherrscht und die damit verbundene negative Stigmatisierung angesehen.

In diesem Kapitel sollen einige aktuelle Fragestellungen und Probleme der Diagnostik somatoformer Störungen aufgegriffen werden. Zunächst wird rekapituliert, welche Unterformen innerhalb dieser Störungsgruppe unterschieden werden und welche Leitlinien zur ätiologischen Beurteilung beachtet werden müssen. Ferner wird auf die Unterschiede der diagnostischen Kriterien in den einzelnen Klassifikationsansätzen eingegangen, bei denen nach wie vor Unklarheit darüber besteht, welche körperlichen Symptome als Zeichen einer somatoformen Störung zu sehen sind und aus mindestens wie vielen Symptomen ein multiples Somatisierungssyndrom bestehen sollte. Im weiteren werden wir auf die heute zur Verfügung stehenden Instrumente eingehen, die durch Fremd- oder Selbstbeurteilung die Abklärung einer somatoformen Symptomatik ermöglichen oder im Sinne eines "Screenings" Hinweise für das etwaige Vorliegen dieses Störungsbilds geben können.

2.1
Namen und Traditionen: diagnostische Subgruppen

In Anlehnung an den französischen Arzt Paul Briquet, der Mitte des letzten Jahrhunderts in Paris die "Hysterie" erstmals als Konstellation von unterschiedlichen körperlichen Symptomen und somit als deskriptives Konstrukt beschrieb, etablierte sich seit den 60er Jahren unseres Jahrhunderts der Begriff des *Briquet-Syndroms* (Perley & Guze, 1962; Guze 1967, 1975). Diese Beschreibung wurde 1980 unter dem neutraleren Namen der *Somatisierungsstörung* in das Klassifikationssystem DSM-III (APA, 1980) übernommen. Seither gilt die Somatisierungsstörung als Prototyp der somatoformen Störungen, sowohl in den DSM-Klassifikationen (seit 1994 DSM-IV; Saß, Wittchen & Zaudig, 1996) als auch im ICD-10-System der Weltgesundheitsorganisation (Dilling, Mombour, Schmidt & Schulte-Markwort, 1994).

Das gemeinsame Hauptmerkmal aller somatoformen Störungen stellt heute das Vorhandensein von körperlichen Symptomen dar, die nicht oder nur unzureichend durch eine körperliche Erkrankung/Verletzung oder durch die direkte Wirkung von Medikamenten oder Drogen erklärt werden können (Rief & Hiller, 1992).

Die Verursachung bzw. Pathogenese derartiger Symptome kann grundsätzlich sehr unterschiedlich sein und ist bei vielen betroffenen Personen nicht exakt feststellbar und daher unbekannt. Da zudem davon ausgegangen werden muß, daß die Symptomatik nicht durch einen einzigen Faktor monokausal erklärt werden kann, gehen in die heutigen Diagnosen somatoformer Störungen keine ätiologischen Annahmen mehr ein. Den einzigen ätiologischen Gesichtspunkt stellt der *Ausschluß eines organischen Befundes* dar, der das Störungsbild vollständig zu erklären vermag.

Zur Präzisierung der Diagnose hat nicht nur das deskriptive und atheoretische Modell der heute gültigen Klassifikationssysteme DSM-IV und ICD-10 beigetragen, sondern auch die Einführung von expliziten diagnostischen Kriterien, die Spezifizierung von Entscheidungsregeln sowie die verbesserte Standardisierung des diagnostischen Vorgehens. Ferner wurden *Subgruppen* definiert, die im Sinne einer validen Differentialdiagnose möglichst klar voneinander abzugrenzen sind. Es besteht heute weitgehende Einigkeit darüber, daß die Gesamtgruppe der somatoformen Störungen kein homogenes Patientenkollektiv darstellt, sondern aufgrund von Besonderheiten der Symptomatik und des Langzeitverlaufes in speziellere Formen zu unterteilen ist. In der folgenden Übersicht sind die einzelnen Kategorien aufgelistet, die heute unter dem "gemeinsamen Dach" der somatoformen Störungen zusammengefaßt sind.

Somatoforme Störungen

DSM-IV

- Somatisierungsstörung,
- undifferenzierte somatoforme Störung,
- Schmerzstörung,
- Konversionsstörung,
- Hypochondrie,
- körperdysmorphe Störung.

ICD-10

- Somatisierungsstörung,
- undifferenzierte somatoforme Störung,
- somatoforme autonome Funktionsstörung,
- anhaltende somatoforme Schmerzstörung,

- Konversionsstörung[a],
- Hypochondrische Störung,
- dysmorphophobe Störung[b].

In beiden Systemen stellt die (polysymptomatische) *Somatisierungsstörung* mit ihrem Hauptmerkmal der wechselnden und multiplen körperlichen Symptome eine zentrale Kategorie dar. Bei der *undifferenzierten somatoformen Störung* handelt es sich um eine Restdiagnose für das inkomplette Bild der Somatisierungsstörung (falls z.B. die erforderliche Anzahl der körperlichen Symptome oder die erforderliche Mindestdauer nicht erreicht werden). Demgegenüber sind die *somatoforme Schmerzstörung* und die *Konversionsstörung* nicht durch multiple, sondern durch wenige einheitliche Beschwerden gekennzeichnet (d.h. monosymptomatisch). Bei der somatoformen Schmerzstörung ist das Störungsbild im wesentlichen auf Schmerzbeschwerden begrenzt, während bei der Konversionsstörung einzelne pseudoneurologische Symptome wie etwa eine Lähmung oder nicht- epileptische Krampfanfälle vorliegen. Die *Hypochondrie* ist durch die Angst oder Überzeugung gekennzeichnet, an einer schweren und meist tödlich verlaufenden körperlichen Erkrankung zu leiden. Hauptmerkmal der *körperdysmorphen Störung* ist die Vorstellung, durch einzelne Merkmale wie eine größere Nase oder Flecken auf der Haut entstellt oder häßlich zu sein.

Die Aufleistung dieser diagnostischen Kategorien verdeutlicht, daß die Konzepte der somatoformen Störungen in DSM-IV und ICD-10 trotz großer Ähnlichkeiten nicht völlig identisch sind. Es besteht weiterhin Uneinigkeit darüber, durch welche Merkmale die einzelnen Kategorien am besten und mit möglichst großer Trennschärfe zu definieren sind. Fraglich ist vor allem der nosologische Status der *somatoformen autonomen Funktionsstörung* in ICD-10, da es für diese Kategorie weder ein Äquivalent im DSM-System noch eine bekannte Quelle aus der bisherigen Forschungsliteratur zu den somatoformen Störungen gibt. Diese neue Kategorie ist durch die WHO nie offiziell begründet worden und es ist nicht auszuschließen, daß die Definition quasi am "grünen Tisch" durch eine Expertenkommission festgelegt worden ist. Ähnlich wie bei der Somatisierungsstörung handelt es sich bei der somatoformen autonomen Funktionsstörung um das Bild einer multiplen körperlichen Symptomatik, wobei jedoch hierfür hauptsächlich Symptome vegetativer Erregung zu berücksichtigen sind.

---

[a] In ICD-10 im Kapitel F44 aufgeführt (dissoziative und Konversionsstörungen).
[b] In ICD-10 nur als Unterform der hypochondrischen Störung aufgeführt (entspricht der körperdysmorphen Störung in DSM-IV).

2.2
Die Basis der Diagnostik: körperliche Symptome

Das wichtigste Erkennungsmerkmal des Diagnostikers für somatoforme Störungen stellen die körperlichen Symptome dar. Zur Bewertung eines Symptoms als "somatoform" genügt es, eine feststellbare körperliche Erkrankung/Verletzung oder die Auswirkungen von eingenommenen Substanzen als Ursache auszuschließen. Es ist nicht erforderlich, die tatsächlichen Mechanismen der Symptomgenese zu kennen. Deren Identifikation dürfte in vielen Fällen auch schwierig bis unmöglich sein, da über die exakten psychobiologischen Prozesse bei somatoformen Symptomen bis heute noch wenig bekannt ist. Andererseits gibt es eine Reihe von plausiblen "Erklärungen" wie etwa Schulter-Nacken-Schmerz durch Muskelverspannungen, Rückenbeschwerden durch Fehlhaltungen, Übelkeit und Völlegefühl durch inadäquate Ernährung, häufiges Wasserlassen durch Ängstlichkeit oder Sexualstörungen durch Partnerschaftsprobleme.

In diesem Zusammenhang muß betont werden, daß somatoforme Symptome keinesfalls mit "psychogen" gleichgesetzt werden sollten, da es realistischer ist, von einem komplexen Zusammenwirken psychologischer, biologischer und sozialer Faktoren bei der Entstehung und Chronifizierung der körperlichen Beschwerden auszugehen. Aus diesem Grund sind ältere Bezeichnungen wie "psychogene Schmerzstörung" oder "psychogene Anfälle" in die neuere Terminologie der Klassifikationssysteme nicht mehr übernommen worden. Solche Begriffe hatten der grob vereinfachenden Dichotomie von "psychogen vs. somatogen" Vorschub geleistet, die als Erklärungsmodell für die komplexen Prozesse bei den somatoformen Störungen jedoch nicht ausreichend ist.

Die Diagnosenstellung setzt im Einzelfall eine gründliche Abklärung einer Vielzahl von körperlichen Beschwerden voraus, die evtl. bei dem Betroffenen derzeit oder in der Vergangenheit aufgetreten sind. Als Leitfaden können die vorgegebenen Symptomlisten aus den diagnostischen Kriterien der Klassifikationssysteme übernommen werden. Tabelle 2.1 faßt alle Symptome zusammen, die für die Somatisierungsstörung entweder nach DSM-IV oder nach ICD-10 sowie für die somatoforme autonome Funktionsstörung nach ICD-10 überprüft werden sollten. Während für die Somatisierungsstörung nach DSM-IV insgesamt 33 Symptome vorgegeben sind, müssen für die vergleichbaren ICD-10-Kategorien nur 14 (Somatisierungsstörung) bzw. 12 Symptome (somatoforme autonome Funktionsstörung) berücksichtigt werden. Aus Tabelle 2.1 wird klar, daß die beiden Systeme hinsichtlich ihrer Symptomkriterien nicht deckungsgleich sind.

Die Auswahl der in DSM-IV genannten Symptome geht auf die ursprünglich von Briquet beschriebenen typischen Beschwerden von Patienten mit dem polysymptomatischen Störungsbild zurück. In der ersten Fassung des Briquet-Syndroms von Perley und Guze (1962) waren ursprünglich 59 verschiedene Symptome aufgelistet, von denen aber später aufgrund statistischer Analysen einige mit überwiegend affektivem Inhalt wieder herausgenommen wurden.

Tabelle 2.1. Körperliche Symptome, die für die Diagnose der Somatisierungsstörung bzw. somatoformen autonomen Funktionsstörung zu überprüfen sind

	DSM-IV	ICD-10
Schmerzsymptome:		
Kopf- oder Gesichtsschmerzen	x	–
Abdominelle Schmerzen	x	x
Rückenschmerzen	x	–
Gelenkschmerzen	x	x
Schmerzen in den Extremitäten	x	x
Brustschmerzen	x	x/*
Schmerzen im Rektum	x	–
Schmerzen beim Geschlechtsverkehr	x	–
Miktionsschmerzen	x	x/*
Gastrointestinale Symptome:		
Übelkeit	x	x
Völlegefühl (sich aufgebläht fühlen)	x	x/*
Druckgefühl, Kribbeln oder Unruhe im Bauch	–	x*
Erbrechen (außer während einer Schwangerschaft)	x	x
Regurgitation von Speisen (Aufstoßen)	–	x
"Luftschlucken", Schluckauf oder Brennen im Brust- oder Magenbereich	–	x*
Unverträglichkeit von verschiedenen Speisen	x	–
Häufiger Durchfall	x	x
Flüssigkeitsaustritt aus dem Darm	–	x
Häufiger Stuhldrang		x*
Urogenitale Symptome:		
Häufiges Wasserlassen	–	x/*
Unangenehme Empfindungen im oder um den Genitalbereich	–	x
Kardiovaskuläre und vegetative Symptome:		
Palpitationen	–	x*
Druckgefühl in der Herzgegend	–	x*
Schweißausbrüche (heiß oder kalt)	–	x*
Hitzewallungen oder Erröten	–	x*
Atemnot (außer bei Anstrengung)	–	x/*
Hyperventilation	–	x*
Außergewöhnliche Müdigkeit bei leichter Anstrengung	–	x*
Pseudoneurologische Symptome:		
Koordinations- oder Gleichgewichtsstörungen	x	–
Lähmung oder Muskelschwäche	x	–
Schluckschwierigkeiten oder Kloßgefühl im Hals	x	–
Flüsterstimme (Aphonie)	x	–
Harnverhaltung oder Schwierigkeiten beim Wasserlassen	x	–
Halluzinationen	x	–
Verlust von Berührungs- oder Schmerzempfindung	x	x
Unangenehme Kribbelempfindungen	–	x
Sehen von Doppelbildern	x	–
Blindheit	x	–
Verlust des Hörvermögens	x	–
Krampfanfälle	x	–
Gedächtnisverlust (Amnesie)	x	–
Bewußtlosigkeit	x	–
Andere Symptome:		
Sexuelle Gleichgültigkeit	x	–
Schlechter Geschmack im Mund oder stark belegte Zunge	–	x
Mundtrockenheit	–	x*

Diagnose und Instrumente   21

Tabelle 2.1 Fortsetzung

Flecken oder Farbänderungen der Haut	–	x
Symptome nur bei Frauen:		
Schmerzhafte Menstruation	x	–
Unregelmäßige Menstruation	x	–
Übermäßig starke Menstruation	x	–
Erbrechen während der gesamten Schwangerschaft	x	–
Ungewöhnlicher oder verstärkter vaginaler Ausfluß	–	x
Symptome nur bei Männern:		
Erektions- oder Ejakulationsstörungen	x	–

x* Symptome der somatoformen autonomen Funktionsstörung;
x/* Symptome sowohl der Somatisierungsstörung als auch der somatoformen autonomen Funktionsstörung.

DSM-III (APA 1980) führte noch 37 Symptome auf, DSM-III-R (APA 1987) 35 Symptome und DSM-IV (APA 1994) schließlich nur noch 33 Symptome. Für die geringere Anzahl und andersartige Selektion der Symptome in der ICD-10-Konzeption der Somatisierungsstörung ist keine empirisch-wissenschaftliche Begründung bekannt.

Die Zusammensetzung der Symptomliste in Tabelle 2.1 und die Zuordnung der einzelnen Symptome zu den diagnostischen Kategorien wirft einige Fragen auf (s. hierzu auch Kap. 14):

1. Sind tatsächlich alle potentiell relevanten somatoformen Symptome berücksichtigt?

Die Liste kann sicherlich nicht als vollständig angesehen werden. Es sind eine Vielzahl weiterer Symptome mit medizinisch unklarer Genese denkbar, z.B.:

- Schmerzen in anderen als den angegebenen Körperregionen (wie Ohren-, Zahn- oder Hodenschmerzen),
- Obstipation,
- Gefühl des Brennens der Zunge oder an den Fußsohlen,
- Harninkontinenz,
- Kratzen im Hals,
- Ohrgeräusche oder
- andere als die angegebenen Sehstörungen (etwa "Tunnelblick" mit Ausfällen des peripheren Gesichtsfeldes).

Dieser Gesichtspunkt wurde allerdings nur in der DSM-IV-Definition der Somatisierungsstörung berücksichtigt, in der neben den 33 explizit genannten Symptomen noch unbestimmte weitere Symptome "zugelassen" sind.

2. Sind umstrittene oder überflüssige Symptome enthalten?

Als problematisch gilt die Berücksichtigung von Halluzinationen als "pseudoneurologisch", da halluzinatorische Wahrnehmungen meist ein zentrales Zeichen psychotischer Störungen darstellen. Bei anderen Symptomen kann eine gewisse Redundanz entstehen. Beispielsweise erfüllen viele Frauen mit

Menstruationsbeschwerden die Kriterien für die (a) schmerzhafte, (b) unregelmäßige und (c) übermäßig starke Menstruation und somit für gleich 3 Symptome (bei eigentlich nur *einem* zugrundeliegenden Beschwerdekomplex). Dies wird nach den DSM-IV-Regeln gleichwertig wie das Auftreten von 3 verschiedenen Symptomen aus unterschiedlichen Organsystemen gewertet.

3. Ist die Symptomauswahl in den einzelnen Kategorien willkürlich?

Beim Vergleich der beiden Diagnosesysteme fällt auf, daß kardiovaskuläre und vegetative Symptome in der DSM-IV-Definition der Somatisierungsstörung nicht aufgeführt sind, während in der entsprechenden ICD-10-Kategorie fast keine Beschwerden aus dem Bereich der pseudoneurologischen Symptome berücksichtigt werden. Ebenso fehlen in der ICD-10 die menstruellen Beschwerden, jedoch sind mehr gastrointestinale Symptome als im DSM-IV aufgelistet. Insofern kann es als Schwäche *beider* Systeme angesehen werden, daß die jeweiligen Symptomlisten eine willkürliche Selektion darstellen und als unvollständig erscheinen.

Während kardiovaskuläre Symptome nach den früheren Konventionen von DSM-III und DSM-III-R noch berücksichtigt wurden, wurde deren Fortfall im DSM-IV damit begründet, daß eine klarere Abgrenzung gegenüber den Angststörungen geschaffen werden sollte. Jedoch müssen Symptome wie Palpitationen, Druckgefühl in der Herzgegend oder Atemnot nicht zwangsläufig nur in Angstsituationen auftreten, sondern sie können im Sinne einer typischen somatoformen Symptomatik durchaus über einen längeren Zeitraum hinweg bestehen (dies belegen frühere Symptomanalysen zur Somatisierungsstörung nach DSM-III und DSM-III-R; vgl. etwa Escobar, Burnam, Karno, Forsythe & Golding, 1987). Andererseits ist bei ICD-10 die Nichtberücksichtigung der pseudoneurologischen Symptome zu kritisieren. Diese werden zwar überwiegend der Konversionsstörung zugerechnet und sind daher in der ICD-10-Liste der Somatisierungsstörung nicht zu finden, jedoch zeigt die Erfahrung, daß einzelne pseudoneurologische Symptome oft als Bestandteile eines multiplen Somatisierungssyndroms auftreten.

4. Ist die somatoforme autonome Funktionsstörung tatsächlich von der Somatisierungsstörung abgrenzbar?

Aus der Auflistung in Tabelle 2.1 ist erkennbar, daß eine Reihe von Symptomen sowohl für die somatoforme autonome Funktionsstörung als auch für die Somatisierungsstörung nach ICD-10 berücksichtigt wird (mit X/* gekennzeichnet). Es handelt sich um die Symptome

- Brustschmerzen,
- Miktionsschmerzen,
- Völlegefühl,
- häufiges Wasserlassen,
- Atemnot.

Dadurch entsteht ein unscharfer Überlappungsbereich zwischen beiden Kategorien. Zudem sind viele der für die somatoforme autonome Funktionsstörung genannten Symptome auch für Angststörungen charakteristisch, so daß diesbezüglich im Einzelfall eine besonders gründliche differentialdiagnostische Abklärung erforderlich ist. Nach den diagnostischen Kriterien von ICD-10 ist die somatoforme autonome Funktionsstörung der Somatisierungsstörung hierarchisch übergeordnet, da nach Kriterium A der Somatisierungsstörung Symptome vegetativer Erregung "nicht das Hauptmerkmal der Störung" darstellen dürfen (Dilling et al., 1994, S.130).

5. Inwiefern ist gesichert, daß die einzelnen Symptome von ausreichender klinischer Relevanz sind?

Grundsätzlich ist zu bedenken, daß körperliche Symptome ohne organische Ursachen nichts Pathologisches per se darstellen. Sie können vorübergehend oder längerdauernd bei jedem Menschen auftreten, ohne eine psychische Störung zu begründen. Klinische Relevanz liegt dann vor, wenn der Betroffene erheblich unter seinen Beschwerden leidet und daraus erkennbare psychosoziale Beeinträchtigungen resultieren (wie beispielsweise sozialer Rückzug oder Leistungsinsuffizienz im Beruf). Für die Diagnosen nach DSM-IV und ICD-10 muß jedoch aufgrund der entsprechenden Regeln der Schweregrad auf der Ebene von Einzelsymptomen nicht berücksichtigt werden. So kann es vorkommen, daß einige Beschwerden nur in sehr leichter und für den Betroffenen gut tolerierbarer Form bestehen, während andere Symptome mit massivem Leiden und Einschränkungen verbunden sind. Häufig wird die Anzahl von Symptomen als Indikator für den Schweregrad der Störung insgesamt angesehen. Es ist jedoch denkbar, daß beispielsweise ein Patient mit 6 leicht ausgeprägten Symptomen weniger stark leidet bzw. beeinträchtigt ist als ein anderer Patient mit 3 sehr schweren Symptomen.

Die genannten Aspekte machen deutlich, daß die Diagnostik und Befunderhebung bereits auf Symptomebene nicht frei von Problemen und Widersprüchen ist. Somatoforme Symptome können prinzipiell in allen Körperregionen und Organbereichen auftreten und es besteht kein zwingender Grund, die Liste der potentiell relevanten Symptome willkürlich einzuschränken. Andererseits besteht durch das Fehlen von Schweregradkriterien das Risiko, daß Symptome kodiert werden, denen kein eigentlicher "Krankheitswert" zukommt. Es soll schließlich noch darauf hingewiesen werden, daß auch das Ausschlußkriterium einer organischen Ätiologie durch die Definitionen der Klassifikationssysteme selbst relativiert worden ist. So kann nach ICD-10 selbst ein krankheitsbedingtes Symptom als "somatoform" angesehen werden, solange die Grunderkrankung "nicht die Schwere, das Ausmaß, die Vielfalt und die Dauer der körperlichen Beschwerden und die damit verbundene soziale Behinderung" erklärt (Dilling et al. 1994, S. 130). Eine vergleichbare Formulierung findet sich auch in den DSM-IV-Kriterien der Somatisierungsstörung.

2.3
Symptome zählen: multiples Somatisierungssyndrom

Bei den meisten Personen mit somatoformen Störungen sind die Beschwerden nicht auf eines oder zwei Symptome beschränkt, sondern sie treten in multipler Form auf. Oft kommt es im Laufe der Zeit zu Veränderungen des Erscheinungsbildes, indem neue Symptome hinzukommen und andere wieder teilweise oder vollständig remittieren. Bei der Diagnosestellung ist daher der *gesamte bisherige Störungsverlauf* zu berücksichtigen. Insbesondere bei der Somatisierungsstörung handelt es sich nicht um eine "Momentaufnahme" im Sinne des *Querschnittsbefundes*, sondern die Störung ist einschließlich ihres chronischen Verlaufs und des auf Dauer polysymptomatischen Erscheinungsbildes zu erfassen (dies wird in strukturierten Interviews auch im Sinne einer "*Lifetime-Diagnostik*" berücksichtigt).

Eine gewisse Unsicherheit ist mit der Frage verbunden, *wieviele* körperliche Symptome mindestens für die Diagnose der Somatisierungsstörung bzw. eines multiplen Somatisierungssyndroms erforderlich sein sollten. Die entsprechenden kritischen "*Cut-off*"-Werte sind in den bisherigen Klassifikationssystemen immer wieder verändert worden. In den ursprünglichen Perley-Guze-Kriterien des Briquet-Syndroms waren mindestens 25 von 59 Symptomen für die sichere Diagnose und mindestens 20 Symptome für die Verdachtsdiagnose vorausgesetzt worden. Im späteren DSM-III (1980) erfolgte eine Differenzierung der Schwellenwerte für Männer und Frauen, da aufgrund der menstruellen Beschwerden mehr Symptome für Frauen zur Verfügung standen. Aus einem Katalog von 37 Symptomen mußten bei Frauen mindestens 14 und bei Männern mindestens 12 Symptome für die Diagnose der Somatisierungsstörung vorliegen. DSM-III-R (1987) ging einheitlich von mindestens 13 aus einer Liste von 35 Symptomen und DSM-IV (1994) von mindestens 8 aus 33 möglichen Symptomen aus. Auch die Selektion der Symptome wurde etwas verändert. Gegenüber DSM-III-R sind in DSM-IV die Kopfschmerzen, Schmerzen im Analbereich, Sensibilitätsstörungen und Halluzinationen neu aufgenommen worden, während das etwas unklare Symptom des "Brennens in den Geschlechtsorganen" sowie sämtliche kardiopulmonale Symptome (Kurzatmigkeit, Palpitationen, Schwindel und Benommenheit) entfernt wurden.

Die Definition der Somatisierungsstörung nach DSM-III-R war wegen der hohen Mindestzahl von 13 körperlichen Symptomen mehrfach kritisiert worden. Epidemiologische Befunde zeigten, daß diese Störung wegen ihrer restriktiven Kriterien nur sehr selten diagnostiziert werden konnte. In der amerikanischen ECA-Studie waren die Prävalenzraten in der Bevölkerung deutlich unter 1% (Escobar, Burnam et al. 1987; Swartz 1990). Dem standen Befunde gegenüber, daß dem Somatisierungssyndrom in der allgemeinen Gesundheitsversorgung eine große klinische Bedeutung zukommt und beispielsweise der Anteil von Somatisierungspatienten in Allgemeinarztpraxen und Krankenhäusern auf 20–40% geschätzt wird (Katon, Ries & Kleinmann,

1984; Bridges & Goldberg, 1985). Weitere Informationen zur Epidemiologie finden sich in Kap 3.

Escobar, Golding, Hough, Karno, Burnam et al. (1987) sowie Escobar, Rubio-Stipec, Canino, und Karno (1989) schlugen daher ein breiteres Konzept der Somatisierungsstörung in Form des sog. *"Somatic Symptom Index" (SSI 4,6)* vor, wonach ab einer Mindestzahl von vier Symptomen bei Männern und sechs Symptomen bei Frauen ein klinisch relevantes Somatisierungssyndrom vorliegt. Abb. 2.1 verdeutlicht, daß nach diesem Modell die Anzahl der somatoformen Symptome als Schweregradindikator angesehen wurde und der SSI 4,6 daher eine Art "kleine Somatisierungsstörung" unterhalb der hohen Schwelle

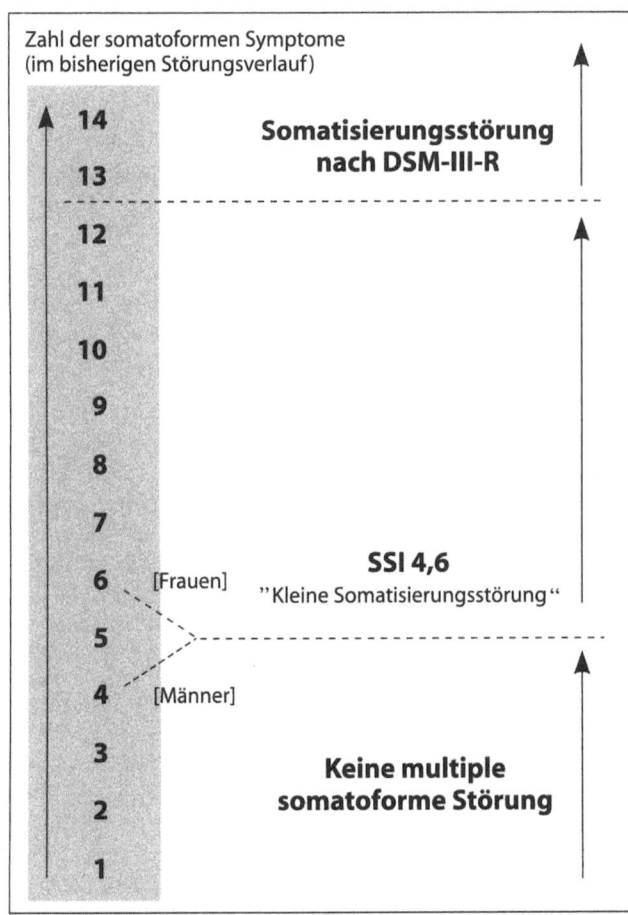

Abb. 2.1. Diagnostik der polysymptomatischen somatoformen Störung anhand der Anzahl körperlicher Symptome

von DSM-III-R darstellte. Statt der einfachen Dichotomie "Somatisierungsstörung vs. keine Somatisierungsstörung" waren nun 3 diagnostische Möglichkeiten vorgegeben:

- Somatisierungsstörung (13 oder mehr körperliche Symptome),
- SSI 4,6-Diagnose (mit mindestens 4 bzw. 6 Symptomen, aber weniger als 13 Symptomen),
- Nichtvorhandensein eines multiplen somatoformen Syndroms (weniger als 4 bzw. 6 Symptome).

Die SSI 4,6-Diagnose könnte als Alternative zur undifferenzierten somatoformen Störung, die trotz unscharfer Kriterien häufig als Restkategorie zur Somatisierungsstörung verwendet wird, auch als "polysymptomatische somatoforme Störung" bezeichnet werden.

Obwohl die Kriterien beim Übergang von DSM-III-R auf DSM-IV etwas modifiziert wurden, ist das in Abb. 2.1 dargestellte Schema auch auf die heutige DSM-IV-Diagnostik der Somatisierungsstörung übertragbar. Mit der Einführung von DSM-IV wurde die Mindestzahl der erforderlichen körperlichen Symptome zwar von 13 auf 8 reduziert, jedoch wurde *zusätzlich* festgelegt, daß es sich dabei um

- mindestens 4 *Schmerzsymptome*,
- mindestens 2 *gastrointestinale Symptome*,
- mindestens 1 *psychosexuelles Symptom* und
- mindestens 1 *pseudoneurologisches Symptom*

handeln muß.

Eine derartige Festlegung bezüglich der erforderlichen Organsysteme hatte es im DSM-III-R nicht gegeben. Für das Klassifikationsergebnis bedeutet dies, daß die liberalere Grenzziehung bei der Mindestzahl von körperlichen Symptomen durch die strengeren Einschlußkriterien hinsichtlich der beteiligten Organsysteme wieder neutralisiert wird. Dies wurde in einer Studie von Rief, Heuser, Mayrhuber, Stelzer, Hiller et al. (1996) bestätigt, in der unter 108 stationären Patienten die Somatisierungsstörung in 18 Fällen nach DSM-III-R und in nur 17 Fällen nach DSM-IV diagnostiziert werden konnte. Insofern stellt die SSI 4,6-Diagnose nach wie vor eine wichtige Ergänzung zur Somatisierungsstörung dar (vgl. auch Hiller, Rief & Fichter, 1995).

2.4
Komorbidität: körperliche Symptome und Krankheitsängste unterscheiden

Eine zentrale Rolle kommt in den heutigen Klassifikationsansätzen dem sog. *Komorbiditätsprinzip* zu. Dieses besagt, daß unterschiedliche klinische Syndrome nicht unter einer einzigen Hauptdiagnose subsumiert werden sollten, sondern durch die Vergabe mehrerer Diagnosen umfassend zu beschreiben sind. (Die Befunde zur Komorbidität zwischen somatoformen und anderen psychischen Störungen sind in Kap. 4 zusammengefaßt). Das Komorbiditätsprinzip kann jedoch auch *innerhalb* der somatoformen Störungen angewandt werden. Abbildung 2.2 zeigt ein Modell, wonach sich nur die Diagnosen Somatisierungsstörung, Schmerzstörung und Konversionsstörung gegenseitig ausschließen, da eine Entscheidung über das Vorliegen entweder einer poly- oder einer monosymptomatischen Ausgestaltung der Störung getroffen werden muß.

Dagegen kann die Hypochondrie (und auch die körperdysmorphe Störung) *zusätzlich* zu den drei auf körperliche Symptome bezogenen Kategorien diagnostiziert werden. Bei vielen somatoform gestörten Patienten ist die Kombination von medizinisch unklaren körperlichen Symptomen einerseits und darauf bezogenen Krankheitsängsten andererseits vorzufinden. Allerdings kann es durchaus vorkommen, daß Personen mit somatoformen Symptomen keine ausgeprägten Krankheitsängste entwickeln. In seiner Extremform ist dieses Phänomen in der Literatur als *"la belle indifférence"* (auffallende affektive Gleichgültigkeit gegenüber den körperlichen Beschwerden) bezeichnet worden.

Zudem ist es ebenfalls möglich, daß sich hypochondrische Ängste entwickeln, ohne daß die betreffende Person aktuell körperliche Mißempfindungen oder Symptome empfindet oder solche berichtet. Die Ängste beziehen sich dann in mehr allgemeiner Form auf die Antizipation, in Zukunft eine schwere körperliche Krankheit entwickeln zu können, und resultieren nicht unmittelbar aus einer Fehlinterpretation von Symptomen. Ergänzend soll noch darauf hingewiesen werden, daß sich die Diagnosen der Hypochondrie und der körperdysmorphen Störung nicht gegenseitig ausschließen.

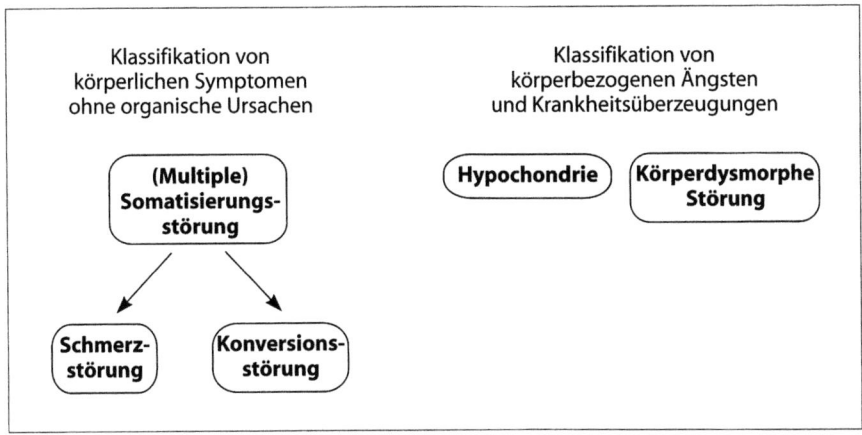

Abb. 2.2. Differentialdiagnostisches und Komorbiditätsmodell somatoformer Störungen

2.5
Gleich oder ähnlich: die Konkordanz der Systeme

Weichen die Definitionen einzelner Störungen zwischen den Klassifikationssystemen und auch gegenüber früheren Ansätzen schon augenscheinlich voneinander ab, so kann das Ausmaß der tatsächlichen *Konkordanz* bzw. *Diskrepanz* am besten mit Hilfe von empirischen Studien beurteilt werden. Bei solchen sog. *polydiagnostischen Studien* werden Patienten mit Hilfe von geeigneten Instrumenten parallel nach verschiedenen Diagnoseschemata beurteilt. Es kann dann berechnet werden, wie hoch die tatsächliche Übereinstimmung für einzelne Diagnosen ist. Da bei solchen Beurteilungen bereits aufgrund von Zufallsentscheidungen eine gewisse Übereinstimmung zu erwarten ist, wird der Kappa-Koeffizient (κ) als geeignetes Konkordanzmaß angesehen. Dieser gibt an, inwieweit eine beobachtete Übereinstimmung über die nach Zufall zu erwartende Übereinstimmung hinausgeht. Üblicherweise variiert κ ähnlich wie eine Korrelation zwischen 0 und +1, wobei Werte um 0 einer Zufallsübereinstimmung entsprechen und Werte von 1 aus einer perfekten Übereinstimmung resultieren.

Die bislang vorliegenden Befunde beziehen sich ausschließlich auf die Kategorie der Somatisierungsstörung. In einigen älteren Arbeiten wurden die Originalkriterien des Briquet-Syndroms (Feighner, Robins, Guze, Woodruff & Winokur, 1972) mit den neueren Klassifikationsansätzen seit DSM-III verglichen (Singerman, Stoltzman, Robins, Helzer & Croughan, 1981; DeSouza & Othmer 1984; Cloninger, Martin, Guze & Clayton, 1986; Swartz, Hughes, Blazer & George, 1987; Brown & Smith, 1991). Zwischen den Kriterien der Somatisierungsstörung von DSM und den Kriterien von Feighner et al. (1972) wurden mittlere bis gute κ-Werte zwischen 0,56 und 0,81 ermittelt. Eine etwas bessere Übereinstimmung zeigte sich in verschiedenen Untersuchungen zwischen den neueren Systemen DSM-III, DSM-III-R und DSM-IV. Zwischen DSM-III und DSM-III-R wurden für die Somatisierungsstörung κ-Werte von 0,91 (Brown & Smith, 1991) und 0,93 (Tomasson, Kent & Coryell, 1993) ermittelt. Die Kongruenz zwischen DSM-III-R und DSM-IV ist dagegen etwas niedriger mit κ-Werten von 0,84 (Yutzy, Cloninger, Guze, Pribor, Martin et al., 1995) und 0,83 (Rief, Heuser et al., 1996).

Wesentlich schwächer ausgeprägt waren dagegen die Übereinstimmungswerte zwischen den DSM-Kategorien einerseits und der ICD-10 andererseits mit Werten zwischen 0,31 und 0,71 für die Somatisierungsstörung (Tomasson et al., 1993; Yutzy et al., 1995; Rief, Heuser et al., 1996) und Werten um 0,30 für die somatoforme autonome Funktionsstörung nach ICD-10 (Rief, Heuser et al., 1996). Somit liegt zwar durch die diversen DSM-Definitionen der Somatisierungsstörung eine gewisse Kontinuität zu den "Wurzeln" des ursprünglichen Briquet-Syndroms vor, dies gilt jedoch nicht für die in ihren Kriterien erheblich abweichende ICD-10-Diagnose der Somatisierungsstörung und erst recht nicht für die somatoforme autonome Funktionsstörung.

2.6
Die Praxis: Instrumente zur Diagnostik somatoformer Störungen

Zur Störungsdiagnostik stehen mittlerweile eine Reihe von brauchbaren und gut evaluierten diagnostischen Instrumenten zur Verfügung. Einen Überblick darüber gibt Tabelle 2.2. Die Verfahren können unterteilt werden in *Interviews* und *Checklisten*, die zur systematischen *Fremdexploration* der betroffenen Personen eingesetzt werden können, sowie *Fragebogenverfahren* zur *Selbstbeurteilung*.

2.6.1
Fremdbeurteilungsskalen

Einige Interviews wie das *DIPS* oder *SKID* sind nicht ausschließlich für die Erfassung somatoformer Störungen entwickelt worden, sondern berücksichtigen alle wichtigen und häufigen psychischen Störungen. Es sind jedoch eigene Sektionen für die somatoformen Störungen enthalten. Bei den *Internationalen Diagnosen-Checklisten (IDCL)* stehen getrennte Listen für die primär durch körperliche Symptome definierten somatoformen Störungen (Somatisierungsstörung, undifferenzierte somatoforme Störung, Schmerzstörung und Konver-

Tabelle 2.2. Instrumente zur Erfassung von diagnostischen und assoziierten Merkmalen somatoformer Störungen

Erfassungsinstrumente	Autoren
Interviewverfahren und Checklisten	
Diagnostisches Interview für Psychische Störungen (DIPS)	Margraf et al. (1994)
Strukturiertes Klinisches Interview für DSM-IV (SKID)	Wittchen et al. (1997)
Internationale Diagnosen Checklisten (IDCL)	Hiller et al. (1995)
Somatoform Disorders Schedule (SDS)	Janca et al. (1995); Hiller & Rief (1996)
Strukturiertes Klinisches Interview für Hypochondrie (SDIH)	Barsky et al. (1992)
Fragebogenverfahren	
Screening für Somatoforme Störungen (SOMS)	Rief et al. (1997)
Whiteley-Index (WI)	Rief et al. (1994)
Illness Attitude Scales (IAS)	Kellner (1986, 1992)
Somatisierungsskala der Symptom Check-List (SCL-90R)	Derogatis & Cleary (1977); Rief et al. (1991)
Fragebogen zu Körper und Gesundheit (FKG)	Hiller et al. (1997)
Somatosensory Amplification Scale (SSAS)	Barsky et al. (1990)
Beschwerdenliste (B-L)	v. Zerssen (1976)
Gießener Beschwerdebogen (GBB)	Brähler & Scheer (1983)
Freiburger Beschwerdenliste (FBL)	Fahrenberg (1994)
Hypochondrie-Hysterie-Inventar (HHI)	Süllwold (1994)
Toronto Alexithymia Scale (TAS)	Rief et al. (1996b)

sionsstörung) sowie für die Hypochondrie zur Verfügung. Das *"Somatoform Disorders Schedule" (SDS)* berücksichtigt die Kategorien sowohl von DSM-IV als auch von ICD-10. Für alle Fremdbeurteilungsverfahren muß ein eingehendes Training des diagnostischen Vorgehens, eine gewisse klinische Erfahrung sowie Vertrautheit mit den diagnostischen Konzepten vorausgesetzt werden.

2.6.2
Fragebogenverfahren

In den letzten Jahren sind mehrere Selbstbeurteilungsverfahren entwickelt worden, die sich auf verschiedene Aspekte und assoziierte Merkmale der somatoformen Störungen beziehen. Die Auflistung in Tabelle 2.2 erhebt keinen Anspruch auf Vollständigkeit. Gegenüber den Fremdexplorationsverfahren haben Fragebögen den Vorteil, daß sie zeitökonomischer einsetzbar sind und daher eine größere Anzahl von Personen in kürzeren Zeiträumen untersucht werden kann. Andererseits ist davon auszugehen, daß sich Antworttendenzen und subjektive Fehlbewertungen niederschlagen. Bei selbstberichteten körperlichen Symptomen ist nach Befunden von Mumford (1989) im Vergleich zur Fremdbeurteilung eher mit einer Überschätzung der Anzahl und des Schweregrades der Beschwerden zu rechnen. Auf Symptomebene mag zudem die Differenzierung zwischen organischen und nichtorganisch bedingten Symptomen schwierig sein. Die Expertenbefragung und natürlich auch die medizinische Abklärung der Symptome erlauben hierfür zwar eine validere Diagnostik, jedoch können Fragebogenverfahren zu einem Vorabscreening durchaus sehr hilfreich sein.

Aus Platzgründen soll im folgenden nur auf einige der in Tabelle 2.2 aufgelisteten Fragebogenverfahren näher eingegangen werden:

Screening für somatoforme Störungen (SOMS)

Dieses Instrument ist von unserer Arbeitsgruppe über mehrere Jahre hinweg systematisch entwickelt und psychometrisch evaluiert worden (Rief, Schaefer & Fichter, 1992; Rief, Hiller & Heuser, 1997). Der Fragebogen besteht aus 53 Items, mit denen die einzelnen Symptome und diagnostischen Ein- und Ausschlußkriterien der somatoformen Störungen nach DSM-IV und ICD-10 erfaßt werden. Der SOMS ist somit in konsequenter Form auf die derzeit gültigen Konventionen zur Diagnostik somatoformer Störungen bezogen. Neben einer kategorialen Klassifikation kann zusätzlich die Quantifizierung des Somatisierungssyndroms erfolgen. Dabei wird die Zahl der positiv angegebenen Symptome zusammengezählt und es können die entsprechenden Symptomindizes für die Somatisierungsstörung nach DSM-IV und ICD-10 sowie der somatoformen autonomen Funktionsstörung ermittelt werden. Der SOMS existiert in zwei unterschiedlichen Versionen mit Zeitfenstern für die beiden zurückliegenden Jahre sowie für die vergangenen sieben Tage. Die letztere

Version kann gut für eine Veränderungsmessung – etwa bei Interventionsstudien – eingesetzt werden (vgl. Rief et al., 1997).

Die Gütekriterien des SOMS wurden bereits ausführlich untersucht. Die *Test-Retest-Reliabilität* (72 Stunden) beträgt für den Somatisierungsindex r=0,85 und für die Gesamtzahl der angegebenen körperlichen Symptome r=0,87. Für die *interne Konsistenz* wurde ein Wert von 0,87 errechnet (Cronbachs α). Auch auf Itemebene konnte für etwa 80% der Symptome eine sehr gute Test-Retest-Reliabilität mit κ-Werten von 0,70 oder höher ermittelt werden. Der SOMS erlaubt zudem eine gute Differenzierung zwischen Patienten mit somatoformen und anderen psychischen Störungen. Die prädiktive Power des SOMS wurde durch einen Vergleich mit Klinikerdiagnosen überprüft, die mit Hilfe des SKID für die gleiche Patientengruppe gestellt worden waren. Dabei wurden 73% der positiven SOMS-Diagnosen (einer somatoformen Störung) durch die SKID-Resultate bestätigt. Von 27 Patienten ohne einen positiven SOMS-Befund erhielten 26 auch im SKID keine entsprechende Diagnose. Die Sensibilität und Spezifität des SOMS kann daher als sehr gut angesehen werden.

Whiteley-Index (WI)

Hierbei handelt es sich um einen nur 14 Items umfassenden Fragebogen zur Erfassung hypochondrischer Ängste und Befürchtungen. Der WI stellte ursprünglich eine Subskala des Illness Behavior Questionnaire (IBQ) von Pilowsky und Spence (1983) dar. Die deutsche Version des WI wurde von Rief, Hiller, Geissner und Fichter (1994) in einer Studie mit 135 psychisch und psychosomatisch gestörten Patienten untersucht. Bei einem kritischen Kriterium von mindestens 8 Punkten konnten Patienten mit der Diagnose Hypochondrie mit guter *Sensitivität* und *Spezifizität* identifiziert werden. Eine Faktorenanalyse ergab ähnlich wie bei der englischen Originalversion drei unterscheidbare Dimensionen mit den Bezeichnungen "Krankheitsängste", "somatische Beschwerden" und "Krankheitsüberzeugung". Für die Test-Retest-Reliabilität der englischen Originalversion wurde ein Wert von r=0,81 ermittelt. Die interne Konsistenz der deutschen Version lag bei 0,77 (Cronbachs α). Für den WI konnten zuverlässige Zusammenhänge zu anderen hypochondriebezogenen Variablen sowie signifikante Veränderungen im Anschluß an eine stationäre verhaltensmedizinische Behandlung nachgewiesen werden.

Fragebogen zu Körper und Gesundheit (FKG)

Bei diesem Verfahren handelt es sich um eine Erweiterung der "Somatosensory Amplification Scale" von Barsky, Wyshak und Klerman (1990). Aufgeführt sind dysfunktionale Bewertungen und Aussagen, die vermutlich bei der Entstehung und Aufrechterhaltung von somatoformen Störungen eine kritische Rolle spielen. Ursprünglich handelte es sich um 68 Items, von denen aufgrund faktorenanalytischer Befunde jedoch nur 47 Items in die Endfassung übernommen wurden. Es wurden folgende Skalen gebildet:

- Katastrophisierende Bewertung (z.B. "Fühle ich mich körperlich schlapp, hat dies oft etwas Schlimmes zu bedeuten").
- Intoleranz von körperlichen Beschwerden (z.b. "Wenn an meinen körperlichen Empfindungen etwas nicht stimmt, beunruhigt mich das sofort").
- Körperliche Schwäche (z.B. "Ich bin körperlich nicht mehr stark belastbar, da meine Leistungsfähigkeit allmählich nachläßt").
- Vegetative Mißempfindungen (z. B. "Ich habe oft Herzklopfen, da mein Kreislauf besonders empfindlich ist").
- Gesundheitsverhalten (z. B. "Ich bin immer darum bemüht, richtig gesund zu leben").

Für den Gesamtscore des FKG wurde eine interne Konsistenz von 0,93 (Cronbachs α) ermittelt.

In ersten Analysen mit dem FKG konnten wir zeigen, daß Patienten mit multiplem Somatisierungssyndrom in den ersten vier Skalen signifikant höhere Werte aufwiesen als klinische Kontrollpersonen mit anderen psychischen Störungen. Dies gilt ebenfalls im Vergleich zu gesunden Kontrollpersonen aus der Bevölkerung. Bei den Skalen "Katastrophisierende Bewertung" und "Intoleranz von körperlichen Beschwerden" bestand sogar eine spezifische Erhöhung nur bei den Somatisierungspatienten, während sich die klinische Kontrollgruppe und die gesunden Personen aus der Bevölkerung in ihren Mittelwerten nicht signifikant voneinander unterschieden. Dies legt die Schlußfolgerung nahe, daß es sich bei den erfaßten Kognitionen tatsächlich um spezifische Merkmale somatoformer Störungen handelt. Im Rahmen einer verhaltensmedizinischen Behandlung konnte ein signifikanter Rückgang in den Werten der ersten drei Skalen beobachtet werden. Es scheint sich daher bei den erfaßten Kognitionen um veränderungssensitive Merkmale zu handeln (Hiller, Rief, Elefant, Margraf, Kroymann et al., 1997).

2.7
Fazit

Durch die Einführung des Konzeptes der somatoformen Störungen in den neueren Klassifikationssystemen seit DSM-III (APA, 1980) ist sowohl eine bessere Verständigung über dieses Krankheitsbild als auch die Entwicklung von reliablen und validen diagnostischen Vorgehensweisen möglich geworden. Dennoch erscheint es erforderlich, für eine Reihe von verbliebenen Problemen nach Lösungen zu suchen. Folgende Schwerpunkte zeichnen sich für die künftigen Weiterentwicklungen ab:

- Unterschiedliche Definitionen für Störungsbilder gleichen Namens – wie heute in den "konkurrierenden" Systemen DSM-IV und ICD-10 – tragen zu divergierenden Forschungsbefunden und somit zu mehr Verwirrung bei. Es sollte darauf hingearbeitet werden, aufgrund empirischer Befunde nur einen einzigen und einheitlichen Kriterienkatalog zu entwickeln, der dem gegenwärtigen Wissensstand entspricht und sowohl für Forscher als auch Kliniker verbindlich ist.

- Um der großen klinischen und gesundheitspolitischen Relevanz der somatoformen Störungen gerecht zu werden, erscheint es dringend erforderlich, eine neue Störung mit multipler somatoformer Symptomatik unterhalb der Schwelle der Somatisierungsstörung zu definieren (z.B. unter der Bezeichnung einer "polysymptomatischen somatoformen Störung"). Das Konzept des von Escobar et al. entwickelten SSI 4,6 kann hierfür ein Anhaltspunkt sein. Der exakte Schwellenwert und die zusätzlich festzulegenden Kriterien sind noch zu evaluieren. Der mit dem Störungsbild assoziierte Grad der psychosozialen Beeinträchtigung könnte unter Umständen bei dieser Definition eine wichtige Rolle spielen.

- Erforderlich erscheint ferner eine bessere Quantifizierbarkeit der somatoformen Symptomatik. Nicht nur auf Syndromebene, sondern auch bei den einzelnen somatoformen Symptomen sollten Abstufungen bezüglich des Intensitätsgrades möglich sein. Eine bessere quantitative Skalierung wäre vor allem für Veränderungsmessungen oder für Schweregradsvergleiche bei unterschiedlichen Patientengruppen von großer Bedeutung.

Literatur

American Psychiatric Association – APA (1980). *Diagnostic and Statistical Manual of Mental Disorders* (3rd ed.)(DSM-III). Washington DC: APA.

American Psychiatric Association – APA (1987). *Diagnostic and Statistical Manual of Mental Disorders* (3rd rev. ed.)(DSM-III-R). Washington DC: APA.

American Psychiatric Association – APA (1994) *Diagnostic and Statistical Manual of Mental Disorders* (4th ed.)(DSM-IV). Washington DC: APA.

Barsky, A. J., Cleary, P. D., Wyshak, G., Spitzer, R. L., Williams, J. B. W. & Klerman, G. L. (1992). A structured diagnostic interview for hypochondriasis. A proposed standard criterion. *The Journal of Nervous and Mental Disease, 180,* 20–27.

Barsky, A. J., Wyshak, G. & Klerman, G. L. (1990). The somatosensory amplification scale and its relationship to hypochondriasis. *Journal of Psychiatry Research, 24,* 323–334.

Brähler, T. & Scheer, J. W. (1983). *Der Giessener Beschwerdebogen* (GBB). Bern: Huber.

Bridges, K. W. & Goldberg, D. P. (1985). Somatic presentation of DSM-III psychiatric disorders in primary care. *Journal of Psychosomatic Research, 29,* 563–569.

Brown, F. W. & Smith, G. R. (1991). Diagnostic concordance in primary care somatization disorder. *Psychosomatics, 32,* 191–195.

Cloninger, C. R., Martin, R. L., Guze, S. B. & Clayton, P. J. (1986). A prospective follow-up and family study of somatization in men and women. *American Journal of Psychiatry, 143,* 873–878.

Derogatis, L. R. & Cleary, P. A. (1977). Confirmation of the dimensional structure of the SCL-90: A study in construct validation. *Journal of Clinical Psychology, 33,* 981–989.

DeSouza, C. & Othmer, E. (1984). Somatization disorder and Briquet's syndrome. An assessment of their diagnostic concordance. *Archives of General Psychiatry, 41,* 334–336.

Dilling, H., Mombour, W., Schmidt, M. H. & Schulte-Markwort, E. (Hrsg) (1994). *Internationale Klassifikation psychischer Störungen, ICD-10, Kapitel V (F), Forschungskriterien.* Bern: Huber.

Escobar, J. I., Burnam, M. A., Karno, M., Forsythe, A. & Golding, J.M. (1987). Somatization in the community. *Archives of General Psychiatry, 44,* 713–718.

Escobar, J. I., Golding, J. M., Hough, R. L., Karno, M., Burnam, M. A. & Wells, K. B. (1987). Somatization in the community: Relationship to disability and use of services. *American Journal of Public Health, 77*, 837-840.

Escobar, J. I., Rubio-Stipec, M., Canino, G. & Karno, M. (1989). Somatic symptom index (SSI): A new and abridged somatization construct. Prevalence and epidemiological correlates in two large community samples. *Journal of Nervous and Mental Disease, 177*, 140-146.

Fahrenberg, J. (1994). *Die Freiburger Beschwerdenliste (FBL).* Form FBL-G und revidierte Form FBL-R. Göttingen: Hogrefe.

Feighner, J. P., Robins, E., Guze, S. B., Woodruff, R. A. & Winokur, G. (1972). Diagnostic criteria for use in psychiatric research. *Archives of General Psychiatry, 26*, 57-63.

Guze, S. B. (1967). The diagnosis of hysteria: What are we trying to do? *American Journal of Psychiatry, 124*, 491-498.

Guze, S. B. (1975) The validity and significance of the clinical diagnosis of hysteria (Briquet's syndrome). *American Journal of Psychiatry, 132*, 138-141.

Hiller, W. & Rief, W. (1996). *SDS. Somatoform Disorders Schedule, deutsche Version.* Prien: Klinik Roseneck.

Hiller, W., Rief, W., Elefant, S., Margraf, J., Kroymann, R., Leibbrand, R. & Fichter, M. M. (1997). Dysfunktionale Kognitionen bei Patienten mit Somatisierungssyndrom. *Zeitschrift für Klinische Psychologie, 26*, 226-234.

Hiller, W., Rief, W. & Fichter, M. M. (1995). Further evidence for a broader concept of somatization disorder using the Somatic Symptom Index. *Psychosomatics, 36*, 285-294.

Hiller, W., Zaudig, M. & Mombour, W. (1995). *IDCL - Internationale Diagnosen Checklisten für ICD-10 und DSM-IV (Manual).* Bern: Huber.

Janca, A., Burke jr., J. D., Isaac, M., Burke, K. C., Costa e Silva, J. A., Acuda, S. W., Altamura, A. C., Chandrashekar, C. R., Miranda, C. T. & Tacchini, G. (1995). The World Health Organization somatoform disorders schedule. A preliminary report on design and reliability. *European Psychiatry, 10*, 373-378.

Katon, W., Ries, R. K. & Kleinmann, A. (1984). The prevalence of somatization in primary care. *Comprehensive Psychiatry, 25*, 208-215.

Kellner, R. (1986). *Somatization and hypochondriasis.* New York: Praeger-Greenwood.

Kellner, R. (1992). Diagnosis and treatments of hypochondriacal syndromes. *Psychosomatics, 33*, 278-289.

Margraf, J., Schneider, S. & Ehlers, A. (Hrsg.) (1994). Diagnostisches Interview bei psychischen Störungen (DIPS) (2. Aufl.). Berlin: Springer.

Mumford, D. B. (1989). Somatic sensations and psychological distress among students in Britain and Pakistan. *Social Psychiatry and Psychiatric Epidemiology, 24*, 321-326.

Perley, M. & Guze, S. B. (1962). Hysteria: The stability and usefulness of clinical criteria. *New England Journal of Medicine, 266*, 421-426.

Pilowsky, I. & Spence, N. D. (1983). *Manual for the Illness Behaviour Questionnaire (IBQ)* (2nd ed.). University of Adelaide: Author.

Rief, W., Greitemeyer, M. & Fichter, M. M. (1991). Die Symptom Check List SCL-90R: Überprüfung an 900 psychosomatischen Patienten. *Diagnostica, 37*, 58-65.

Rief, W., Heuser, J. & Fichter, M. M. (1996). What does the Toronto Alexithymia Scale TAS-R measure? *Journal of Clinical Psychology, 52*, 423-429.

Rief, W., Heuser, J., Mayrhuber, E., Stelzer, I., Hiller, W. & Fichter, M. M. (1996). The classification of multiple somatoform symptoms. *The Journal of Nervous and Mental Disease, 184*, 680-687.

Rief, W. & Hiller, W. (1992). *Somatoforme Störungen. Körperliche Symptome ohne organische Ursache.* Bern: Huber.

Rief, W., Hiller, W., Geissner, E. & Fichter, M. M. (1994). Hypochondrie: Erfassung und erste klinische Ergebnisse. *Zeitschrift für Klinische Psychologie, 23*, 34-42.

Rief, W., Hiller, W. & Heuser, J. (1997). *SOMS - Screening für Somatoforme Störungen (Manual).* Bern: Huber.

Rief, W., Schaefer, S. & Fichter, M. M. (1992). SOMS - ein Screening-Verfahren zur Identifizierung von Personen mit somatoformen Störungen. *Diagnostica, 38*, 228-241.

Saß, H., Wittchen, H.-U. & Zaudig, M. (Hrsg.) (1996). *Diagnostisches und Statistisches Manual Psychischer Störungen DSM-IV* (übersetzt nach der 4. Aufl. des Diagnostic and Statistical Manual of Mental Disorders der American Psychiatric Association). Göttingen: Hogrefe.

Singermann, B., Stoltzman, R. K., Robins, L. N., Helzer, J. E. & Croughan, J. L. (1981). Diagnostic concordance between DSM-III, Feighner, and RDC. *Journal of Clinical Psychiatry, 42*, 422-426.

Süllwold, F. (1994). *Das Hypochondrie-Hysterie-Inventar (HHI). Konzept, Theorie, Konstruktion, meßtheoretische Qualitätskriterien, Normen und Anwendungsmöglichkeiten.* Frankfurt am Main: Institut für Psychologie.
Swartz, M., Hughes, D., Blazer, D. & George, L. (1987). Somatization disorder in the community: A study of diagnostic concordance among three diagnostic systems. *Journal of Nervous and Mental Disease, 175,* 26–33.
Swartz, M., Landerman, R., George, L., Blazer, D. & Escobar, J. (1990). Somatization disorder. In L. N. Robins, & D. Regier (Eds.), *Psychiatric Disorders in America.* New York: Free Press.
Tomasson, K., Kent, D. & Coryell, W. (1993). Comparison of four diagnostic systems for the diagnosis of somatization disorder. *Acta Psychiatrica Scandinavica, 88,* 311–315.
Zerssen v., D. (1976). *Die Beschwerden-Liste. Manual.* Weinheim: Beltz.
Wittchen, H.-U., Schramm, E., Zaudig, M. & Unland, H. (1997). *SKID. Strukturiertes Klinisches Interview für DSM-IV, Achse I* (deutsche Version). Göttingen: Hogrefe.
Yutzy, S. H., Cloninger, C. R., Guze, S. B., Pribor, E. F., Martin, R. L., Kathol, R. G., Smith, R. G. & Strain, J. J. (1995). DSM-IV field trial: Testing a new proposal for somatization disorder. *American Journal of Psychiatry, 152,* 97–101.

KAPITEL 3

3 Epidemiologie

S. Neumer, R. Lieb, J. Margraf

Inhaltsverzeichnis
3.1 Auftretenshäufigkeit der Somatisierungsstörung   37
3.2 Eine konzeptuelle Erweiterung: der Somatisierungsindex SSI 4,6   43
3.3 Geschlechterverteilung   45
3.4 Soziokulturelle Aspekte und Komorbidität   45
3.5 Gesundheitspolitische Bedeutung   46
3.6 Epidemiologie der übrigen somatoformen Störungen   47
3.7 Kritik und Ausblick   48
Literatur   49

EINLEITUNG

Die *Prävalenzraten* bevölkerungsrepräsentativer Studien legen zunächst die Vermutung nahe, daß die somatoformen Störungen für das Gesundheitssystem nur von geringer Bedeutung sind und ihnen im Klinikalltag nur eine Randbedeutung zukommt. Diesem Schluß widersprechen jedoch die Ergebnisse klinischer Stichproben. Nach Schätzungen können 20–80% der in Arztpraxen geschilderten Beschwerden nicht oder nicht hinreichend auf organische Ursachen zurückgeführt werden (Kellner, 1985; Rief & Hiller, 1992). Weniger restriktive Kriterien zur Erfassung der Symptomatik führen zu hohen Fallzahlen mit für die klinische Praxis relevanten Ausprägungen der Störung. Bezüglich der für die somatoformen Störungen prototypischen *Somatisierungsstörung* und des damit verbundenen Symptomindexes SSI 4,6 liegt die umfangreichste empirische Basis vor. Aus diesem Grund wird nachfolgend auf diese Störungskategorie am ausführlichsten eingegangen.

3.1
Auftretenshäufigkeit der Somatisierungsstörung

! Es kann zusammenfassend festgestellt werden, daß die nach den verschiedenen Auflagen des DSM diagnostizierte *Somatisierungsstörung* sehr selten vorkommt. Das DSM-III selbst gibt eine – allerdings allein auf Frauen bezogene – Prävalenzrate von 1%, das DSM-III-R und das DSM-IV eine Rate von 0,2-2% (Männer<0,2%) an.

Genauere Angaben zur *Prävalenz* der Somatisierungsstörung stammen vorwiegend aus den Ergebnissen des in den 80er Jahren in den USA vom National Institute of Mental Health durchgeführten Epidemiologic Catchment Area Program (NIMH-ECA). Über *retrospektive Querschnittserhebungen* wurden hier für die Somatisierungsstörung *Lebenszeit-* und *Sechsmonatsprävalenzen* von 0,03-0,7% ermittelt. Über alle ECA-Erhebungsgebiete hinweg erhielten Regier, Boyd, Burke, Rae, Myers, et al. (1988) eine *Einmonatsprävalenz* von 0,1% und Regier, Narrow, Rae, Manderscheid, Locke, et al. (1993) eine *Einjahresprävalenz* von 0,2%. Auch in einer früheren, ebenfalls in den USA durchgeführten Studie von Weissmann, Myers und Harding (1978) wurde an einer Stichprobe von 511 Personen unter Heranziehung der RDC-Kriterien (Research Diagnostic Criteria; Spitzer, Endicott & Robins, 1978) bereits eine vergleichbare Lebenszeitprävalenz von 0,4% festgestellt. Von ähnlich geringen Auftretenshäufigkeiten berichten auch epidemiologische Studien, die außerhalb der USA durchgeführt wurden (z.B. Bland, Newman & Orn, 1988; Bland, Orn & Newman, 1988; Hwu, Yeh & Chang, 1989; Wells, Bushnell, Hornblow, Joyce & Oakley-Brown, 1989; Lee, Kwak, Yamamoto, Rhee, Kim, et al., 1990a, 1990b). In Tabelle 3.1 finden sich genauere Angaben (Stichprobenmerkmale, zugrundeliegende Diagnosekriterien, Erhebungsmethode) zu den angeführten amerikanischen und außeramerikanischen Studien und – sofern es die Literatur ermöglichte – die Umrechnung der ermittelten Prävalenzraten in Einzelfälle.

Aus Tabelle 3.1 geht hervor, daß die ermittelten Prävalenzraten teilweise auf äußerst kleine Fallzahlen zurückzuführen sind. Die Prävalenzunterschiede zwischen den einzelnen Studien dürften weitestgehend auf die Unterschiedlichkeit der untersuchten Populationen hinsichtlich *soziodemographischer Variablen* wie Alter, Geschlecht, Kulturkreis, aber auch auf untersuchungsinhärente Variablen (etwa der professionelle Status der diagnostizierenden Person) und auf Unterschiede in den jeweils zugrundeliegenden Störungskonzeptionen (RDC, Feighner-Kriterien, DSM-III) zurückgehen.

Als neuere deutsche epidemiologische Studien, die zur Diagnosestellung mindestens das DSM-III verwendeten und so überhaupt erst Angaben zur Prävalenz der Somatisierungsstörung liefern können, seien hier noch die Münchner Follow-Up-Studie (MFS; Wittchen, Essau, v. Zerssen, Krieg & Zaudig, 1992) und die Oberbayrische Verlaufsstudie (Fichter, 1990) hervorgehoben. Die MFS ermittelte eine Auftretenshäufigkeit der Somatisierungsstörung von 0,84%. In der Oberbayrischen Verlaufsstudie wurde die Diagnose "Somatisierungsstörung" überhaupt nicht vergeben. Derzeit laufende Studien in München ("Early Developmental Stages of Psychopathology") und Dresden ("Prädiktoren psychischer Gesundheit bei jungen Frauen") ermitteln die Prävalenzraten bereits nach DSM-IV-Kriterien. Abschliessende Ergebnisse liegen zur Zeit jedoch noch nicht vor.

Tabelle 3.1. Epidemiologische Studien zur Somatisierungsstörung

Studie	Stichprobengröße/ Geschlechtsverteilung/ Altersspanne	Klassifikations- system/ Erhebungsmethode	Prävalenzperiode-/ ermittelte Prävalenz
Weissmann, Myers, Harding, et al. (1978)	n=511 keine Angabe Alter:>18	RDC SADS[a]	Lebenszeit 0.4% (n=2, keine Geschlechtsverteilung angebbar)
Myers, Weissmann, Tischler, Holzer, Leaf, et al. (1984) ECA-New Haven	n=3058 w 57%; m 43% Alter: 18–65+	DSM-III DIS[b]	6 Monate 0.1% (3 w)
Myers, Weissmann, Tischler, Holzer, Leaf, et al. (1984) ECA-Baltimore	n=3481 w 62%; m 38% Alter: 18–65+	DSM-III DIS	6 Monate 0.1% (4 w)
Myers, Weissmann, Tischler, Holzer, Leaf, et al. (1984) ECA- St. Louis	n=3004 w 59%; m 41% Alter: Range 18–65+	DSM-III DIS	6 Monate 0.1% (5 w)
Swartz, Blazer, George & Landerman (1986) ECA-Piedmont	n=3798 w 54%; m 46%	DSM-III DIS	0.38% (13 w; 2 m)
Escobar, Burnam, Karno, Forsythe, Golding (1987) ECA-Los Angeles	n=3132 keine Angabe Alter: keine Angabe	DSM-III DIS	Lebenszeit 0.03% (1 w)
Swartz, Hughes, Blazer, George (1987) ECA-Gesamt	n=14977 w 60%; m 40% Alter: 18–65+	DSM-III, RDC und Feighner- Kriterien DIS	0.67% wenn DSM-III, RDC und Feighner-Kriterien zusammengefaßt werden (n=97, keine Geschlechtsverteilung angebbar); 0.2% (n=42) bei DSM-III allein
Bland, Newman & Orn (1988) Bland, Orn & Newman (1988) Edmonton-Study	n=3258 w 59,2%; m 40,8% Alter: 18–65+	DSM-III DIS	Lebenszeit und 6 Monate 0,06% (2 w)
Escobar, Rubio-Stipec, Canino, Karno (1989) ECA-Puerto Rico	n=1513 keine Angabe Alter: 18–64	DSM-III DIS	Lebenszeit 0,7%
Wells, Bushnell, Hornblow, Joyce, Oakley-Brown, (1989) Christchurch-Study	n=1498 w 50,6%; m 49,4% Alter: 18–64	DSM-III DIS	Lebenszeit <0,1% (1 w)
Hwu, Yeh, Chang (1989) Taiwan Epidemiological Project – Taipei	n=5005 w 51%; m 49% Alter: 18–64+	DSM-III DIS (chinesische Version)	Lebenszeit und 1 Jahr 0,4% (0,6% der w; keine m)
Hwu, Yeh, Chang (1989) Taiwan Epidemiological Project – ländliche Region	n=1966 w 50,5%; m 49,5% Alter: 18–65+	DSM-III DIS (chinesische Version)	Lebenszeit und 1 Jahr 1.0% (1.1% der w; 0,6% der m)

Tabelle 3.1. (Fortsetzung)

Lee, Kwak, Yamamoto, Rhee, Kim, et al. (1990b) Korea-Seoul	n=3134 w 52,4%; m 47,6% Alter: 18–65	DSM-III DIS (koreanische Version)	Lebenszeit 0,03% (1 w)
Lee, Kwak, Yamamoto, Rhee, Kim, et al. (1990a) Korea-ländliche Region	n=1966 w 50,5%; m 49,5% Alter: 18–65	DSM-III DIS (koreanische Version)	Lebenszeit 0,18% (w und m gleich)
Fichter (1990) Oberbayrische Verlaufsstudie	n=1495 ca. w 56%; m 44% Alter: 20–75+	DSM-III Goldberg-Interview	5 Jahre 0,0%
Wittchen, Essau, von Zerssen, Krieg, Zaudig. (1992) Münchner Follow-up Studie	n=483 w 52%; m 48% Alter: 18–55	DSM-III DIS (deutsche Version)	Lebenszeit 0,84% (5 w)

[a] *SADS* Schedule for Affective Disorders and Schizophrenia (Endicott & Spitzer, 1977, zitiert nach Weissmann, Myers, Harding, 1978). [b] *DIS* Diagnostic Interview Schedule nach Robins, Helzer, Croughan, Ratcliff (1981).

Ergebnisse klinischer Studien

Die Häufigkeit von Personen mit einer Somatisierungsstörung im klinischen Setting kann aufgrund der Ergebnisse einiger neuerer Studien im Bereich von 0,1% bis etwa 16% vermutet werden (vgl. Tabelle 3.2).

Tabelle 3.2 zeigt einen Überblick über Untersuchungen, in denen die behandelte Prävalenz der Somatisierungsstörung ermittelt wurde. Aus ihr wird ersichtlich, daß die behandelten Prävalenzraten im Vergleich zu den wahren Prävalenzraten eine größere Streuung (0,1%–61% vs. 0,0%–1.0%) aufweisen, was vermutlich u.a. auf die Heterogenität der Studien hinsichtlich Stichprobencharakteristika, Sensitivität der Diagnoseinstrumente und zugrundeliegender Störungsdefinition zurückzuführen ist. Die Ergebnisse von Slavney und Teitelbaum (1985), Brown, Golding und Smith (1990) und Golding, Smith und Kashner (1991) sollten unter dem Vorbehalt betrachtet werden, daß sich die untersuchten Stichproben ausschließlich aus Patienten und Patientinnen zusammensetzten, bei denen unerklärbare körperliche Symptome vorlagen. Die ermittelten Raten überschätzen deshalb das generelle Vorliegen der Somatisierungsstörung im klinischen Setting. Aus diesen drei Studien läßt sich allerdings der Hinweis entnehmen, daß mindestens bei acht Prozent der Patienten und Patientinnen, die sich wegen unerklärbarer Symptome an das Gesundheitssystem wenden, eine Somatisierungsstörung vorliegt. Die übrigen Studien lassen ansonsten keinen systematischen Unterschied zwischen den unterschiedlichen Einrichtungsarten (Psychiatrie, Allgemeinkrankenhaus etc.) erkennen.

!   Aus den aufgeführten Studien kann geschlossen werden, daß die Somatisierungsstörung in klinischen Stichproben häufiger diagnostiziert wird als in der Allgemeinbevölkerung.

Tabelle 3.2. Prävalenzangaben zur Somatisierungsstörung in klinischen Stichproben

Studie	Stichprobe/ Geschlechtsverteilung/ Alter	Klassifikationssystem/ Erhebungsmethode	Prävalenzzeitraum/ Prävalenz
McKegney, McMahon, King (1983)	n=756 Patientinnen eines Konsultation-Liaison Services w 51%; m 49% 16–90 Jahre	DSM-III klinische Diagnose	keine Angabe 1.7% (n=13)
DeSouza & Othmer (1984)	n=794 ambulante Psychiatriepatientinnen; nur w keine Angabe	DSM-III PDI[a]	keine Angabe 5,6% (n=45)
Deighton & Nicol (1985)	n=1165 PatientInnen der primary care; nur w 16–25 Jahre	Feighner-Kriterien Screening-Interview	keine Angabe 0,2% (n=2)
Slavney & Teitelbaum (1985)	n=100 konsekutive Psychiatriepati-entInnen[b] w 77%; m 23% M = 41.4 Jahre	DSM-III klinische Diagnose	keine Angabe 8% (n=8) 9% der w (n=7) 4,3% der m (n=1)
Cloninger, Martin, Guze, Clayton, (1986)	n=406 ambulante Psychiatriepati-tInnen w 68%; m 32% keine Angabe	DSM-III strukturiertes Interview	keine Angabe 16% (n=65) 22% der w (n=61) 3,1% der m (n=4)
Liskow, Othmer, Penick, DeSouza, Gabrielli (1986)	n=2318 ambulante Psychiatriepati-tInnen w 62%; m 38% keine Angabe	Feighner-Kriterien PDI	keine Angabe 3,7% (n=86) 6% der w (n=78) 1% der m (n=8)
DeGruy, Crider, Hashimi, Dickinson, Mullins et al. (1987)	n=213 PatientInnen eines Universitäts-krankenhauses etwa w 54%; m 46% keine Angabe	DSM-III Diagnostisches Interview	keine Angabe 9% (n=19) 14% der w (n=16) 3% der m (n=3)
DeGruy, Columbia & Dickinson (1987)	n=111 ambulante PraxispatientiInnen w 76%; m 24% 19+ Jahre	DSM-III Diagnostisches Interview	keine Angabe 5% (n=6)
Mezzich, Fabrega, Coffman, Haley (1989)	n=9594 ambulante und stationäre PsychiatriepatientInnen etwa w 54%: m 46% 18–60+ Jahre	DSM-III Initial Evaluation Form[c]	keine Angabe 0,1% (n=11)
Orenstein (1989)	n=188 konsekutive Psychiatriepati-tinnen; nur w 14–78 Jahre	Feighner-Kriterien SADS-L[d]	keine Angabe 9% (n=16)
Brown, Golding, Smith, (1990)	n=196 PatientInnen der primary care[e] w 78%; m 22% keine Angabe	DSM-III-R mit erweiterter Symptomliste[f]; DIS + Einschätzung durch Expertinnen	keine Angabe 61% (n=119)

Tabelle 3.2. (Fortsetzung)

Golding, Smith, Kashner (1991)	n=147 PatientInnen der primary care[g] w 80%; m 20% keine Angabe	DSM-III-R mit erweiterter Symptomliste; DIS + Einschätzung durch Expertinnen	keine Angabe 54,4% (n=80) 58% der w (n=68) 40% der m (n=12)
Kirmayer & Robbins (1991)	n=685 PatientInnen eines Allgemeinkrankenhauses w 58%; m 42% 18–75 Jahre	DSM-III-R DIS	keine Angabe 1% (n=7)
Rief, Schäfer & Fichter (1992)	n=131 PatientInnen einer psychosomatischen Klinik keine Angabe	DSM-III-R SKID[h]	derzeit 3,8% (n=5)
Schneider, Margraf, Spörkel, Franzen (1992)	n=201 PatientInnen einer psychosomatischen Klinik und Angstambulanz w 57%; m 43% 17–68 Jahre	DSM-III-R DIPS[i]	derzeit und Lebenszeit 1% (n=2)
Wittchen, Essau, Rief, Fichter (1993)	n=38 PatientInnen einer psychosomatischen Klinik w 58%; m 42% Alter M = 41.9 Jahre	ICD-10 CIDI[k]	Lebenszeit und 6 Monate 5,3% (n=2)

[a] PDI = Psychiatric Diagnostic Interview (Othmer, Penick & Powell, 1981, zitiert nach DeSouza & Othmer, 1984).
[b] Diese Stichprobe setzt sich ausschließlich aus PatientInnen mit unerklärbaren Symptomen zusammen.
[c] Siehe Mezzich, Fabrega, Coffman, Haley (1989).
[d] SADS-L = Schedule for Affective Disorders and Schizophrenia – Lifetime Version (Spitzer & Endicott, 1979, zitiert nach Orenstein, 1989).
[e] Diese Stichprobe setzt sich ausschließlich aus PatientInnen mit unerklärbaren Symptomen zusammen.
[f] Der Gebrauch einer erweiterten Symptomliste könnte zu einer Überschätzung der Häufigkeit geführt haben.
[g] Diese Stichprobe setzt sich ausschließlich aus PatientInnen mit unerklärbaren Symptomen zusammen.
[h] SKID = Strukturiertes Klinisches Interview für DSM-III-R nach Wittchen, Schramm, Zaudig, Spengler, Rummler, et al. (1990).
[i] DIPS = Diagnostisches Interview für Psychische Störungen nach Margraf, Schneider und Ehlers (1991).
[k] CIDI = Composite International Diagnostic Interview (WHO, 1990, zitiert nach Wittchen, Essau, Rief, Fichter, 1993).

In einer polyzentrischen Studie der Weltgesundheitsorganisation (WHO) wurden weltweit in 15 Orten die Auftretenshäufigkeiten psychischer Störungen erhoben (Üstün & Sartorius, 1995). Darunter wurden auch in Berlin und Mainz persönliche Interviews mit 400 Personen durchgeführt, die eine allgemeinärztliche Praxis besuchten. Als Ergebnis konnte für die Somatisierungsstörung über alle Einrichtungen eine Punktprävalenz von 2,7% ermittelt werden. Die Angaben der einzelnen Einrichtungen variierten allerdings beträchtlich. So

Epidemiologie

wird für Berlin eine Prävalenz von 1,3% geschätzt (Frauen 2,0%; Männer 0,3%). Dagegen ist die Prävalenzrate in Mainz mit 3,0% (Frauen 4,4%; Männer 1,0%) mehr als doppelt so hoch.

3.2
Eine konzeptuelle Erweiterung: der Somatisierungsindex SSI 4,6

Im Klinikalltag tritt häufig eine Symptomatik auf, die nicht mit der Somatisierungsstörung gleichzusetzen ist, aber doch deren Charakteristika aufweist. Aufgrund dieser Erfahrung wurden die operationalen Kriterien der Somatisierungsstörung von mehreren Forschergruppen als zu restriktiv bewertet und die Störungskonzeption des DSM-III und DSM-III-R als für den klinischen Alltag unbrauchbar eingestuft (Bhattacharya & Bharadwaj, 1977; Deighton & Nicol, 1985; Escobar, Burnam, Karno, Forsythe & Golding, 1987; Escobar, Golding, Hough, Karno & Burnam, 1987; Escobar, Rubio-Stipec, Canino & Karno, 1989; Murphy, 1990).

Escobar, Burnam, Karno, Forsythe und Golding (1987) und Escobar, Golding, Hough, Karno und Burnam (1987) machten aufgrund der Ergebnisse von Analysen der ECA-Daten den Vorschlag, daß auch dann von einer klinisch relevanten Somatisierungssymptomatik gesprochen werden kann, wenn Männer mindestens 4 und Frauen mindestens 6 Symptome aus der Symptomliste der Somatisierungsstörung (SSI 4,6) nach dem DSM-III aufweisen (s. Kap. 2). Diese Störungsgruppe sollte im Gegensatz zu den Kriterien der Somatisierungsstörung alltägliche klinische Fälle erfassen können, ohne so vage und unklar definiert zu sein, wie "Restkategorie" der undifferenzierten somatoformen Störung. Auf der Basis des SSI 4,6 wurde eine Reihe empirischer Studien durchgeführt. Aufgrund der weniger restriktiven Kriterien des *somatic symptom index (SSI)* erhoffte man sich eine häufig auftretende klinisch relevante Symptomatik besser erfassen zu können, als es nach den restriktiven Kriterien der Somatisierungsstörung möglich ist. Es war deshalb zu erwarten, eine höhere Anzahl von Betroffenen mit SSI 4,6 zu finden, als Personen mit dem Vollbild einer Somatisierungsstörung.

Häufigkeit der SSI 4,6 in der Bevölkerung

Eine in Los Angeles nach dem SSI 4,6 ermittelte Prävalenzrate von 4,4% bestätigte diese Vermutung. Die dort ermittelte Prävalenzrate war 100mal höher als die für das Vollbild der Somatisierungsstörung. Für Puerto Rico wurden ähnliche Ergebnisse gefunden: Auch hier wurde die Diagnose nach dem SSI 4,6 sehr viel häufiger vergeben. Eine Auflistung zweier ECA-Studien, die die Prävalenz des SSI 4,6 in der Allgemeinbevölkerung untersuchten, findet sich in Tabelle 3.3.

Tabelle 3.3. Prävalenz der Somatisierungssymptomatik nach dem SSI 4,6

Studie	Stichprobengröße/ Stichprobe	Klassifikationssystem/ Erhebungsmethode	Ermittelte Häufigkeit
Escobar, Burnam, Karno, Forsythe, Golding (1987) ECA-Los Angeles	n=3132 Allgemeinpopulation	DSM-III DIS[a]	4,4%
Escobar, Rubio-Stipec, Canino, Karno (1989) ECA-Puerto Rico	n=1513 Allgemeinpopulation	DSM-III DIS	20% der w 18% der m
Kirmayer & Robbins (1991)	n=685 Allgemeinkrankenhaus	DSM-III-R DIS	16,6%
Rief, Schäfer, Hiller & Fichter (1992)	n=131 stationäre PatientInnen einer psychosomatischen Klinik	DSM-III-R SKID[b]	12,9%
Chadda, Bhatia, Shome, Thakur, (1993)	n=959 Allgemeinkrankenhaus	DSM-III keine Angabe	5,2%
Fydrich & Schmitz (1994)	n=442 stationäre PatientInnen einer psychosomatischen Klinik	DSM-III-R SKID	25,5% (Somatoforme Störungen)

[a] *DIS* Diagnostic Interview Schedule.
[b] *SKID* Strukturiertes Klinisches Interview für DSM-III-R nach Wittchen, Schramm, Zaudig, Spengler, Rummler et al. (1990).

Erwartungsgemäß kommen auch Untersuchungen, in denen nicht explizit nach dem SSI 4,6 diagnostiziert wurde, zu dem Ergebnis, daß eine Somatisierungssymptomatik mit weniger als 13 Symptomen weit häufiger als das Vollbild der Somatisierungsstörung anzutreffen ist (Cloninger, Sigvardsson, v. Knorring & Bohman, 1984; Swartz, Landermann & George, 1988, zitiert nach Katon, Lin, v. Korff, Russo, Lipscomp et al., 1991). Nach diesen beiden Studien zeigen rund 12% (Cloninger et al., 1984: 12,8%; Swartz et al., 1988: 11.6%) der Allgemeinbevölkerung eine "mittlere" Somatisierungssymptomatik, die zwar unter dem Vollbild der Somatisierungsstörung liegt, aber dennoch als klinisch relevant betrachtet werden kann.

Häufigkeit der SSI 4,6 im klinischen Setting

Studien, in denen die Häufigkeit einer Somatisierungssymptomatik nach dem SSI 4,6 in klinischen Stichproben erhoben wurde, liegen von Kirmayer und Robbins (1991), Rief, Schäfer, Hiller und Fichter (1992), Chadda, Bhatia, Shome, Thakur (1993) und Fydrich und Schmitz (1994) vor (siehe Tabelle 3.3). Die Studien ermittelten SSI 4,6-Häufigkeitsangaben von 5,2% bis 25,5%, wobei die letztgenannte Rate der Studie von Fydrich und Schmitz (1994) überhöht ist, da sie die Gesamtgruppe der somatoformen Störungen umfaßt. Verglichen mit den Angaben zum Vollbild der Somatisierungsstörung zeigen sich somit auch in klinischen Populationen höhere Raten der Somatisierungssymptomatik nach dem SSI 4,6.

> Die berichteten Häufigkeitsangaben machen deutlich, daß eine Symptomatik, die unterhalb der geforderten Symptomanzahl der Somatisierungsstörung liegt, in der Allgemeinbevölkerung sehr viel häufiger anzutreffen ist als die Somatisierungsstörung. Nach Rief (1996) zählt eine Symptomatik nach dem SSI 4,6 zu den häufigsten psychischen Störungen überhaupt.

3.3
Geschlechterverteilung

Werden die ermittelten Prävalenzraten der oben genannten ECA-Studien (vgl. Tabelle 3.1) unter dem Aspekt der Geschlechterverteilung betrachtet, so läßt sich festhalten, daß in diesen bevölkerungsrepräsentativen Stichproben das Störungsbild häufiger bei Frauen als bei Männern zu diagnostizieren ist. Diese Ergebnisse werden auch von den an klinischen Populationen durchgeführten Studien von Cloninger et al. (1986), Smith, Monson und Ray (1986), DeGruy, Columbia und Dickinson (1987), DeGruy, Crider, Hashimi, Dickinson, Mullins, et al. (1987), Liskow, Othmer, Penick, DeSouza und Gabrielli (1986), Liskow, Penick, Powell, Haefele und Campbell (1986), Golding, Smith, Kashner (1991) und Katon, Lin, von Korff, Russo, Lipscomp et al. (1991) gestützt (vgl. Tabelle 3.2). Über die Frage, ob die Somatisierungsstörung tatsächlich eher bei Frauen vorkommt oder ob die unterschiedlichen Häufigkeiten auch durch soziokulturelle Größen mitbedingt sind, läßt sich zur Zeit nur spekulieren. Als Beleg für eine Kulturabhängigkeit der Geschlechtsunterschiede könnten die Ergebnisse von Escobar et al. (1989) und Lee et al. (1990b) herangezogen werden: In den in Puerto Rico und Korea durchgeführten Studien kommt die Somatisierungsstörung bei Männern und Frauen gleich häufig vor.

3.4
Soziokulturelle Aspekte und Komorbidität

Nach den Ergebnissen der oben genannten epidemiologischen Studien – vorwiegend der ECA-Studien und somit auf US-amerikanische Verhältnisse bezogen – zeichnen sich Personen mit Somatisierungsstörung im Vergleich zu Personen ohne diese Störung vorwiegend durch die folgenden Merkmale aus:

- schwacher sozioökonomischer Status,
- unverheiratet,
- niedriger Bildungsstand,
- Herkunft vorwiegend aus benachteiligten ethnischen Bevölkerungsgruppen

(Swartz et al., 1986; Swartz et al., 1987; Bland et al., 1988; Hwu, Yeh & Chang, 1989; Swartz et al., 1989; Lee et al., 1990b).

Diese Ergebnisse konnten teilweise von Smith et al. (1986), DeGruy, Columbia, et al. (1987), DeGruy, Crider, et al. (1987) und Golding, Smith und Kashner (1991) an kleineren und klinischen Stichproben bestätigt werden. Auch Zoccolillo und Cloninger (1986b) fanden in ihrer Studie bei Personen mit Somatisierungsstörung vergleichbare soziodemographische Charakteristika wie in den ECA-Studien. Allerdings zeigte sich bei ihnen, daß die berichteten Charakteristika nicht als spezifisch für Betroffene dieses Störungsbildes betrachtet werden können. Die gleichen Merkmale wurden auch bei einer Gruppe depressiver Personen gefunden. Auch die Frage, inwieweit kulturelle Unterschiede hinsichtlich des Vorliegens der Somatisierungsstörung bestehen, läßt sich nicht klar beantworten. Nach den in Tabelle 3.1 dargestellten Ergebnissen epidemiologischer Studien ist zu schließen, daß die Somatisierungsstörung über verschiedene Kulturen (Nordamerika, Puerto Rico, Westeuropa, Asien) hinweg sehr selten auftritt, hier also keine bemerkenswerten kulturellen Unterschiede vorliegen. Andererseits liegen nach Rief und Hiller (1992) einige empirische Befunde vor, die auf kulturelle Unterschiede in der Häufigkeit von somatoformen Beschwerden hinweisen. Auch die von Escobar, Burnam, Karno, Forsythe und Golding (1987) und Escobar, Golding, Hough, Karno, Burnam, et al. (1987) durchgeführten Studien deuten darauf hin, daß in der lateinamerikanischen Bevölkerung häufiger somatoforme Symptome auftreten als in der angloamerikanischen Bevölkerung. Diese Befunde müssen allerdings mit äußerster Vorsicht interpretiert werden, da eine potentielle Konfundierung der Ergebnisse mit Variablen wie Schulbildung oder sozialer Status vorliegen könnte (Rief & Hiller, 1992). Häufig treten bei Personen, die bereits an einer psychischen Störung leiden, noch zusätzlich weitere psychische Störungen oder Symptome auf. *Komorbide Strukturen* stellen deshalb im klinischen Alltag eher die Regel als die Ausnahme dar. Aus diesem Grund wird in Kap. 4 gesondert auf die *Komorbidität* somatoformer Störungen eingegangen.

3.5
Gesundheitspolitische Bedeutung

Bei der Beschreibung der klinischen Symptomatik wird angedeutet, daß PatientInnen mit Somatisierungsstörung typischerweise viele unterschiedliche medizinische Anlaufstellen aufsuchen, um ihre vermeintlich körperlich begründbare Erkrankung behandeln zu lassen. Ebenso wird in den diagnostischen Kriterien das häufige Konsultieren von Ärzten als ein fakultatives Krankheitscharakteristikum genannt. Auch Studien zur Inanspruchnahme des Gesundheitssystems durch Patienten und Patientinnen mit Somatisierungsstörung kommen zu dem Ergebnis, daß Patienten und Patientinnen mit diesem Störungsbild häufig die Angebote des Gesundheitssystems annehmen. Regier, Narrow, Rae, Manderscheid, Locke, et al. (1993) ermittelten auf der Basis der ECA-Daten, daß 67,2% der Betroffenen aufgrund ihrer Beschwerden professionelle medizinische Hilfe aufsuchen. Dieser prozentuale Anteil wird von keiner anderen in der ECA-Studie untersuchten Störungsgruppe (schizophrene Störungen, Angststörungen, affektive Störungen oder Persönlichkeitsstörungen) überschritten und kann damit als ein Charakteristikum dieser Störungsgruppe angesehen werden. Ausgehend von einem breiteren Somatisierungskonzept, bei dem zur Fallbestimmung lediglich organisch nicht erklärbare Symptome vorliegen müssen, ohne daß die Kriterien der Somatisierungsstörung voll erfüllt sind, kommt Kellner (1985) nach einer Literaturdurchsicht zu dem Schluß, daß 20-84% der Patienten, die ärztliche Hilfe aufsuchen, körperliche Beschwerden ohne organische Grundlage angeben. Somit kann bei der Mehrzahl der Patienten und Patientinnen, die sich an einen Allgemeinarzt wenden, keine adäquate organische Befundlage zur Erklärung der hervorgebrachten körperlichen Beschwerden festgestellt werden. Mit der häufigen Inanspruchnahme des Gesundheitssystems sind dementsprechend hohe Behandlungskosten verbunden (s. Kap. 5).

3.6
Epidemiologie der übrigen somatoformen Störungen

Im DSM-IV (APA, 1994) werden bezüglich der *Konversionsstörung* Angaben aus bevölkerungsrepräsentativen Untersuchungen gemacht, die zwischen 0,011% (11/100.000) und 0,3% (300/100.000) schwanken. Fichter (1990) ermittelt für einen Fünfjahreszeitraum nach dem DSM-III eine Prävalenz von 0,33%. Nach ersten Teilergebnissen der Dresdner Studie (Soeder, Neumer, Mangold, Becker & Margraf, 1997) konnte bei ersten Auswertungen eine Siebentagepunktprävalenz nach DSM-IV von 0,2% und eine Lebenszeitprävalenz von ebenfalls 0,2% ermittelt werden. Nach Angaben im DSM-IV werden 1-3% der ambulanten Patienten aufgrund einer Konversionsstörung in psychiatrische Einrichtungen überwiesen.

Schmerzstörungen kommen – zumindest in amerikanischen Studien – häufig vor. Nach Angaben im DSM-IV (APA, 1994) sind allein 10-15% der erwachsenen Amerikaner aufgrund von Rückenschmerzen in ihrer Arbeitsfähigkeit eingeschränkt. Fichter und Mitarbeiter (1990) konnten dagegen nur in insgesamt 7 Fällen (0,46%) ein psychogenes Schmerzsyndrom diagnostizieren. Im Rahmen der Dresdner Studie ergab sich nach ersten Analysen vorab eine 7-Tage-Punktprävalenz von 0,8% und eine Lebenszeitprävalenz von 1,9% für diese Störungsgruppe.

Unsicher ist auch die Auftretenshäufigkeit der *Hypochondrie* in der Bevölkerung. Für Allgemeinpraxen werden Schätzungen zur Prävalenz gemacht, die zwischen 4 und 9% schwanken. In der bereits erwähnten polyzentrischen Studie der WHO (Üstün & Sartorius, 1996) konnte für alle allgemeinärztlichen Einrichtungen eine Prävalenz von 0,8% ermittelt werden. Die für Mainz angegebene Prävalenz von 1,2% ist dreimal so hoch wie die in Berlin ermittelte Prävalenzrate von 0,4%. Fichter (1990) berichtet eine Prävalenz von 0,67% für den Fünfjahreszeitraum in einer bevölkerungsrepräsentativen Stichprobe. Für die Dresdner Studie konnte eine Lebenszeitprävalenz von 0,4% und Siebentagepunktprävalenz von 0,2% errechnet werden.

3.7
Kritik und Ausblick

Trotz der Kritik an den zu eng gefaßten Kriterien der Somatisierungsstörung wurden die Störungskriterien auch in der vierten Auflage des DSM nicht breiter gefaßt. Im DSM-IV wurde zwar die geforderte Symptomanzahl von 12 auf 8 Symptome reduziert, und es könnte angenommen werden, daß hierdurch eine häufiger vorkommende Symptomatik erfaßt werden kann. Durch die Festlegung, daß die 8 Symptome aus 4 unterschiedlichen Symptomgruppen stammen müssen, ist dies jedoch zu bezweifeln. Über die Brauchbarkeit der Störungskonzeption nach DSM-IV kann bisher jedoch nur spekuliert werden. Empirische Studien liegen hierzu noch nicht vor.

Die meisten epidemiologischen Angaben finden sich in der Literatur über die Somatisierungsstörung als prototypischen Vertreter des Störungsbildes. Bei den restlichen Kategorien der somatoformen Störungen ist die Datenbasis sehr unbefriedigend.

Dies gilt um so mehr, wenn man die Tatsache berücksichtigt, wie selten nach dem ICD-10 diagnostizierte psychische Störungen in der allgemeinärztlichen Praxis auch entsprechend erkannt werden. Die Quote schwankt um die 50%-Marke (Üstün & Sartorius, 1995) und hat damit die Wahrscheinlichkeit eines Münzwurfs. Ermutigend ist zwar, daß die Somatisierungsstörung – mit einer Übereinstimmung von insgesamt 64,1% – weit häufiger als andere psychische Störungen erkannt wird (Depression, aktuell 54%; generalisierte Angststörung 46,1%; alle ICD-10 Diagnosen 48,9%). Trotzdem ist bei der Interpretation von Prävalenzen, die auf Diagnosen der allgemeinärzlichen Praxis beruhen, höchste Vorsicht geboten. Außerdem deuten die Ergebnisse von Burnam, Karno, Hough, Escobar und Forsythe (1983) darauf hin, daß trainierte Laien unter Anwendung einer spanischen Version des Diagnostic Interview Schedule (DIS) die Auftretenshäufigkeit der Somatisierungsstörung tendenziell unterschätzen. In der ECA-Nachfolgestudie, dem National Comorbidity Survey, die zwischen 1990 und 1992 in den USA durchgeführt wurde (vgl. hierzu Kessler, McGonagle, Zhao, Nelson, Hughes, et al., 1994), wurde die Somatisierungsstörung leider nicht mit in die Erhebung einbezogen, so daß neuere Angaben zur Prävalenz der Somatisierungsstörung in den USA momentan nicht vorliegen. Für den deutschsprachigen Raum sind demnächst erste Angaben zur Prävalenz somatoformer Störungen nach DSM-IV von den aktuellen Studien in München und Dresden zu erwarten. Diese beiden prospektiven Längsschnittstudien gehen in ihrer Qualität über die bislang durchgeführten korrelativen Querschnittsuntersuchungen hinaus und erlauben eine genauere Analyse psychosozialer Bedingungen (z.B. kognitive/affektive Faktoren oder Stressoren etc.), die einen Einfluß auf die Entstehung und Aufrechterhaltung der somatoformen Störungen haben könnten (s. Kap. 1). Es gibt bislang kein gesichertes Wissen über Risikofaktoren. Auch ist der Wissensstand über den Verlauf somatoformer Störungen gering.

Längsschnittstudien können Hinweise auf bei der Diagnosestellung der Störung möglicherweise übersehene organische Ursachen liefern. So war es möglich, mit Hilfe der nach ICD und DSM gestellten Diagnosen in 5–20% der Fälle im weiteren Störungsverlauf eine zugrundeliegende organische Ursache zu ermitteln (Rief, 1995). Dabei muß allerdings beachtet werden, daß derartige Angaben abhängig von der Störung, dem Ausprägungsgrad (Vollbild vs. subklinisches Störungsbild) und dem Entwicklungsstand organmedizinischer Untersuchungsmethoden sind. Es gibt Hinweise darauf, daß psychophysiologische und endokrinologische Prozesse bei der Entstehung und Aufrechterhaltung somatoformer Störungen beteiligt sind. Im Gegenzug können Kognitionen auch physiologische Prozesse auslösen. Es bleibt deshalb abzuwarten, inwieweit prospektive Längsschnittstudien die Interaktion zwischen Kognitionen und psychobiologischen Mechanismen aufhellen können.

Literatur

Bhattacharya, D. & Bharadwaj, P. (1977). Reassessment of Perley-Guze criteria for the diagnosis of hysteria - a study based on 304 Indian patients. *Indian Journal of Psychiatry,* 19, 38–42.
Bland, R. C., Orn, H. & Newman, S. C. (1988a). Period prevalence of psychiatric disorders in Edmonton. *Acta Psychiatrica Scandinavica,* 77, 33–42.
Bland, R. C., Orn, H. & Newman, S. C. (1988b). Lifetime prevalence of psychiatric disorders in Edmonton. *Acta Psychiatrica Scandinavica,* 77, 24–32.
Brown, F. W., Golding, J. M. & Smith, G. R. (1990). Psychiatric comorbidity in primary care somatization disorder. *Psychosomatic Medicine,* 52, 445–451.
Burnam, N. A., Karno, M., Hough, R. L., Escobar, J. I. & Forsythe, A. B. (1983). The Spanish Diagnostic Interview Schedule. Reliability and comparison with clinical diagnosis. *Archives of General Psychiatry,* 40, 1189–1196.
Chadda, R. K., Bhatia, M. S., Shome, S. & Thakur, K. N. (1993). Psychosocial dysfunction in somatizing patients. *British Journal of Psychiatry,* 163, 510–513.
Cloninger, C. R., Martin, R. L., Guze, S. B. & Clayton, P. J. (1986). A prospective follow-up and family study of somatization in men and women. *American Journal of Psychiatry,* 143, 873–878.
Cloninger, C. R., Sigvardsson, S., v. Knorring, A. L. & Bohman, M. (1984). An adoption study of somatoform disorders. II. Identification of two discrete somatoform disorders. *Archives of General Psychiatry,* 41, 863–871.
DeGruy, F. V., Columbia, L. & Dickinson, W. P. (1987). Somatization disorder in a family practice. *Journal of Family Practice,* 25, 45–51.
DeGruy, F. V., Crider, J., Hashimi, D. K., Dickinson, P., Mullins, H .C. & Troncale, J. (1987). Somatization disorder in a university hospital. *Journal of Family Practice,* 25, 579–584.
Deighton, C. M. & Nicol, A. R. (1985). Abnormal illness behaviour in young women in a primary care setting: Is Briquet's syndrome a useful category? *Psychological Medicine,* 15, 515–520.
DeSouza, C. & Othmer, E. (1984). Somatization disorder and Briquet's syndrome. An assessment of their diagnostic concordance. *Archives of General Psychiatry,* 41, 334–336.
Endicott, J. & Spitzer, R. L. (1977). *A diagnostic interview: The Schedule for Affective Disorders and Schizophrenia.* Presented at the 130th annual meeting of the American Psychiatric Association at Toronto, Ont., Canada.

Escobar, J. I., Burnam, A., Karno, M., Forsythe, A. & Golding, J. M. (1987). Somatization in the community. *Archives of General Psychiatry, 44,* 713–718.
Escobar, J. I., Golding, J. M., Hough, R. L., Karno, M., Burnam, M. A. & Wells, K. B. (1987) Somatization in the community: Relationship to disability and use of services. *American Journal of Public Health, 77,* 837–840.
Escobar, J. I, Rubio-Stipec, M., Canino, G. & Karno, M. (1989). Somatic symptom index (SSI): A new and abridged somatization construct. *Journal of Nervous and Mental Disease, 177,* 140–146.
Fichter, M. M. (1990). *Verlauf psychischer Erkrankungen in der Bevölkerung.* Berlin: Springer.
Fydrich, T. & Schmitz, B. (1994). *Komorbidität bei Personen mit Somatisierungsstörung.* Vortrag auf dem 39. Kongreß der Deutschen Gesellschaft für Psychologie, 25.–29. September 1994 in Hamburg.
Golding, J. M., Smith, G. R. & Kashner, T. M (1991). Does somatization disorder occur in men? *Archives of General Psychiatry, 48,* 231–235.
Hwu, H. G., Yeh, E. K & Chang, L. Y. (1989). Prevalence of psychiatric disorders in Taiwan defined by the Chinese Diagnostic Interview Schedule. *Acta Psychiatrica Scandinavica, 79,* 136–147.
Katon, W., Lin, E., von Korff, M., Russo, J., Lipscomp, P. & Bush, T. (1991). Somatization: A spectrum of severity. *American Journal of Psychiatry, 148,* 34–40.
Kellner, R. (1985). Functional somatic symptoms and hypochondriasis. *Archives of General Psychiatry, 42,* 821–833.
Kessler, R. C., McGonagle, K .A., Zhao, S., Nelson, C. B., Hughes, M., Eshleman, S., Wittchen, H. U. & Kendler, K. S. (1994). Lifetime and 12-month prevalence of DSM-III-R psychiatric disorders in the United States. *Archives of General Psychiatry, 51,* 8–19.
Kirmayer, L. J. & Robbins, J. M. (1991). Three forms of somatization in primary care: Prevalence, co-occurence, and sociodemographic characteristics. *Journal of Nervous and Mental Disease, 179,* 647–655.
Lee, C. K., Kwak, Y. S., Yamamoto, J., Rhee, H., Kim, Y. S., Han, J. H., Choi, J. O. & Lee, Y. H. (1990a). Psychiatric epidemiology in Korea. Part I: Gender and age differences in Seoul. *Journal of Nervous and Mental Disease, 178,* 242–246.
Lee, C. K., Kwak, Y. S., Yamamoto, J., Rhee, H., Kim, Y. S., Han, J. H., Choi, J. O. & Lee, Y. H. (1990b). Psychiatric epidemiology in Korea. Part II: Urban and rural differences. *Journal of Nervous and Mental Disease, 178,* 247–252.
Liskow, B., Othmer, E., Penick, E. C., DeSouza, C. & Gabrielli, W. (1986). Is Briquet's Syndrome a heterogeneous disorder? *American Journal of Psychiatry, 143,* 626–629.
Liskow, B., Penick, E. C., Powell, B. J., Haefele, W. F. & Campbell, J. L. (1986). Inpatients with Briquet's syndrome: Presence of additional psychiatric syndromes and MMPI results. *Comprehensive Psychiatry, 27,* 461–470.
Margraf, J., Schneider, S. & Ehlers, A. (1991). *Diagnostisches Interview bei psychischen Störungen: DIPS.* Berlin: Springer.
McKegney, F., McMahon, T. & King, J. (1983). The use of DSM-III in a general hospital consultation-liaison service. *General Hospital Psychiatry, 5,* 1115–1121.
Mezzich, J. E., Fabrega, H., Coffman, G. A. & Haley, R. (1989). DSM-III disorders in a large sample of psychiatric patients: Frequency and specifity of diagnoses. *American Journal of Psychiatry, 146,* 212–219.
Murphy, M. R. (1990). Classification of the somatoform disorders. In C. M. Bass (Ed.), *Somatization. Physical symptoms and psychological illness* (pp. 10–39). Oxford: Blackwell.
Myers, J. K., Weissmann, M. M., Tischler, G. L., Holzer, C. E., Leaf, P. J., Orvaschel, H., Anthony, J.C., Boyd, J.H., Burke, J.D., Kramer, M. & Stoltzman, R. (1984). Six-month prevalence of psychiatric disorders in three communities. *Archives of General Psychiatry, 41,* 959–967.
Orenstein, H. (1989). Briquet's syndrome in association with depression and panic: A reconceptualisation of Briquet's syndrome. *American Journal of Psychiatry, 142,* 1146–1149.
Othmer, E., Penick, E. C. & Powell, B. (1981). *Psychiatric Diagnostic Interview.* Los Angeles: Western Psychological Services.
Regier, D. A., Boyd, J. H., Burke, J. D., Rae, D. S., Myers, J. K., Kramer, M., Robins, L. N., George, L. K., Karno, M. & Locke, B. Z. (1988). One-month prevalence of mental disorders in the United States. *Archives of General Psychiatry, 45,* 977–986.
Regier, D. A., Narrow, W. E., Rae, D. S., Manderscheid, R. W., Locke, B. Z. & Goodwin, F. K. (1993). The de facto US mental and addictive disorders service system. Epidemiologic

Catchment Area prospective 1-year prevalence rates of disorders and services. *Archives of General Psychiatry, 50,* 85-94.
Rief, W. (1995). *Multiple somatoforme Symptome und Hypochondrie. Empirische Beiträge zur Diagnostik und Behandlung.* Bern: Huber.
Rief, W. (1996). Die somatoformen Störungen - Großes unbekanntes Land zwischen Psychologie und Medizin. *Zeitschrift für Klinische Psychologie, 25,* 173-189.
Rief, W. & Hiller, W. (1992). *Somatoforme Störungen. Körperliche Symptome ohne organische Ursachen.* Bern: Huber.
Rief, W., Schäfer, S. & Fichter, M. M. (1992). SOMS: Ein Screening-Verfahren zur Identifizierung von Personen mit somatoformen Störungen. *Diagnostica, 38,* 228-241.
Rief, W., Schäfer, S., Hiller, W. & Fichter, M. M. (1992). Lifetime diagnoses in patients with somatoform disorders: Which came first? *European Archives of Psychiatry and Clinical Neuroscience, 241,* 236-241.
Robins, L. N., Helzer, J. E., Croughan, J. & Ratcliff, K. S. (1981). National Institute of Mental Health Diagnostic Interview Schedule. *Archives of General Psychiatry, 38,* 381-389.
Schneider, S., Margraf, J., Spörkel, H. & Franzen, U. (1992). Therapiebezogene Diagnostik: Reliabilität des Diagnostischen Interviews bei psychischen Störungen (DIPS). *Diagnostica, 38,* 209-227.
Slavney, P. & Teitelbaum, M. (1985). Patients with medically unexplained symptoms: DSM-III diagnoses and demographic characteristics. *General Hospital Psychiatry, 7,* 21-25.
Smith, G. R., Monson, R. A. & Ray, D. C. (1986). Patients with multiple unexplained symptoms. Their characteristics, functional health, and health care utilization. *Archives of Internal Medicine, 146,* 69-72.
Soeder, U., Neumer, S., Mangold, M., Becker, E. S. & Margraf, J. (1997). *Psychische Störungen und Beratungsbedarf junger Frauen in Dresden.* Handout zum Poster. 6. Kongreß der Deutschen Gesellschaft für Verhaltenstherapie und Verhaltensmodifikation (DGVM) vom 19.-22. März 1997 in Jena.
Spitzer, R. L. & Endicott, J. (1979). *Schedule for Affective Disorders and Schizophrenia - Lifetime Version* (3rd ed.). New York: New York State Psychiatric Institute, Biometrics Research.
Spitzer, R. L., Endicott, J. & Robins, E. (1978). *Research Diagnostic Criteria (RDC).* New York: New York State Psychiatric Institute
Swartz, M., Blazer, D., George, L. & Landerman, R. (1986). Somatization disorder in a community population. *American Journal of Psychiatry, 143,* 1403-1408.
Swartz, M., Hughes, D., Blazer, D. & George, L. (1987). Somatization disorder in the community. A study of diagnostic concordance among three diagnostic systems. *The Journal of Nervous and Mental Disease, 175,* 26-33.
Swartz, M., Landerman, R., George, L. et al. (1988). Somatization disorder. In L. N. Robins & D. Regier (Eds.), *Psychiatric disorders in America.* New York: Free Press.
Swartz, M., Landerman, R., Blazer, D. & George, L. (1989). Somatization symptoms in the community: A rural/urban comparison. *Psychosomatics, 30,* 44-53.
Üstün, T. B. Sartorius, N. (Eds.) (1995). *Mental illness in general health care - an international study.* Chichester: Wiley.
Weissmann, M. M, Myers, J. K. & Harding, P. S. (1978). Psychatric disorders in a US urban community: 1975-76. *American Journal of Psychiatry, 135,* 459-462.
Wells, J. E., Bushnell, J. A., Hornblow, A. R., Joyce, P. R. & Oakley-Brown, M. A. (1989). Christchurch psychiatric epidemiology study. Part I: Methodology and lifetime prevalence for specific psychiatric disorders. *Australian and New Zealand Journal of Psychiatry, 23,* 315-326.
Wittchen, H. U., Essau, C. A., Rief, W. & Fichter, M. M. (1993). Assessment of somatoform disorders and comorbidity patterns with the CIDI-findings in psychosomatic inpatients. *International Journal of Methods in Psychiatry Research, 3,* 87-99.
Wittchen, H. U., Essau, C. A., v. Zerssen, D., Krieg, J. C. & Zaudig, M. (1992). Lifetime and six-month prevalence of mental disorders in the Munich follow-up study. *European Archives of Psychiatry and Clinical Neuroscience, 241,* 247-258.
Wittchen, H. U., Schramm, E., Zaudig, M., Spengler, P., Rummler, R. & Mombour, W. (1990). *SKID. Strukturiertes Klinisches Interview für DSM-III-R.* Weinheim: Beltz.
Zoccolillo, M. S., Cloninger, C. R. (1986b). Somatization disorder: Psychologic symptoms, social disability, and diagnostic. *Comprehensive Psychiatry, 27,* 65-73.

4 Komorbidität somatoformer Störungen

R. Leibbrand, W. Hiller

Inhaltsverzeichnis

4.1 Empirische Komorbidität bei somatoformen Störungen 54
4.1.1 Achse-I-Komorbidität 54
4.1.2 Komorbidität mit Persönlichkeitsstörungen 56
4.2 Komorbidität mit einzelnen Störungsgruppen 57
4.2.1 Somatoforme Störungen und Depression 57
4.2.2 Somatoforme Störungen und Angststörungen 59
4.2.3 Somatoforme Störungen und Persönlichkeitsstörungen 60
4.3 Therapie und Verlauf somatoformer Störungen bei Komorbidität 62
4.4 Schlußfolgerungen 64
Literatur 66

EINLEITUNG

Die Erforschung der *Komorbidität* bei somatoformen Störungen ist eng mit der Entwicklung der diagnostischen Klassifikationssysteme in den letzten zwanzig Jahren verknüpft.

Der Begriff der Komorbidität bezeichnet das gleichzeitige Vorliegen mehrerer deskriptiv unterscheidbarer psychischer Störungsbilder bei ein und derselben Person.

Bis zur Einführung von DSM-III (APA, 1980) entsprach es den Regeln der traditionellen, hierarchisch angelegten psychiatrischen Diagnostik, bei einer Person nur jeweils eine Hauptdiagnose zu stellen. Zusätzlich bestehende Symptombereiche wurden meist unter diese übergeordnete Diagnose subsumiert und als Ausdruck derselben Grundstörung verstanden. Insbesondere somatoforme Beschwerden wurden, obwohl sie bereits seit der Antike bekannte Phänomene sind, häufig als Begleiterscheinungen anderer psychischer Erkrankungen, wie z.B. der Depression oder der Schizophrenie betrachtet. Sie sind überhaupt erst mit der Einführung von DSM-III als eigenständige Störungsgruppe definiert worden. Standen somatoforme Beschwerden im Vordergrund der Symptomatik, so wurden sie mit unscharfen Begriffen wie "funktionelle Beschwerden" oder "psychovegetativer Erschöpfungszustand" beschrieben, die wiederum nur schwer eine Abgrenzung zu depressiver oder Angstsymptomatik erlauben. Der Übergang zum *Komorbiditätsprinzip* in DSM-III (und inzwischen auch ICD-10; WHO, 1991) hat einerseits zu einer exakteren Unterscheidbarkeit somatoformer Beschwerden und anderer psychischer Störungsbereiche anhand operationalisierter Kriterien geführt. Andererseits hat es die Möglichkeit eröffnet, die Beziehung zu gleichzeitig vorliegenden Störungsbildern genauer zu betrachten.

Das Komorbiditätsprinzip sieht das parallele Diagnostizieren unterschiedlicher Störungsbilder ausdrücklich vor.

Beispielsweise sind sowohl Angststörungen als auch schwere depressive Syndrome unter anderem mit körperlichen Beschwerden verbunden, die den im Rahmen von somatoformen Störungen auftretenden Symptomen sehr ähnlich sein können. Erst eine relativ exakte Abgrenzung der jeweiligen Störungsbilder anhand deskriptiver Merkmale, wie sie seit DSM-III vorgenommen wird, erlaubt jedoch eine systematische Betrachtung von Gemeinsamkeiten und Unterschieden in Entstehung, klinischem Erscheinungsbild, Therapie und Verlauf. Die Abkehr von der hierarchischen Diagnostik bedeutet dabei nicht gleichzeitig, daß sämtlichen komorbiden Störungsbildern derselbe Stellenwert zukommt. Es besteht vielmehr durchaus die Möglichkeit, eine Gewichtung der unterschiedlichen Diagnosen vorzunehmen und so den im Vordergrund stehenden Teil der Symptomatik deutlich von weniger gravierenden Beschwerdebereichen zu differenzieren. Das Komorbiditätsprinzip hat jedoch zur Folge, daß auch weniger bedeutsam erscheinende Teile der Pathologie diagnostisch gesondert berücksichtigt werden und daher der Betrachtung besser zugänglich sind.

In den letzten Jahren sind die somatoformen Störungen daher zunehmend in den Mittelpunkt des Forschungsinteresses gerückt, und die Komorbidität mit anderen psychischen Störungen ist unter verschiedenen Aspekten untersucht worden. Ziel vieler Studien war es dabei zunächst einmal, das Ausmaß der Komorbidität bei somatoformen Störungen insgesamt sowie die Komorbiditätsraten mit spezifischen psychischen Störungen zu bestimmen. Kaum untersucht sind dagegen bis heute die Auswirkungen der Komorbidität auf Therapie und Verlauf somatoformer Störungen.

4.1
Empirische Komorbidität bei somatoformen Störungen

4.1.1
Achse-I-Komorbidität

Bislang ist die gesamte Bandbreite der Komorbidität bei somatoformen Störungen nur in wenigen Studien umfassend untersucht worden. In der

ECA-Studie, einer epidemiologischen Studie an 3783 Personen, fanden Swartz, Blazer, George und Landerman (1986) für die Somatisierungsstörung hohe (Lifetime)-Komorbiditätsraten vor allem im Bereich der Angststörungen und der affektiven Störungen. Nur in 22,1% der Fälle wurde keine zusätzliche Diagnose gestellt. Allerdings erhielten nur 15 der untersuchten Personen die Diagnose einer Somatisierungsstörung; die genannten Zahlen beruhen auf der Gewichtung soziodemographischer Merkmale.

In einigen weiteren klinischen Studien, in denen die *Lifetime-Komorbidität* bei ambulanten Patienten mit Somatisierungsstörung untersucht wurde, zeigten sich hohe Komorbiditätsraten vor allem für

- Major Depression,
- dysthyme Störung,
- Panikstörung,
- generalisierte Angststörung,
- Alkoholabhängigkeit bzw. -mißbrauch,
- Zwangsstörung.

(Brown, Golding & Smith, 1990; Golding, Smith & Kashner, 1991; Rost, Kashner & Smith, 1994). Ähnliche Raten zusätzlicher Diagnosen fanden Smith, Rost und Kashner (1995) in einer Untersuchung an 56 Patienten auch bei somatoformen Beschwerden unterhalb der Schwelle der Somatisierungsstörung (6–12 somatoforme Symptome), sowie Rief, Schäfer, Hiller und Fichter (1992) in einer Stichprobe von 30 Patienten mit unterschiedlichen somatoformen Störungen.

Die höchsten Komorbiditätsraten depressiver Störungen finden sich bei Liskow, Othmer und Penick (1986), die in einer Stichprobe von 78 ambulanten Patienten mit Briquet-Syndrom in 87,2% der Fälle eine zusätzliche Major Depression diagnostizierten. Das Briquet-Syndrom stellt dabei die Vorläuferdiagnose der Somatisierungsstörung in den Research Diagnostic Criteria (Spitzer, Endicott & Robins, 1978) dar. In einer Stichprobe von 16 stationären Patienten mit Briquet-Syndrom betrug die Lifetime-Komorbidität mit der Major Depression sogar 93,8% (Liskow, Penick & Powell, 1986).

Von entscheidender Bedeutung für die Bestimmung der Komorbidität ist allerdings die *zeitliche Dimension* der untersuchten Störungsbilder. In der Studie von Rief et al. (1992) wurde neben der Lifetime-Komorbidität auch die *aktuelle Komorbidität* erfaßt. Dabei zeigten sich insbesondere für affektive Störungen wesentlich geringere Häufigkeiten, wenn nur derzeit diagnostizierbare Störungsbilder berücksichtigt wurden.

! Die zeitliche Differenzierung ist eine wichtige Voraussetzung für die Vergleichbarkeit von Ergebnissen unterschiedlicher Komorbiditätsanalysen.

Einen Überblick über die Häufigkeiten der unterschiedlichen komorbiden Störungsbilder in den erwähnten Studien gibt Tabelle 4.1.

Tabelle 4.1. Komorbiditätsraten bei somatoformen Störungen

Störung	Studie							
	(1)	(2)	(3)	(4a)	(4b)	(5)	(6)	(7)
Major Depression	64,8	54,6	58,8	47	13	57,7	46,4	87,2
Dysthyme Störung	15,5	-	30,0	40	27	31,5	30,4	-
Bipolare Störung	35,1	4,2	5,0	-	-	1,4	5,4	39,7
Panikstörung	42,5	26,0	32,5	13	13	34,3	19,4	44,9
Generalisierte Angststörung	-	33,6	50,0	-	-	54,4	37,5	-
Agoraphobie	64,0	-	-	17	13	2,7	5,4	-
Einfache Phobie	70,2	-	-	-	-	34,3	17,9	-
Soziale Phobie	29,6	-	-	-	-	-	-	-
Phobien (global)	-	31,1	40,0	-	-	-	-	38,5
Zwangsstörung	51,6	17,6	22,5	10	10	23,3	16,1	26,9
Alkoholabhängigkeit/-mißbrauch	17,7	21,0	25,0	20	10	26,0	16,1	16,7
Drogenabhängigkeit/-mißbrauch	-	4,9	6,3	-	-	5,5	8,9	23,1
Bulimia nervosa	-	-	-	17	13	4,1	3,6	-
Schizophrenie	38,1	10,1	12,5	-	-	-	-	26,9
Keine psychiatrische Diagnose	22,1	-	-	7	23	-	-	-

1 Swartz, Blazer, George & Landerman (1986).
2 Brown, Golding & Smith (1990): Somatisierungsstörung.
3 Golding, Smith & Kashner (1991): Somatisierungsstörung.
4a Rief, Schäfer, Hiller & Fichter (1992): Lifetime-Komorbidität, verschiedene somatoforme Störungen.
4b Rief, Schäfer, Hiller & Fichter (1992): Aktuelle Komorbidität, verschiedene somatoforme Störungen.
5 Rost, Kashner & Smith (1994): Patienten mit Somatisierungsstörung.
6 Smith, Rost & Kashner (1995): Patienten mit 6-12 somatoformen Symptomen.
7 Liskow, Othmer & Penick. (1986): Patienten mit Briquet-Syndrom.

4.1.2
Komorbidität mit Persönlichkeitsstörungen

Die Häufigkeit des zusätzlichen Vorliegens von Persönlichkeitsstörungen bei somatoformen Störungen ist bisher nur vereinzelt untersucht worden. Fabrega, Mezzich, Jacob und Ulrich (1988) ermittelten in einer großen Stichprobe einer psychiatrischen Klinik anhand von DSM-III-Diagnosen bei 27,8% der Patienten mit somatoformen Beschwerden gleichzeitig eine Persönlichkeitsstörung. Stern, Murphy und Bass (1993) fanden in einer Studie an 25 Frauen mit Somatisierungsstörung in 72% der Fälle eine Persönlichkeitsstörung (erhoben mit einem halbstrukturierten Interview), während in einer Kontrollgruppe von Personen mit Angststörungen und Depressionen nur 36% eine Persönlichkeitsstörung aufwiesen. Rost, Akins, Brown und Smith (1992) untersuchten an einer Stichprobe von 94 Personen, unter Verwendung von SCID-II für DSM-III-R (APA, 1987), die Achse-II-Komorbidität bei Patienten mit Somatisierungsstörung. In 60,6% der Fälle wurde zumindest eine komorbide Persönlichkeitsstörung diagnostiziert; bei 37,2% der Patienten wurden zwei oder mehr Diagnosen aus dem Bereich der Persönlichkeitsstörungen gestellt. Im einzelnen ergaben sich folgende Auftretenshäufigkeiten (bezogen auf alle untersuchten Patienten):

- selbstunsichere Persönlichkeitsstörung 26,7%,
- paranoide Persönlichkeitsstörung 21,3%,
- selbstschädigende Persönlichkeitsstörung 19,1%,
- zwanghafte Persönlichkeitsstörung 17,0%,
- schizotypische Persönlichkeitsstörung 14,9%,
- histrionische Persönlichkeitsstörung 12,8%,
- Borderline-Persönlichkeitsstörung 10,6%,
- dependente Persönlichkeitsstörung 8,5%,
- passiv-aggressive Persönlichkeitsstörung 8,5%,
- antisoziale Persönlichkeitsstörung 7,4%,
- narzißtische Persönlichkeitsstörung 3,2%,
- schizoide Persönlichkeitsstörung 3,2%.

Bass und Murphy (1995) kommen bei der Betrachtung bisher vorliegender Ergebnisse zusammenfassend zu dem Schluß, daß bei 2 von 3 Patienten mit somatoformen Störungen auch eine Persönlichkeitsstörung zu erwarten ist. Die genannten Ergebnissen machen deutlich, daß das Vorliegen komorbider Störungen bei somatoformen Störungen die Regel und nicht die Ausnahme ist.

! Hohe Komorbiditätsraten finden sich immer wieder vor allem für depressive Störungen und Angststörungen; auch Persönlichkeitsstörungen treten in beträchtlicher Häufigkeit zusätzlich auf (vgl. zusammenfassend Rief & Hiller, 1992; Rief, 1995).

Eine hohe Komorbidität mit den genannten Störungsbildern zeigt sich allerdings nicht nur auf Diagnoseebene, sondern wird auch auf unteren psychopathologischen Ebenen sichtbar, beispielsweise im Zusammenhang mit Depressions-, Angst- und Hypochondrieskalen (vgl. z.B. Hiller, Rief & Fichter, 1995). Vor allem die Persönlichkeitspathologie wird häufig mit Verfahren erfaßt, die eine klassifikatorische Einordnung in spezifische Diagnosekategorien nach DSM-IV (APA, 1994) oder ICD-10 nicht ermöglichen (zum Überblick über gängige Verfahren vgl. Fiedler, 1995).

4.2
Komorbidität mit einzelnen Störungsgruppen

4.2.1
Somatoforme Störungen und Depression

Die Befunde der angeführten Studien sprechen insbesondere für einen engen Zusammenhang somatoformer und depressiver Störungen. Dies hat in der Vergangenheit zu weitreichenden Spekulationen und teilweise kontroversen Auseinandersetzungen über das Verhältnis dieser beiden Störungsbilder geführt. Die unterschiedlichen Standpunkte lassen sich in vier verschiedenen Modellvorstellungen zusammenfassen:

- Somatoforme Störungen sind ein Bestandteil einer eigentlich zugrundeliegenden Depression.
- Eine somatoforme Störung verursacht bei Vorhandensein weiterer prädisponierender Faktoren eine depressive Störung.
- Eine depressive Störung verursacht bei Vorhandensein weiterer prädisponierender Faktoren eine somatoforme Störung.
- Somatoforme und depressive Störungen beruhen auf gemeinsamen psychologischen und biologischen Grundlagen.

In den 70er und frühen 80er Jahren ist vor allem die erste Vorstellung, die Somatisierung sei Teil oder sogar Ausdruck einer eigentlich bestehenden depressiven Symptomatik, eingehend diskutiert worden. Dabei wurde angenommen, daß die depressive Störung gegenüber den körperlichen Beschwerden teilweise oder ganz in den Hintergrund getreten ist. Diese Sichtweise findet sich in den Konzepten der *somatisierten* und, in noch extremerer Form, der *larvierten* oder *maskierten Depression* wieder. Vertreter dieses Modells sind vor allem Lesse (1979, 1983), Katon, Kleinman und Rosen (1982), Cadoret und Wilson (1983) und Fisch (1987).

Katon et al. (1982) entwickelten ein *kognitives Modell*, demzufolge bei Patienten mit somatisierter Depression häufig starke Einschränkungen in der Wahrnehmung von Emotionen und der sprachlichen Ausdrucksfähigkeit bestehen. In diesem Modell wird von drei Komponenten eines depressiven Syndroms ausgegangen, die den *kognitiven*, den *vegetativen* und den *affektiven* Bereich umfassen. Somatoforme Beschwerden entwickeln sich demnach, wenn eine Beeinträchtigung der *affektiven* Komponente besteht, die Person also Emotionen nicht mehr erfahren, einordnen und ausdrücken kann. Die Depression äußert sich in diesem Fall vorwiegend oder ausschließlich als somatische Symptomatik. Unterstützt wird dieser Prozeß zusätzlich durch soziale Konsequenzen, da negative Emotionen für die Betroffenen oft schwer zu akzeptieren und gegenüber der Umwelt schwer vermittelbar sind, wohingegen körperliche Beschwerden für das soziale Umfeld meist leichter verständlich sind. In der Konsequenz kann dies dazu führen, daß sich bei somatoformen Patienten ein nur schwer modifizierbares medizinisches Krankheitsmodell entwickelt, verbunden mit der Überzeugung, mit somatischen Methoden behandelt werden zu müssen.

Auf dem Gebiet der Erforschung von chronischem Schmerz haben vor allem Blumer und Heilbronn (1981, 1982) das *Modell der maskierten Depression* vertreten. Nach diesem Konzept neigen Patienten, die bestimmte charakteristische Merkmale (wie Schlafstörungen, Anhedonie, die Leugnung von emotionalen und interpersonellen Problemen und die Unfähigkeit, Freude und Erfolg innerlich anzunehmen) aufweisen, dazu, ein chronisches Schmerzsyndrom zu entwickeln. Für solche Patienten schlugen sie die Einführung einer sogenannten "pain-prone disorder" als eigenständige Kategorie in der Gruppe der depressiven Störungen vor. Als Begründung wurden Ähnlichkeiten in der Symptomatik, das häufig gute Ansprechen von Schmerzpatienten auf Antidepressiva, die Häufung affektiver Störungen in Familien von Schmerzpatienten sowie eine ähnliche Psychodynamik angeführt. Dem steht allerdings entgegen, daß die angeführten Ähnlichkeiten und hohe Komorbiditätsraten allein noch keine ausreichenden Anhaltspunkte für die Übereinstimmung der beiden Störungsbereiche ergeben. Vielmehr sprechen deutliche Unterschiede im Verlauf (häufig episodischer Verlauf bei Depressionen, meist chronischer Verlauf bei somatoformen Störungen) und im Ansprechen auf antidepressive pharmakotherapeutische Behandlung für eine deutliche Abgrenzbarkeit der Störungsbilder. Hinzu kommt, daß trotz hoher Komorbidität ein Teil der somatisierenden Patienten keinerlei typische Anzeichen einer Depression, wie z.B. Schlafstörungen, niedriges Selbstwertgefühl, Suizidalität, tiefe Niedergeschlagenheit oder innere Unruhe zeigt, während umgekehrt eine Reihe von depressiven Patienten keine somatoformen Beschwerden aufweist. Insgesamt lassen die vorliegenden Erkenntnisse zwar Aussagen über das Ausmaß des Zusammenhangs von depressiven und somatoformen Störungen zu, nicht aber über die Art dieses Zusammenhangs.

! Die Frage, ob es sich bei Depression und Somatisierung um zwei Seiten ein und derselben Störung handelt, ist auf der Basis der bisher vorliegenden Erkenntnisse nicht eindeutig entscheidbar.

Rief, Schäfer, Hiller und Fichter (1992) untersuchten in einer retrospektiven Befragung die zeitliche Reihenfolge des Auftretens von komorbiden depressiven und somatoformen Störungen. Es zeigte sich, daß die somatoforme Störung in 19 Fällen vor der affektiven Störung auftrat, während nur in 7 Fällen das Umgekehrte der Fall war. Der Zeitunterschied des Beginns der beiden Störungen beträgt bei der Hälfte der Patienten mindestens 6 Jahre. Diese Ergebnisse machen deutlich, daß nicht eine der beiden Störungen lediglich als Begleiterscheinung der jeweils anderen angesehen werden kann, sondern Unterschiede in Entstehung und Verlauf bestehen, die eher dafür sprechen, das Auftreten einer somatoformen Störung als Risikofaktor für die spätere Entwicklung einer depressiven Störung anzusehen.

In den letzten Jahren ist die Diskussion um die somatisierte Depression weitgehend zum Erliegen gekommen, da die empirischen Befunde zu einer Klärung der Beziehung zwischen somatoformen und depressiven Störungen nicht ausreichend sind. Durch die Einführung des Komorbiditätsprinzips erübrigt sich zudem die Notwendigkeit, einer der beiden Diagnosen den Vorrang zu geben. Vielmehr bietet sich durch die getrennte Betrachtung der beiden Störungsbereiche die Möglichkeit, Unterschiede und Gemeinsamkeiten, auch in den Beziehungen zu anderen Störungsbildern, genauer als bisher zu untersuchen und damit das Ausmaß der Übereinstimmung zwischen somatoformen und depressiven Störungen zu klären.

4.2.2
Somatoforme Störungen und Angststörungen

Neben depressiven Störungen weisen Angststörungen die höchsten Komorbiditätsraten bei somatoformen Störungen auf. In Untersuchungen von Boyd,

Burke, Gruenberg et al. (1984) sowie der bereits erwähnten epidemiologischen Studie von Swartz, Blazer, George und Landerman (1986) konnten Angststörungen sogar häufiger ermittelt werden als depressive Störungen. Die höchsten Werte ergeben sich meist für die *Panikstörung*. Katon, Lin, von Korff et al. (1991) nennen eine Lifetime-Rate von 48% bei Personen mit Somatisierungsstörung. Einen noch engeren Zusammenhang mit Angststörungen weist die Hypochondrie auf, die innerhalb der Gruppe der somatoformen Störungen eine gewisse Sonderstellung einnimmt: Nicht körperliche Beschwerden ohne ausreichende organische Ursache, sondern die übertriebene Angst vor schweren körperlichen Erkrankungen steht bei diesem Störungsbild im Vordergrund. Barsky, Wyshak und Klerman (1992) ermittelten bei 42 hypochondrischen Patienten in 85,7% der Fälle zusätzlich eine Angststörung, jedoch nur in 54,8% der Fälle eine depressive Störung im Verlauf des Lebens.

Die hohen Komorbiditätsraten haben, ähnlich wie beim Verhältnis von Depression und Somatisierung, zu der Frage geführt, inwieweit es sich bei somatoformen Störungen und Angsterkrankungen um unterschiedliche Störungsbilder handelt. Eine entsprechende Studie stammt beispielsweise von King, Margraf, Ehlers und Maddock (1986). Allerdings besteht, wie auch bei der Diskussion um die somatisierte Depression, der Einwand, daß hohe Komorbiditätsraten allein kein ausreichender Anhaltspunkt für die Übereinstimmung von Störungsbildern sind.

! So zeigen sich auch im Verhältnis von Angst und Somatisierung Unterschiede im Verlauf, im Ansprechen auf Behandlungsversuche und im zeitlichen Auftretensmuster von Symptomen, die eine klare diagnostische Differenzierung ermöglichen.

Barsky, Barnett und Cleary (1994) konnten in einem Vergleich von 75 Panikpatienten (ohne komorbide Hypochondrie) und 51 hypochondrischen Patienten (ohne komorbide Panikstörung) zeigen, daß beide Gruppen sich hinsichtlich einer Reihe von Merkmalen klar voneinander abgrenzen lassen. Patienten mit Panikstörung waren weniger hypochondrisch, somatisierten weniger, waren weniger beeinträchtigt, zeigten sich zufriedener mit der medizinischen Versorgung und wurden von ihren Ärzten als weniger hilfsbedürftig und fordernd eingestuft.

4.2.3
Somatoforme Störungen und Persönlichkeitsstörungen

Die somatoformen Störungen sind historisch eng mit den Konzepten der *Hypochondrie* und der *Hysterie* verknüpft (Kellner, 1986). Mit dem Hysteriebegriff wurde im Altertum das Vorliegen somatoformer Symptome vor allem bei Frauen mit Kinderwunsch beschrieben. Im Verlauf dieses Jahrhunderts hat die Hysteriediagnose einen weitgehenden Bedeutungswandel durchlaufen (vgl. z.B. Fiedler, 1995), an dessen vorläufigem Ende die Unterteilung des Konzepts in verschiedene Störungsbilder steht. Zu diesen gehören neben anderen die *histrionische Persönlichkeitsstörung*, die durch ein tiefgreifendes Muster übersteigerter Emotionalität und überhöhten Verlangens nach Aufmerksamkeit gekennzeichnet ist, die *dissoziativen Störungen*, bei denen Identitätserleben, Gedächtnis oder Bewußtsein beeinträchtigt sein können und vorgetäuschte Störungen, sowie aus der Gruppe der somatoformen Störungen die *Somatisierungsstörung* und die *Konversionsstörung*.

Der gemeinsame Ursprung der somatoformen Störungen und der histrionischen Persönlichkeitsstörung im Hysteriekonzept hat wiederholt zu der Annahme geführt, daß zwischen diesen Störungen ein besonders starker Zusammenhang bzw. eine hohe Komorbidität bestehen müsse. Diese Vermutung ist mittlerweile in einer Reihe von Studien überprüft worden und konnte auch teilweise empirisch belegt werden. Morrison (1989) fand bei 41 von 60 Patientinnen mit Somatisierungsstörung zusätzlich die Diagnose einer histrionischen Persönlichkeitsstörung nach DSM-III, nach DSM-III-R traf dies sogar auf 48 Patientinnen zu. In einer Untersuchung von Lilienfeld, van Valkenburg, Larntz und Akiskal (1986) an 250 psychiatrischen Patienten mit Somatisierungsstörung konnte in 54% der Fälle die komorbide Diagnose einer histrionischen Persönlichkeitsstörung gestellt werden. Demgegenüber berichten allerdings Blashfield und Davies (1993) sowie Iezzi und Adams (1993) völlig entgegengesetzte Ergebnisse, wonach weniger als zehn Prozent der Personen mit Somatisierungsstörung gleichzeitig eine histrionische Persönlichkeitsstörung aufweisen, während diese komorbide Diagnose bei anderen Störungsbildern, insbesondere Ängsten, Phobien und affektiven Störungen, sehr viel häufiger gestellt werden konnte.

DSM-IV (APA, 1994) nennt, neben der histrionischen Persönlichkeitsstörung, *antisoziale* und *Borderline*-Persönlichkeitsstörung als häufige komorbide Diagnosen der Somatisierungsstörung. Insbesondere für eine hohe Komorbidität von Somatisierungsstörung und antisozialer Persönlichkeitsstörung finden sich in der Literatur eine ganze Reihe von Belegen (z.B. Lilienfeld, van Valkenburg, Larntz & Akiskal, 1986), während die Ergebnisse für die Borderline-Persönlichkeitsstörung etwas uneinheitlicher sind (vgl. zusammenfassend Rief & Hiller, 1992).

Ein problematischer Gesichtspunkt vieler Untersuchungen ist allerdings in der Tatsache zu sehen, daß in vielen Studien lediglich die Komorbidität von somatoformen Störungen und einzelnen spezifischen Persönlichkeitsstörungen untersucht wurde. Jedoch ist in einer Reihe von empirischen Arbeiten belegt worden, daß gerade die Komorbidität der Persönlichkeitsstörungen untereinander sehr groß ist und beträchtliche Überlappungen der einzelnen Störungen existieren, so daß multiple Diagnosen von Persönlichkeitsstörungen bei ein und derselben Person sehr viel häufiger sind als singuläre (z.B. Dolan, Evans & Norton, 1995; vgl. zusammenfassend Fiedler, 1995). Somit besteht die Gefahr, in Studien, die nur eine oder wenige Persönlichkeitsstörungen berücksichtigen, die Bedeutung der überprüften gegenüber anderen Persönlichkeitsstörungen zu überschätzen. Berücksichtigt man zusätzlich die insgesamt sehr hohe Rate komorbider Persönlichkeitsstörungen bei somatoformen Störungen von möglicherweise über 70% (Stern, Murphy & Bass, 1993; vgl. auch Bass & Murphy, 1995), so relativieren sich die teilweise gefundenen hohen

Werte für histrionische, antisoziale und Borderline-Persönlichkeitsstörung etwas. Einzelne Ergebnisse, wie beispielsweise die bereits erwähnte Studie von Rost et al. (1992), weisen darauf hin, daß Störungen des *ängstlichen* Clusters bei somatoformen Störungen möglicherweise häufiger zusätzlich diagnostiziert werden können als solche des *dramatischen* Clusters. Zu den Störungen des ängstlichen Clusters gehören beispielsweise die vermeidend-selbstunsichere und die zwanghafte Persönlichkeitsstörung. Zum dramatischen Cluster zählen die eher auffälligen, häufig mit wechselhafter Emotionalität und Störungen der Impulskontrolle verbundenen Persönlichkeitsstörungen wie die histrionische und antisoziale Persönlichkeitsstörung. Die Komorbiditätsraten dürften dabei allerdings stark vom jeweiligen Untersuchungssetting abhängen; beispielsweise ist in einer psychosomatischen Fachklinik von einem eher geringen Anteil antisozialer Persönlichkeitsstörungen auszugehen, während in forensischen Abteilungen psychiatrischer Kliniken ein gehäuftes Vorliegen wahrscheinlich ist.

Gesicherte epidemiologische Erkenntnisse zur Komorbiditätsrate verschiedener Persönlichkeitsstörungen bei somatoformen Störungen existieren bisher allerdings nicht.

4.3
Therapie und Verlauf somatoformer Störungen bei Komorbidität

Der Einfluß komorbider Störungen auf den natürlichen Verlauf und den Behandlungserfolg bei somatoformen Störungen ist weitgehend unerforscht. Kontrollierte Therapiestudien zu dieser Frage sind bisher nicht veröffentlicht. Die hohe Komorbiditätsrate bei somatoformen Störungen macht demgegenüber die hohe Relevanz der Frage deutlich, welchen Einfluß zusätzlich vorliegende psychische Störungen auf Therapie und Verlauf haben.

Rief, Hiller, Geissner und Fichter (1995) untersuchten in einer Verlaufsstudie Veränderungen der Symptomatik bei Personen mit somatoformen Störungen in einem Zweijahreszeitraum. Dazu wurden 29 Patienten einer psychosomatischen Fachklinik mit multiplem somatoformem Syndrom (Rief, 1995) zu Behandlungsbeginn, zu Behandlungsende und zwei Jahre nach der Behandlung untersucht. Zu den drei Meßzeitpunkten wurde jeweils ein diagnostisches Interview nach DSM-III-R (SKID) durchgeführt, um das Vorliegen somatoformer Störungen und komorbider psychischer Erkrankungen festzustellen bzw. zu verifizieren. Psychometrisch wurde das Ausmaß somatoformer, ängstlicher und depressiver Symptomatik erfaßt. Als Meßinstrumente wurden das Screening für somatoforme Störungen SOMS (Rief, Schäfer & Fichter, 1992) und die Symptom-Checklist SCL-90-R (Derogatis, 1977) eingesetzt. Zum ersten Erhebungszeitpunkt wiesen 64% der Patienten eine komorbide depressive Störung und 32% der Patienten eine komorbide Angststörung auf. Die

Ergebnisse zeigen hochsignifikante Verbesserungen der somatoformen, depressiven und ängstlichen Symptomatik im Zweijahresverlauf. 13 von 29 Patienten (45%) erfüllten nicht mehr die Kriterien für ein multiples somatoformes Syndrom, bei 8 Personen (30%) bestand eine vollständige Remission psychischer Störungen. Depressive Störungen lagen nur noch bei 36% der Gesamtstichprobe vor, Angststörungen nur noch bei 14%. Deutliche Unterschiede hinsichtlich der Veränderungen zeigen sich bei der Berücksichtigung der jeweiligen Komorbiditätsmuster. Nach zwei Jahren weisen demnach vor allem diejenigen Personen keine psychiatrische Diagnose mehr auf, bei denen zu Behandlungsbeginn eine somatoforme Störung *ohne* komorbide Störungen diagnostiziert wurde. Besteht zu Beginn eine komorbide depressive Störung, liegt auch zu Behandlungsende mit mittlerer Wahrscheinlichkeit noch sowohl eine somatoforme als auch eine depressive Störung vor; kein klares Bild ergibt sich beim gleichzeitigen Vorliegen von somatoformen Störungen, Depression und Angst. Die Ergebnisse deuten darauf hin, daß Komorbidität, insbesondere mit affektiven Störungen, die Behandlungsprognose bei somatoformen Störungen möglicherweise verschlechtert. Eine Einschränkung der Aussagekraft der dargestellten Studie ist allerdings in der Tatsache zu sehen, daß keine Kontrollgruppe untersucht wurde. Dennoch gibt das Ergebnis deutliche Hinweise auf die große Bedeutung der Komorbidität bei der Behandlung somatoformer Beschwerden, über die bislang nur wenig bekannt ist.

Andererseits zeigt die klinische Erfahrung, daß bestimmte komorbide Störungen sich auch günstig auf die Therapie auswirken können, wenn sie dem Patienten die Gelegenheit zur Wahrnehmung von psychophysiologischen Zusammenhängen und Symptomveränderungen geben und so eine positive Veränderungserwartung fördern. Dies gilt beispielsweise für das gleichzeitige Vorliegen von bestimmten, gut behandelbaren Angststörungen und somatoformen Störungen; jedoch ist diese Annahme bisher nicht empirisch überprüft.

Der Einfluß komorbider Persönlichkeitsstörungen auf Therapieeffekte bei der stationären Behandlung somatoformer Störungen ist in einer kürzlich durchgeführten kontrollierten Studie an 119 Patienten einer psychosomatischen Fachklinik untersucht worden (Leibbrand, Schröder, Hiller & Fichter, in Vorbereitung). Dabei konnte gezeigt werden, daß das Vorliegen komorbider Persönlichkeitsstörungen keinen erkennbaren Einfluß auf die kognitiv-verhaltenstherapeutische Behandlung somatoformer Störungen hat.

Insgesamt weisen erste vorliegende Ergebnisse und klinische Erfahrungen darauf hin, daß der Einfluß zusätzlich vorliegender psychischer Störungen auf die Therapie somatoformer Störungen sehr unterschiedlich sein kann. Angesichts der großen Häufigkeit komorbider psychischer Erkrankungen bei somatoformen Störungen bedarf deren Auswirkung auf Behandlung und Verlauf daher eingehender und differenzierter Erforschung, um die Behandlungsprognose zukünftig besser einschätzen und systematisch verbessern zu können.

4.4
Schlußfolgerungen

Die Einführung des Komorbiditätsprinzips in DSM-III hat wesentlich dazu beigetragen, daß den somatoformen Störungen vermehrte Aufmerksamkeit zuteil geworden ist. Körperliche Beschwerden ohne organische Ursache werden seither nicht mehr wie zuvor hauptsächlich als Begleiterscheinungen anderer psychischer Störungen betrachtet, sondern sind als eigenständige Gruppe von Störungen ins Zentrum des Forschungsinteresses gerückt. Somatoforme Störungen können dabei ihrerseits von anderen Symptomen, wie z.B. ängstlichen oder depressiven Beschwerden, begleitet sein. Inzwischen sind in einer ganzen Reihe von Untersuchungen die Beziehungen verschiedener somatoformer Störungen zu anderen Störungsbildern untersucht worden. Dadurch ist der hohe Stellenwert sichtbar geworden, der der Komorbidität bei somatoformen Störungen zukommt. Das Vorliegen singulärer somatoformer Störungen ohne weitere Zusatzdiagnosen dürfte in der klinischen Praxis eher selten sein.

Gleichzeitig sind durch die Komorbiditätsforschung auch die Konturen der einzelnen somatoformen Störungen schärfer geworden, die sich nicht zuletzt durch ihre jeweiligen Komorbiditätsmuster deutlich voneinander unterscheiden. So lassen beispielsweise die bisher vorliegenden empirischen Untersuchungsergebnisse den Schluß zu, daß Somatisierungsstörung und Somatisierungssyndrom eher mit depressiven Störungen assoziiert sind, während die Hypochondrie größere Nähe zu den Angststörungen aufweist.

Das insgesamt sehr häufige gleichzeitige Vorliegen von Somatisierung und Depression hat in den 70er und frühen 80er Jahren zu der Vermutung geführt, es handele sich um zwei unterschiedliche Ausprägungen desselben Störungsbildes, das mit den Begriffen somatisierte, maskierte oder larvierte Depression gekennzeichnet wurde. Untersuchungen zur Komorbidität von somatoformen und depressiven Störungen haben allerdings deutlich gemacht, daß zwischen beiden Störungsbereichen zwar gewisse Überlappungen, jedoch auch klare Unterschiede bestehen, die für die Zweckmäßigkeit der in DSM-III vorgenommenen deskriptiven Trennung beider Bereiche sprechen. Gleiches gilt für das ebenfalls häufige gemeinsame Vorliegen von somatoformen Störungen und Angststörungen.

Wenig erforscht ist bisher die Komorbidität von somatoformen Störungen und Persönlichkeitsstörungen. In einer Reihe von Untersuchungen deuten sich hohe Komorbiditätsraten an, jedoch sind die Ergebnisse uneinheitlich. Insbesondere Angaben zu spezifischen Persönlichkeitsstörungen, wie z.B. histrionische oder antisoziale Persönlichkeitsstörung, weichen teilweise stark voneinander ab. Notwendig sind hier epidemiologische Untersuchungen, in denen das gesamte Spektrum spezifischer Persönlichkeitsstörungen berücksichtigt wird.

Ein großes, bisher noch weitgehend unausgeschöpftes Potential der Erforschung der Komorbidität bei somatoformen Störungen liegt in der

Klärung der Auswirkungen unterschiedlicher Komorbiditätsmuster auf Therapie und Verlauf. Erste empirische Ergebnisse (Rief et al., 1995) deuten darauf hin, daß das Vorliegen komorbider psychischer Erkrankungen ein entscheidender Prädiktor für kurz- und langfristige Therapieerfolge bei der Behandlung somatoformer Störungen sein könnte. Eine sinnvolle Behandlungsplanung würde unter diesen Umständen eine genaue Kenntnis komorbider Diagnosen und ihrer Auswirkungen auf die Therapie voraussetzen. Insbesondere die Frage, welcher Teilbereich einer komplexen Symptomatik den geeignetsten Ansatzpunkt für die Therapie bietet, in welcher zeitlichen Reihenfolge verschiedene, gleichzeitig vorliegende Störungsbilder sich am effektivsten behandeln lassen und in welcher Weise sich die Komorbidität auf die Behandlung einzelner Aspekte der Gesamtsymptomatik auswirkt, sind für die Planung und Durchführung der Therapie von hoher praktischer Relevanz. Gleichzeitig ist dadurch die Voraussetzung für eine noch gezieltere Anwendung und Weiterentwicklung störungsspezifisch greifender Therapieprogramme gegeben, die ein standardisiertes und wissenschaftlich gut überprüfbares Vorgehen bei der Behandlung einzelner Syndrome ermöglichen. Bei ausgeprägter Komorbidität können dementsprechend multiple störungsspezifische Programme eingesetzt werden, um auf diese Weise auch komplexe Störungsbilder in relativ kurzer Zeit systematisch und in sinnvoller Abfolge schrittweise behandeln zu können. Das beschriebene Vorgehen ist beispielhaft in Abb. 4.1 veranschaulicht.

Zieht man die genannten Entwicklungsperspektiven in Betracht, so stehen die Bemühungen zur Erforschung der Komorbidität bei somatoformen Störungen (wie auch bei anderen Störungsbildern) noch ganz am Anfang. Bisher ist das Wissen über Art, Umfang und Bedeutung komorbider Störungen für Therapie und Verlauf somatoformer Störungen sehr lückenhaft. Zukünftige Fortschritte im Verständnis und der Behandlung somatoformer Störungen sind daher eng mit Kenntnissen über die Rolle der Komorbidität verbunden, die weiterer intensiver Erforschung bedarf.

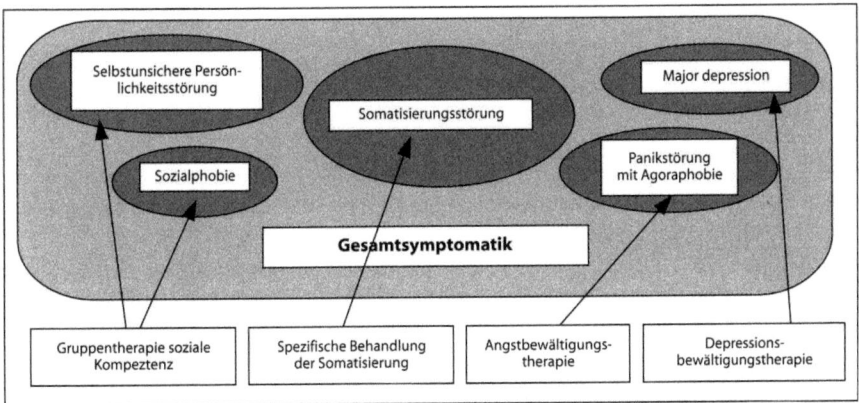

Abb. 4.1. Therapeutisches Vorgehen bei Komorbidität

Literatur

American Psychiatric Association – APA (1980). *Diagnostic and Statistical Manual of Mental Disorders* (3rd ed.) (DSM-III). Washington DC: APA.
American Psychiatric Association – APA (1987). *Diagnostic and Statistical Manual of Mental Disorders* (3rd rev. ed.) (DSM-III-R). Washington DC: APA.
American Psychiatric Association – APA (1994). *Diagnostic and Statistical Manual of Mental Disorders* (4th ed.) (DSM-IV). Washington DC: APA.
Barsky, A. J., Barnett, M. C. & Cleary, P. D. (1994). Hypochondriasis and panic disorder. Boundary and overlap. *Archives of General Psychiatry, 51*, 918–925.
Barsky, A. J., Wyshak, G. & Klerman, G. L. (1992). Psychiatric comorbidity in DSM-III-R hypochondriasis. *Archives of General Psychiatry, 49*, 101–108.
Bass, C. & Murphy, M. (1995). Somatoform and personality disorders: Syndromal comorbidity and overlapping developmental pathways. *Journal of Psychosomatic Research, 39*, 395–397.
Blashfield, R. K. & Davies, R. T. (1993). Dependent and histrionic personality disorders. In P. B. Sutker & H. E. Adams (Eds.), Comprehensive handbook of psychopathology (2nd ed.) (pp. 395–409). New York: Plenum Press.
Blumer, D. & Heilbronn, M. (1981). The pain-prone disorder: A clinical and psychological profile. *Psychosomatics, 22*, 395–402.
Blumer, D. & Heilbronn, M. (1982). Chronic pain as a variant of depressive disease. The pain-prone disorder. *Journal of Nervous and Mental Disease, 170*, 381–406.
Boyd, J. H., Burke, J. D., Gruenberg, E., Holzer, C. E., Rae, D. S., George, L. et al. (1984). Exclusion criteria of DSM-III-R: A study of co-occurrence of hierarchy-free syndromes. *Archives of General Psychiatry, 41*, 983–989.
Brown, F. W., Golding, J. M. & Smith, G. R. (1990). Psychiatric comorbidity in primary care somatization disorder. *Psychosomatic Medicine, 52*, 445–451.
Cadoret, R. J. & Wilson, D. R. (1983). Somatization among depressed patients in industrialized nations. *American Journal of Psychiatry, 140*, 1103–1105.
Derogatis, L.R. (1977). *SCL-90. Administration, Scoring & Procedures*. Baltimore: Johns Hopkins University School of Medicine.
Dolan, B., Evans, C. & Norton, K. (1995). Multiple axis-II diagnoses of personality disorder. *British Journal of Psychiatry, 166*, 107–112.
Fabrega, H., Mezzich, J., Jacob, R. & Ulrich, R. (1988). Somatoform disorder in a psychiatric setting. Systematic comparisons with depression and anxiety disorders. *Journal of Nervous and Mental Disease, 176*, 431–439.
Fiedler, P. (1995). *Persönlichkeitsstörungen*. Weinheim: Beltz.
Fisch, R. Z. (1987). Masked depression: Its interrelations with somatization, hypochondriasis, and conversion. *International Journal of Psychiatry in Medicine, 17*, 367–379.
Golding, J. M., Smith, G. R. & Kashner, T. M. (1991). Does somatization disorder occur in men? *Archives of General Psychiatry, 48*, 231–235.
Hiller, W., Rief, W. & Fichter, M. (1995). Further evidence for a broader concept of somatization disorder using the Somatic Symptom Index. *Psychosomatics, 36*, 285–294.
Iezzi, A., & Adams, H. E. (1993). Somatoform and factious disorders. In P. B. Sutker & H. E. Adams (Eds.), *Comprehensive handbook of psychopathology*, (2nd ed.) (pp. 167–201). New York: Plenum Press.
Katon, W., Kleinman, A. & Rosen, G. (1982). Depression and somatization: A review part I. *American Journal of Medicine, 72*, 127–135.
Katon, W., Kleinman, A. & Rosen, G. (1982). Depression and somatization: A review part II. *American Journal of Medicine, 72*, 241–247.
Katon, W., Lin, E., von Korff, M., Russo, J., Lipscomb, P. & Bush, T. (1991). Somatization: A spectrum of severity. *American Journal of Psychiatry, 148*, 34–40.
Kellner, R. (1986). *Somatization and hypochondriasis*. New York: Praeger.
King, R., Margraf, J., Ehlers, A. & Maddock, R. (1986). Panic disorder – overlap with symptoms of somatization disorder. In I. Hand & H.-U. Wittchen (Eds.), *Panic and Phobias*. Berlin: Springer.
Leibbrand, R., Schröder, A., Hiller, W. & Fichter, M. M. (im Druck) *Therapieeffekte bei Somatoformen Störungen in Abhängigkeit vom zusätzlichen Vorliegen von Persönlichkeitsstörungen*. Zeitschrift für klinische Psychologie.
Lesse, S. (1979). Behavioral problems masking depression: Cultural and clinical survey. *American Journal of Psychotherapy, 33*, 41–53.

Lesse, S. (1983). The masked depression syndrome – results of a seventeen year clinical study. *American Journal of Psychotherapy, 37,* 456–475.
Lilienfeld, S. O., van Valkenburg, C., Larntz, K., & Akiskal, H.S. (1986). The relationship of histrionic personality disorder to antisocial personality disorder and somatization disorders. *American Journal of Psychiatry, 143,* 718–722.
Liskow, B., Othmer, E. & Penick, E.C. (1986). Is Briquet's syndrome a heterogeneous disorder? *American Journal of Psychiatry, 143,* 626–629.
Liskow, B., Penick, E. C., Powell, B. J. et al. (1986). Inpatients with Briquet's syndrome: Presence of additional psychiatric syndromes and MMPI results. *Comprehensive Psychiatry, 27,* 461–470.
Morrison, J. (1989). Histrionic personality disorder in women with somatization disorder. *Psychosomatics, 30,* 433–437.
Rief, W. (1995). *Multiple somatoforme Symptome und Hypochondrie: Empirische Beiträge zur Diagnostik und Behandlung.* Bern: Huber.
Rief, W. (1996). Die somatoformen Störungen – Großes unbekanntes Land zwischen Psychologie und Medizin. *Zeitschrift für Klinische Psychologie, 25,* 173–189.
Rief, W. & Hiller, W. (1992). *Somatoforme Störungen: Körperliche Symptome ohne organische Ursache.* Bern: Huber.
Rief, W., Hiller, W., Geissner, E. & Fichter, M. M. (1995). A two-year follow-up study of patients with somatoform disorders. *Psychosomatics, 36,* 376–386.
Rief, W., Schäfer, S., Hiller, W. & Fichter, M. M. (1992). Lifetime diagnoses in patients with somatoform disorders: Which came first? *European Archives of Psychiatry and Clinical Neuroscience, 241,* 236–240.
Rost, K. M., Akins, R. N., Brown, F. W. & Smith, G. R. (1992). The comorbidity of DSM-III-R personality disorders in somatization disorder. *General Hospital Psychiatry, 14,* 322–326.
Rost, K. M., Kashner, T. M. & Smith, G. R. (1994). Effectiveness of psychiatric intervention with somatization disorder patients: Improved outcome at reduced costs. *General Hospital Psychiatry, 16,* 381–387.
Smith, G. R., Rost, K. & Kashner, M. (1995). A trial of the effect of standardized psychiatric consultation on health outcomes and costs in somatizing patients. *Archives of General Psychiatry, 52,* 238–243.
Spitzer, R. L., Endicott, J. & Robins, E. (1978). Research diagnostic criteria. Rationale and reliability. *Archives of General Psychiatry, 35,* 773–782.
Stern, J., Murphy, M. & Bass, C. (1993). Personality disorders in patients with somatization disorder. A controlled study. *British Journal of Psychiatry, 163,* 785–789.
Swartz, M., Blazer, D., George, L. & Landerman, R. (1986). Somatization disorder in a community population. *American Journal of Psychiatry, 143,* 1403–1408.
Weltgesundheitsorganisation – WHO (1991). *Klassifikation psychischer Krankheiten. Klinisch-diagnostische Leitlinien nach Kapitel V (F) der ICD-10.* Bern: Huber.

5 Kosten-Nutzen-Aspekte somatoformer Störungen

M. Zielke

Inhaltsverzeichnis

5.1 Kosten-Nutzen-Denken und qualifizierte Gesundheitsversorgung: Ein unvereinbarer Widerspruch? 70
5.1.1 Chronisches Krankheitsverhalten 70
5.1.2 Objektiv ermittelbares Krankheitsverhalten und Krankheitskosten 74
5.2 Die Krise der Organmedizin in der Behandlung psychischer Erkrankungen: Ein kostenintensives Behandlungskarussell 79
5.3 Der mündige Patient als Experte im Umgang mit seiner eigenen Krankheit und Gesundheit 80
5.3.1 Veränderungen im Arbeitsunfähigkeitsgeschehen 80
5.3.2 Behandlungen im Akutkrankenhaus 84
5.3.3 Praxiskontakte 86
5.3.4 Medikamente 86
5.3.5 Einzelfallverlauf 88
5.4 Langzeitveränderungen nach stationärer Verhaltenstherapie unter Kosten-Nutzen-Aspekten: Verhaltensmedizinische Behandlungen rechnen sich 91
5.4.1 Veränderungen der Krankheitskosten je Fall 91
5.4.2 Kosten-Nutzen-Verhältnisse bei verhaltenstherapeutischen Behandlungen 92
5.4.3 Hochrechnung der Reduktion von Krankheitskosten 93
Literatur 94

EINLEITUNG

Die Notwendigkeit zur Eindämmung der Kosten im Gesundheitswesen leitet in immer stärkerem Maße einen Paradigmenwechsel in der Beurteilung medizinischer Behandlungsverfahren ein. Die traditionellen Formen der Evaluation von Therapiemaßnahmen folgen noch primär den Zielen einer angewandten Grundlagenforschung und der Überprüfung von Hypothesen und Theorien zur Ätiologie, Pathogenese und Therapie von Krankheiten; sie sind damit in erster Linie *erkenntnisorientiert* (Hasenbring, 1996). Die seit einigen Jahren auch in der Medizin eingeführten Kosten-Nutzen-Analysen sind dagegen *entscheidungsorientiert* und folgen vornehmlich pragmatischen Zielsetzungen. Dabei geht es darum, den Kostenträgern im Gesundheitswesen rationale Entscheidungsgrundlagen zur Steuerung und Finanzierung von Gesundheitsleistungen zu liefern.

5.1
Kosten-Nutzen-Denken und qualifizierte Gesundheitsversorgung: Ein unvereinbarer Widerspruch?

Das Denkschema, bei Entscheidungsprozessen hinsichtlich der Versorgungsstrukturen in der Krankenversorgung und bei der individuellen Indikationsstellung zu diagnostischen Maßnahmen und zur Behandlung von Erkrankungen Kosten-Nutzen-Erwägungen anzustellen, wird in der Regel in der Gesundheitsversorgung noch immer als ein abwegiges Bewertungsmuster angesehen. Auch bei den Sozialwissenschaften gelten Kosten-Nutzen-Analysen noch nicht als "richtige" 'wissenschaftliche Forschung. Wenn man heute einen ausgesprochenen Mangel an Kosten-Nutzen-Studien in der Krankenversorgung konstatieren muß, ist dies letztlich auch das Ergebnis der Dominanz erkenntnis- und theorieorientierter Forschung in den Universitäten.

Dabei werden wir angesichts der aktuellen Kostenentwicklungen im Gesundheitssystem eine qualifizierte Gesundheitsversorgung nur dann aufrechterhalten können, wenn das Kosten-Nutzen-Denken sich bis in die kleinsten und individuellsten Entscheidungsprozesse hinein entwickelt hat.

Die Schnelligkeit in der Umsetzung dieses Paradigmenwechsels läßt jedoch zu wünschen übrig. Gesundheitspolitische Entscheidungen zur Steuerung des Gesundheitsmarktes werden in Deutschland immer noch in der Lobby beraten und gefällt. Dessen ungeachtet ist es immer wieder notwendig, wissenschaftlich glaubwürdige Kosten-Nutzen-Studien zur Gesundheitsversorgung durchzuführen, weil man langfristig nicht ohne solche Entscheidungsgrundlagen auskommt.

Die vorliegende Arbeit beschäftigt sich mit den Kosten-Nutzen-Aspekten der verhaltenstherapeutischen Behandlung von psychischen Erkrankungen, über die 1993 in einem umfangreichen Projektbericht von Zielke berichtet wurde.

In den Datenanalysen wird besonders Bezug genommen auf die somatoformen Störungen, weil sie als "Musterfall" 'für eine teure Fehlversorgung in einer somatisch orientierten Medizin anzusehen sind, und weil verhaltensmedizinische Behandlungsstrategien bei diesen Erkrankungen besonders erfolgreich angewandt werden können.

5.1.1
Chronisches Krankheitsverhalten

Das Ergebnis des gesamten Lern- und Erfahrungsprozesses im Umgang mit der Erkrankung wird als chronisches Krankheitsverhalten bezeichnet (Zielke & Sturm, 1994).

> Von *chronischem Krankheitsverhalten* spricht man, wenn das subjektive Krankheitsgefühl und das daraus resultierende Verhalten in keiner angemessenen Relation zu den medizinischen Befunden steht.

Das bedeutet, daß Patienten sich kranker verhalten, als es nach Würdigung der aktuellen medizinischen Befunde gerechtfertigt wäre. Dabei haben sich oftmals die Folgerungen, die der Patient in seinem Denken, Fühlen und Handeln im Zusammenhang mit seinen Beschwerden für sich gezogen hat, als eigene spezifische Verhaltensauffälligkeit gewissermaßen verselbständigt, wie die folgende Übersicht zeigt:

Verhaltensmerkmale bei chronischem Krankheitsverhalten

- zunehmende Passivität und Hilflosigkeit;
- Verlust an Selbsthilfemöglichkeiten;
- zunehmende Inanspruchnahme medizinisch-diagnostischer Maßnahmen;
- Verlust an Vertrauen in die Funktionstüchtigkeit des eigenen Körpers (physische Bedrohung);
- Verlust an Vertrauen in die psychische Funktionstüchtigkeit der eigenen Person (Selbstwertbedrohung);
- körperliches Schonverhalten – körperlicher Trainingsmangel;
- psychisches und soziales Schonverhalten – sozialer Trainingsmangel;
- Einschränkung passiver Entspannungsmöglichkeiten;
- soziale Beziehungen werden durch Krankenrolle stabilisiert;
- erhöhter Verfügbarkeitsdruck nach medizinischen Interventionen;
- Mißbrauch von Medikamenten bzw. Abhängigkeitsgefährdung;
- zunehmende Abhängigkeit vom medizinischen Versorgungssystem.

Bei Fortdauer der Beschwerden und wiederholten Untersuchungen ohne klinisch bedeutende Befunde weiß der Patient immer weniger, was in seinem Körper vor sich geht, zumal ihm ärztlicherseits kaum erläutert wird, wie diese Beschwerden zustandekommen. Das Resultat sind einerseits eine *zunehmende Passivität und Hilflosigkeit* und ein fortschreitender *Verlust an Selbsthilfemöglichkeiten* und andererseits eine *zunehmende Inanspruchnahme medizinisch-diagnostischer Maßnahmen* inklusive medikamentöser Behandlungen *sowie vermehrte und längere Krankschreibungen und stationäre Krankenhausbehandlungen*. Bestenfalls schwankt der behandelnde Arzt von einem organischen Genesemodell auf ein Psychogenesemodell um und fragt nach Problemen am Arbeitsplatz und in der Familie. Selbst wenn Patienten entsprechende Probleme durchaus wahrnehmen, reagieren sie doch häufig abweisend, weil sie keine ausreichende Erklärung über die Psychophysiologie ihrer akuten Beschwerden erhalten und Zusammenhänge zwischen den beiden Modellannahmen nicht sehen können. Das häufig anzutreffende Verständnis, daß somatoforme Störungen ausschließlich auf psychische Probleme zurückzuführen seien, behindert die Arbeit mit Patienten wesentlich und geht von einer falschen Sichtweise des Ineinanderwirkens psychophysiologischer Vorgänge aus.

- Durch wiederholte Erfahrungen, daß normale Körperfunktionen ihren Dienst versagen (z.B. Schwindelanfälle, Anfälle von Herzrasen, Schmerzen, Gangunsicherheiten usw.) kommt es zu einem *Verlust an Vertrauen in die Funktionstüchtigkeit des eigenen Körpers (physische Bedrohung)*.
- Ebenso kann es zu einem *Verlust an Vertrauen in die psychische Funktionstüchtigkeit* der eigenen Person kommen, etwa wenn eine Reihe früher praktizierter sozialer Fertigkeiten wie Durchsetzen, Abgrenzen oder die Regulation emotionaler und körperlicher Nähe nicht mehr zur Verfügung stehen oder es zu Kontrollverlusten kommt (*Selbstwertbedrohung*).
- Unsicherheiten über die Stabilität körperlicher Basisfunktionen führen in der Regel zu einem *körperlichen Schonverhalten*, um keine weitere körperliche Schädigung zu riskieren, und zu der Erwartung, daß durch physische Regenerationsprozesse wie bei dem Abheilen einer Entzündung oder dem Ausheilen einer Fraktur die körperliche Funktionstüchtigkeit wiederhergestellt wird. Der dabei entstehende *körperliche Trainingsmangel* führt häufig genug zu Dysregulationen, deren Auftreten bei geringfügigen Belastungen den Irritationsprozeß weiter vorantreibt.
- Ebenso kommt es zu einem *psychischen und sozialen Schonverhalten*, bei dem
- kritische soziale Situationen wie z.B. Auseinandersetzungen, Durchsetzungssituationen oder Trennungsvorhaben gemieden werden,
- die Auseinandersetzung mit heftigen emotionalen Affekten wie Hoffnungslosigkeit, Traurigkeit, Wut, Versagensängsten und Minderwertigkeitsgefühlen umgangen oder nach innen verlagert wird oder
- eingetretene Kontrollverlusterfahrungen der Umwelt gegenüber wegen einer dabei eintretenden Selbstwertbedrohung verheimlicht werden.

Der Rückzug aus sozialen Aktivitäten bringt gleichermaßen einen *sozialen Trainingsmangel* mit sich, bei dem es zu einem weiteren Abbau früher problemlos beherrschter sozialer Fertigkeiten kommt.

Da viele Patienten infolge verminderter Leistungsfähigkeit über lange Zeiträume hinweg versuchen, durch Mehrarbeit und ein erhöhtes Anstrengungsniveau diese Leistungsminderungen zu kompensieren und die Auseinandersetzung mit ihrer Erkrankung oft genug in den Freizeitbereich hineinreicht, verschiebt sich in der Regel das Verhältnis zwischen Anstrengung und Entspannung/Erholung zu Ungunsten der Entspannung. Häufig werden die letzten Reserven mobilisiert, so daß es im physiologischen Bereich zu einem konstant erhöhten Muskeltonus kommt und im psychologischen Bereich das Erleben im Vordergrund steht, keine passiven Entspannungsmöglichkeiten mehr verfügbar zu haben, die mit nichtanstrengungsbezogenen Mußetätigkeiten verbunden sind.

Die Nachhaltigkeit, die Konstanz teilweise über Jahre hinweg und die häufig zu beobachtende Aggravation der Symptomatik und deren Generalisierung gewinnt eine zunehmende Bedeutung in der Gestaltung der sozialen Beziehungen zu wichtigen Personen, Personengruppen oder Institutionen (Ehepartner, Familie, Arbeitsplatz, Arbeitskollegen, Institutionen des Gesundheitssystems).

Obwohl die traditionelle Krankenrolle für die meisten somatoformen Krankheitsbilder nicht paßt, wird der Kranke geschont, gepflegt und betreut, und ihm wird die Verantwortung für eine selbstverantwortete Lebensgestaltung immer mehr abgenommen.

! Häufig werden soziale Beziehungen durch die Krankenrolle eines Partners geradezu stabilisiert.

Da weder Arzt noch Patient verstehen, was beim Patienten eigentlich vor sich geht, und die Symptomatik dabei teilweise dramatische Verläufe nimmt (z.B. Panikattacken mit Todesängsten), kommt es zu einer *Überinanspruchnahme medizinischer Hilfen und Untersuchungen* und einem unmittelbaren *Verfügbarkeitsdruck nach medizinischen Interventionen*. Nur selten entlassen Ärzte ihre Patienten aus ihrem Behandlungszimmer, ohne ihnen ein Rezept für ein Medikament mitzugeben (Glaeske, 1990; Krause-Girth, 1989).

Medizinsoziologisch gesehen ist dies die einzige verbleibende Möglichkeit, die Insuffizienz der diagnostischen Methoden, die Inkompetenz zur Förderung einer angemessenen Krankheitsanpassung und die Hilflosigkeit zur Anleitung von Verhaltensänderungen nicht in Erscheinung treten zu lassen und gleichzeitig sich selbst und dem Patienten das Gefühl zu vermitteln, etwas getan zu haben.

Neben der Verfestigung des Krankheitsverständnisses von Patienten, "richtig" krank zu sein, weil sie ja auch "richtig" medikamentös wie Kranke behandelt werden, führt z.B. der Mißbrauch von Tranquilizern und Schmerzmitteln zu nachhaltigen Abhängigkeiten, die dann selbst wieder behandelt werden müssen. Lange Krankschreibungen und die durchschnittlich längsten Krankenhausaufenthalte der psychisch Erkrankten (im Vergleich zu allen anderen Krankheitsarten) werden neben der Notwendigkeit, intensiv medikamentös behandelt zu werden, von Patienten als Beweise für die Schwere ihrer Erkrankung gewertet.

! Das Ergebnis dieses Prozesses ist eine zunehmende *Abhängigkeit von der traditionellen somatisch orientierten Medizin*, obwohl Patienten mit somatoformen Störungen diese am wenigsten benötigen.

Als wir vor über 15 Jahren damit begannen, das Krankheitsverhalten von Patienten systematisch zu untersuchen, ging es uns zunächst darum, daß psychische Erkrankungen in unserem Sozialversicherungssystem als "richtige" Krankheiten anerkannt werden.

! Je mehr sich dabei die empirisch gewonnenen Daten zum Ausmaß des tatsächlichen Krankheitsverhaltens und den damit verbundenen Kosten verdichteten, desto eindeutiger festigte sich die Einschätzung, daß wir aus einer volkswirtschaftlichen Perspektive und auch aus dem Blickwinkel der Sozialversicherungsträger es uns gar nicht (mehr) leisten können, Patienten mit psychischen Erkrankungen nicht zu behandeln und daß es notwendig wird, Versorgungsstrukturen zu entwickeln, die geeignet sind, die Patienten aus ihrer Krankenrolle wieder herauszuführen.

5.1.2
Objektiv ermittelbares Krankheitsverhalten und Krankheitskosten

Systematische Studien zum kostenrelevanten Krankheitsverhalten sind äußerst schwierig und aufwendig. So werden personenbezogene Krankheitsdaten bei den Krankenkassen nicht primär zur Steuerung und Bewertung individueller Krankheitsverläufe sondern nahezu ausschließlich zur Budgetplanung erfaßt. Die ambulanten ärztlichen Leistungen werden über die regionalen Kassenärztlichen Vereinigungen abgerechnet und tauchen danach patientenbezogen in keiner Datei mehr auf. Die rezeptierten Medikamente werden von jeder Apotheke der jeweiligen Krankenkasse gesammelt in Rechnung gestellt und sind bis auf punktuelle Kleinprojekte nicht mehr auf einzelne Patienten zurückführbar. Die Rentenversicherungsträger speichern die aktiven Beitragszahlungen an Sozialversicherungsbeiträgen oder beitragsfreie Zeiten zur Bewertung der Anspruchsberechtigung von Sozialversicherungsleistungen. Eine Zusammenführung der verschiedenen Datenbereiche ist nur durch eine aufwendige Kooperation aller Beteiligten möglich. Die organisatorische Zusammenführung nimmt denn auch mehr Zeit in Anspruch als die Datenerhebung selbst. Angesichts dieser Probleme beschränkt man sich nicht selten darauf, die in Aussicht genommenen Patienten retrospektiv über ihr Krankheitsverhalten zu befragen. Unsere diesbezüglichen Erfahrungen im Rahmen der BKK-Studie (Zielke, 1993) haben dazu geführt, die Patientenbefragungen auf wenige Datenbereiche zu beschränken und die Projektbemühungen darauf zu konzentrieren, die entsprechenden Versicherungsinstitutionen (Krankenkassen, Kassenärztliche Vereinigungen) zu einer patientenbezogenen Datenzusammenführung zu bewegen. Die Beschränkung auf einen jeweils zweijährigen Vor- und Nachuntersuchungszeitraum hatte einerseits projektökonomische Gründe, andererseits verlieren kausale Wirkungsannahmen von gezielten Interventionen mit zunehmender Dauer von Krankheitsverläufen an wissenschaftlicher Glaubwürdigkeit.

! Gleichwohl stützen die Analysen des Krankheitsverhaltens insbesondere bei Patienten mit somatoformen Erkrankungen die Annahme, daß diese Patienten das medizinische Versorgungssystem intensiver in Anspruch nehmen als Patienten mit organischen Erkrankungen.

Arbeitsunfähigkeit

In den letzten 2 Jahren vor fachpsychotherapeutischen Behandlungen entstehen bei den erwerbstätigen Patienten 5,19 *Arbeitsunfähigkeitsfälle* (AU-Fälle) und 140,33 AU-Tage je Patient. Die Erkrankungen, die zur Arbeitsunfähigkeit führen, beziehen sich auf das gesamte Spektrum der Krankheitsgruppen:

- psychiatrische Erkrankungen 33,6%,
- Herz-Kreislauf-Erkrankungen 15,9%,
- Krankheiten des Skeletts, der Muskeln und des Bindegewebes 14,1%,
- Krankheiten der Verdauungsorgane 10,8%,

- Krankheiten der Atmungsorgane mit 7,5% aller Arbeitsunfähigkeitstage.

Bei der Betrachtung der *Arbeitsunfähigkeitsdauer* je Fall liegen zwar die psychiatrischen Krankheiten mit durchschnittlich 51,1 Tagen an der Spitze aller Krankheitsgruppen; Kreislauferkrankungen (43,0 Tage) und Krankheiten der Harn- und Geschlechtsorgane haben jedoch ebenfalls überproportional lange Krankheitsdauern. Erst an vierter Stelle folgen Neubildungen mit im Mittel 29,0 Tagen und an fünfter Stelle Krankheiten des Bewegungsapparates mit 28,3 Tagen Arbeitsunfähigkeitsdauer je Fall. Sowohl bei psychiatrischen Erkrankungen als auch bei einer Reihe organischer Erkrankungen haben Patienten mit somatoformen Störungen lange bis sehr lange Arbeitsunfähigkeitszeiten, die weit über den AU-Dauern der Gesamtversichertengruppe von Krankenkassen liegen. Dies gilt bei gleichzeitig erhöhten Fallprävalenzen auch bei organischen Krankheitsbildern.

! Die Kosten der Arbeitsunfähigkeit betragen einschließlich der Lohnfortzahlung, der Krankengeldzahlung und des Produktivitätsausfalls 44.586,00 DM je erwerbstätigen Patienten.

Behandlungen im Krankenhaus

Die Krankenhausprävalenz der Patienten in der Untersuchungsstichprobe beträgt das 3,4fache der pflichtversicherten Krankenkassenmitglieder:

- 17,4 Krankenhaustage (KH-Tage) je Patient und
- 22,0 KH-Tage je Krankenhausfall.

Die Einweisungs- und Behandlungsdiagnosen variieren über alle Krankheitsgruppen:

- psychiatrische Erkrankungen, die 50,4% aller entstandenen Krankenhaustage verursachen,
- Herz-Kreislauf-Erkrankungen (12,6%),
- Krankheiten der Verdauungsorgane (8,7%),
- allgemeine Symptome (6,7%),
- Krankheiten des Stütz- und Bewegungsapparats (6,3%) sowie
- Krankheiten des Urogenitalsystems mit 5,8% aller Krankenhaustage.

Wir wissen aus vielen Krankengeschichten, daß lange Krankenhausbehandlungen von den Patienten häufig als Indikatoren für die Nachhaltigkeit und Schwere ihrer Erkrankung bewertet werden – denn sonst müßten sie ja nicht so lange behandelt werden! Das Krankenhaus in der gegenwärtigen Struktur darf damit ohne Einschränkungen als wichtiger Faktor im Rahmen von iatrogenen Chronifizierungsprozessen angesehen werden.

! Die Kosten für die Behandlungen im Akutkrankenhaus belaufen sich auf 5.499,00 DM je Patient.

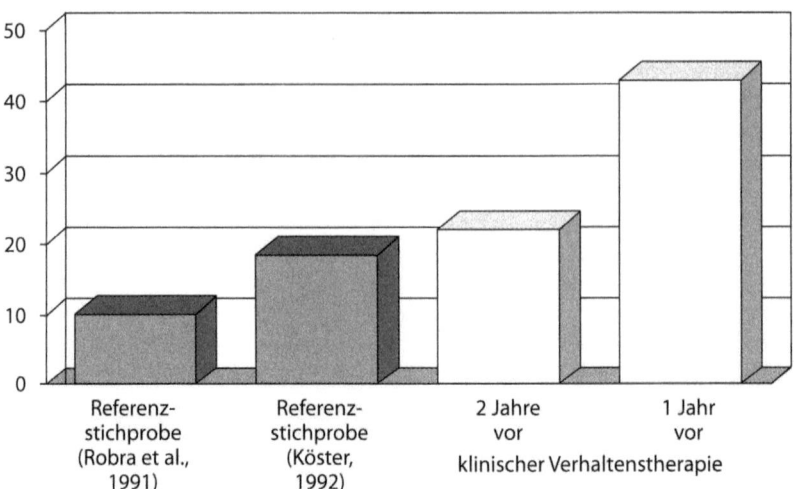

Abb. 5.1. Praxiskontakte in der ambulanten ärztlichen Versorgung bei Patienten mit somatoformen Störungen vor Beginn der klinischen Verhaltenstherapie

Praxiskontakte

Die Häufigkeit, mit der die Patienten die ärztliche Praxis aufsuchen, beträgt im zweijährigen Voruntersuchungszeitraum 32,4 Praxiskontakte je Patient. Dabei ist zu beobachten, daß die Kontaktfrequenz von 22 Praxiskontakten im "Jahr 2" vor der Behandlung noch annähernd "normal" ist und sich im "Jahr 1" vor der Fachpsychotherapie auf 42 Kontakte pro Jahr verdoppelt. Einen hohen Anteil hieran haben vor allem die jüngeren Patienten (bis 29 Jahre), die im Jahr vor der Psychotherapie im Durchschnitt 51,7 Praxiskontakte aufweisen.

- Der größte Anteil dieser Besuche in der ärztlichen Praxis entfällt mit 35,3% auf die Gruppe der Allgemeinärzte.
- An zweiter Stelle rangieren die Internisten mit 13,2%.
- An dritter Stelle folgen bereits die ambulanten Kontakte mit Nervenärzten mit 11,6% aller Besuche und
- etwa gleich häufig mit 11,3% aller Ambulanzkontakte Untersuchungen und Behandlungen bei Psychologen und Psychotherapeuten.

! Die Kosten für die ambulanten Untersuchungen und Behandlungen betragen in einem Zweijahreszeitraum insgesamt 3.501,00 DM pro Patient.

Medikamente

80% der Frauen und 75% der Männer mit somatoformen Störungen sind Konsumenten von Medikamenten. Der Anteil der Frauen, die Medikamente in den einzelnen Medikamentengruppen einnehmen, ist in der Regel höher als bei den Männern. Dies gilt für

- Schmerzmittel (Männer 12,8%; Frauen 35,7%),
- Psychopharmaka (Männer 48,8%; Frauen 57,1%),
- Herz-Kreislauf-Mittel (Männer 20,5%; Frauen 32,9%).

Lediglich bei Magen-Darm-Mitteln ist der Konsumentenanteil bei den Männer mit 24,4% höher als bei den Frauen mit 17,1% (s. Tabelle 5.1)

Die eingenommenen Tagesdosen (*Defined Daily Doses* = DDD) pro Jahr zeigen eine teilweise hochgradige Exposition, wenn man die Angaben nicht auf die Durchschnittswerte bezieht, sondern auf diejenigen Patienten, die Medikamente aus der jeweiligen Gruppe auch tatsächlich eingenommen haben (Konsumenten). Hierbei ergeben sich folgende konsumierte Tagesdosen für ein Jahr:

- Schmerzmittel: 57 (Männer), 422 (Frauen);
- Psychopharmaka: 340 (Männer), 397 (Frauen);
- Herz-Kreislaufmedikamente: 716 (Männer), 403 (Frauen);
- Magen-Darm-Mittel: 841 (Männer), 701 (Frauen);
- entzündungshemmende Medikamente: 252 (Männer), 28 (Frauen),
- Sexualtherapeutika: 12 (Männer), 281 (Frauen).

! Die Medikamentenkosten fallen im Verhältnis zu den anderen Kostenbereichen kaum ins Gewicht. So kostet z.B. die durchschnittliche "Versorgung" 'eines Patienten mit Diazepam etwa DM 0,80 pro Tag. Entsprechend betragen die

Tabelle 5.1. Medikamentenkonsum gesamt und nach dem Geschlecht im Jahr vor der Fachpsychotherapie

	Gesamt		Männer		Frauen	
	n	%	n	%	n	%
keine Medikation	33	22,3	19	24,4	14	20
Medikation	115	77,7	59	75,6	56	80
(eine und mehrere Medikamentengruppen)						
Summe	148	100	78	100	70	100
Anzahl der Konsumenten einzelner Medikamentengruppen						
	Bezogen auf Konsumenten		Bezogen auf Gesamtstichprobe			
	n	%	n	%	n	%
Schmerzmittel	35	30,4	10	12,8	25	35,7
Psyche und Nervensystem	78	67,8	38	48,7	40	57,1
Herz und Kreislauf	39	33,9	16	20,5	23	32,9
Magen- und Darmbereich	31	27,0	19	24,4	12	17,1
Gelenke	1	0,9	1	1,3	0	0
Bronchitis und Asthma	3	2,6	2	2,6	1	1,4
Allergien	1	0,9	0	0	1	1,4
Entzündungshemmende Mittel	8	7,0	5	6,4	3	4,3
Zuckerkrankheit	1	0,9	1	1,3	0	0
Schilddrüse	12	10,4	5	6,4	7	10,0
Sexualorgane und -hormone	8	7,0	1	1,3	7	10,0

Medikamentenkosten pro Patient lediglich 548,00 DM im Jahr vor der Psychotherapie.

Gesamte Krankheitskosten

Unter Einbeziehung aller Einzelposten ergeben sich für erwerbstätige Frauen mit mindestens einem AU-Fall in zwei Jahren Fallkosten vom 53.020,00 DM und für Männer Fallkosten von 54.719,00 DM in den zwei Jahren des Untersuchungszeitraums. Für Erwerbstätige ohne AU-Fall und für nichterwerbstätige Projektteilnehmer resultieren Kosten von DM 9.499,00 je Patient. Der Unterschied entsteht durch die in dieser Gruppe nicht anfallenden Kosten für Arbeitsunfähigkeitszeiten. Sieht man einmal von dieser Differenzierung ab, entstehen je Patient Krankheitskosten in zwei Jahren von 40.278,00 DM (s. Tabelle 5.2). Betroffen von dieser Kostenentwicklung sind:

- die Krankenkassen (Kosten für ambulante ärztliche Behandlungen, für Medikamente, für Krankenhausbehandlungen, für die Zahlung von Krankengeld),
- die Arbeitgeber (Lohnfortzahlungen, Produktivitätsausfall);
- die Finanzbehörde (Steuerausfall).

Es ist unserer Einschätzung nach sicher nicht zulässig, bei längeren Krankheitsverläufen davon auszugehen, daß diese Fallkosten über mehrere Jahre konstant bleiben. Aus wissenschaftlicher Perspektive wissen wir über die hier vorgestellten Ergebnisse hinaus nur recht wenig über langfristige Krankheitsverläufe und die dabei anfallenden Krankheitskosten. Ebenso ist zu beachten, daß bei sehr langen Arbeitsunfähigkeitsverläufen Veränderungen eintreten – wie die Aussteuerung -, die zumindest Begrenzungen der AU-Kosten zur Folge haben. Mit einiger Sicherheit kann angenommen werden, daß die Hälfte bis zwei Drittel dieser Krankheitskosten dadurch verursacht werden, daß psychische Erkrankungen nicht rechtzeitig erkannt und diagnostiziert werden und

Tabelle 5.2. Krankheitskosten je Patient in 2 Jahren vor der fachpsychotherapeutischen Behandlung

AU-Kosten bei mindestens 1 AU-Fall in 2 Jahren	DM je Patient
Frauen	43.470,00
Männer	45.169,00
Praxiskosten in 2 Jahren	3.501,00
Krankenhauskosten in 2 Jahren	5.499,00
Medikamente in 1 Jahr	548,00
Gesamtkosten für Erwerbstätige mit mindestens 1 AU-Fall in 2 Jahren	
Frauen	53.020,00
Männer	54.719,00
Gesamtkosten für Erwerbstätige *ohne* AU-Fall in 2 Jahren und für *Nichterwerbstätige*	9.499,00
Kosten je Patient in 2 Jahren	40.278,00

viel zu spät fachpsychotherapeutische Behandlungen erwogen und veranlaßt werden.

! Ambulante ärztliche Behandlungen und Krankenhausaufenthalte stehen in einem direkten Wirkungszusammenhang zur Chronifizierung eines Großteils der psychischen Erkrankungen. Somit sind wesentliche Aspekte der traditionellen medizinischen Versorgung von Patienten mit somatoformen Störungen kontraproduktiv: Sie verursachen chronische Krankheitsverläufe oder erhalten diese aufrecht, obwohl sie sie eigentlich zu behandeln vorgeben.

5.2
Die Krise der Organmedizin in der Behandlung psychischer Erkrankungen: Ein kostenintensives Behandlungskarussell

Kein Patient – ganz gleich ob er unter einer körperlichen oder psychischen Erkrankung leidet – muß in Deutschland über längere Zeit ohne Behandlung bleiben. Insbesondere die hohe ärztliche Versorgungsdichte garantiert eine rasche Versorgung ohne große Wartezeiten. Diese Vollversorgung bzw. Überversorgung ist verbunden mit einer gleichzeitigen Fehlversorgung von Patienten, die für den eigenen Gesundheitsprozeß lernen müssen, eigene Verhaltensmuster, Einstellungen und kritische soziale Situationen zu verändern, mehr Verantwortung für sich selbst zu übernehmen und die medizinischen Ressourcen nur noch punktuell bei gezieltem Bedarf in Anspruch zu nehmen.

Dies trifft ganz besonders für Patienten zu, deren Beschwerden nicht in das traditionelle medizinische Diagnoseschema passen. Mit der Art und dem Ablauf der Untersuchung der aus medizinisch-technischer Sicht oft unklaren und unspezifischen Krankheitsbilder beginnt bereits der Einstieg in ein häufig *chronisches Krankheitsgeschehen*. Dieser Prozeß wird fortgesetzt über:

- die Mitteilung einer Diagnose (bzw. einer nicht festzustellenden Diagnose);
- die nur selten stattfindende Diskussion über die Bewertung der fehlenden oder marginalen Befunde;
- die nochmalige fachliche Rückversicherung, bei der der Kollege auch nichts findet, hierfür jedoch eine Krankheitsbezeichnung vorhält, die etwas "hermacht";
- die Verordnung von schwerwiegenden Medikamenten und schließlich über
- lange Aufenthaltsdauern im Krankenhaus, die mehr als doppelt so lang sind wie im gesamten Krankheitsgeschehen.

Wen wundert es, daß sich der Patient dabei am Ende so krank verhält, wie er behandelt wird.

All diese Teilaspekte verbinden sich zu einem sich kumulierenden Wirkfaktor im weiteren Ausbau des Krankheitsprozesses und sind somit kontraproduktiv: Sie erhalten Krankheitszustände aufrecht, fördern einen chronischen Verlauf und unterstützen eine Krankenrolle beim Patienten, die eigentlich nur auf einen kleinen Teil körperlicher Krankheiten paßt. Nach einem Verlauf von 7–10 Jahren hat der Patient "Karriere" gemacht; die Krankheit ist das Resultat dessen, was er in dieser Zeit im Umgang mit seiner Krankheit gelernt bzw. nicht gelernt hat.

5.3
Der mündige Patient als Experte im Umgang mit seiner eigenen Krankheit und Gesundheit

Die Veränderung des Krankheitsverhaltens von Patienten gewinnt unter der aktuellen ökonomisch ausgerichteten Diskussion im Gesundheitswesen eine besondere Bedeutung. Der Sachverständigenrat für die konzertierte Aktion im Gesundheitswesen nennt in seinem Sondergutachten von 1996 als vorrangige Reformziele, zu *mehr Ergebnisorientierung* und zu *mehr Rationalität im Gesundheitswesen* zu gelangen und die *Patienten stärker in den Entscheidungscheidungsprozeß* über die Inanspruchnahme und Bewertung von Gesundheitsleistungen *einzubinden*. Ein solcher Ansatzpunkt des "mündigen Patienten" zielt darauf ab, Einflußmöglichkeiten zu entwickeln, das Verhalten von Menschen im Umgang mit Krankheiten, Einschränkungen und Behinderungen zu verändern und sie in die Lage zu versetzen, den eigenen Gesundungsprozeß aktiv mitzugestalten und sich weniger gesundheitsschädigend zu verhalten.

Nur ein verändertes Krankheitsverhalten der Patienten kann sich als langfristig wirksame Maßnahme zur Kostendämpfung erweisen.

Die gezielte Förderung der Selbsthilfemöglichkeiten und ein kritischer Umgang mit dem medizinischen Versorgungssystem tragen zu einer adäquaten Inanspruchnahme ärztlicher Versorgung bei, die sich auf das medizinisch Notwendige konzentriert und die Patienten dann aber auch wieder aus dieser Hilfsbedürftigkeit entläßt. Versorgungsstrukturen, die sich aus den inzwischen etablierten Konzepten der Verhaltenstherapie und Verhaltensmedizin ableiten lassen, bieten gute und erfolgversprechende Möglichkeiten, solche Veränderungen bei Patienten zu initiieren und zu stabilisieren, die langfristig die Abhängigkeit von medizinischen Versorgungsstrukturen auf das notwendige Maß reduzieren.

5.3.1
Veränderungen im Arbeitsunfähigkeitsgeschehen

Wirksamkeitskriterien im Arbeitsunfähigkeitsgeschehen sind die *Fallhäufigkeiten (AU-Fälle)*, die Anzahl der *Arbeitsunfähigkeitstage (AU-Tage)* und die durchschnittliche *Dauer je Krankheitsfall (AU-Dauer je Fall)*.

Rückgang der Fallhäufigkeiten

In Abb. 5.2 sind die Fallhäufigkeiten zwei Jahre vor und zwei Jahre nach der Verhaltenstherapie dargestellt. Signifikant weniger *AU-Fälle* ergeben sich danach bei psychiatrischen Krankheiten, bei Krankheiten des Kreislaufsystems und bei Symptomen und schlecht bezeichneten Affektionen. Der größte prozentuale Rückgang findet statt bei:

- Krankheiten des Kreislaufsystems (−81,8%), gefolgt von
- Krankheitszuständen mit unspezifischen Symptomen und schlecht bezeichneten Affektionen (−68,8%) und von
- psychiatrischen Erkrankungen (−56,1%), die im Anamnesezeitraum die größten Fallhäufigkeiten aufwiesen.

Der ausgeprägte Rückgang der AU-Fälle wegen Kreislauferkrankungen ist insgesamt überraschend und zugleich erfreulich. Offensichtlich beschreiben die häufigen AU-Diagnosen in diesem Bereich im Voruntersuchungszeitraum überwiegend *nur vermeintliche Krankheiten des Kreislaufsystems*, die sich während der verhaltenstherapeutischen Behandlung als somatoforme Störungen "entpuppen" und katamnestisch nicht mehr in Erscheinung treten. Die AU-Fälle infolge psychiatrischer Erkrankungen sind erwartungsgemäß erheblich rückläufig; dieser Effekt steht wie bei den anderen signifikanten Fallabnahmen in einem direkten Wirkungszusammenhang mit der Verhaltenstherapie.

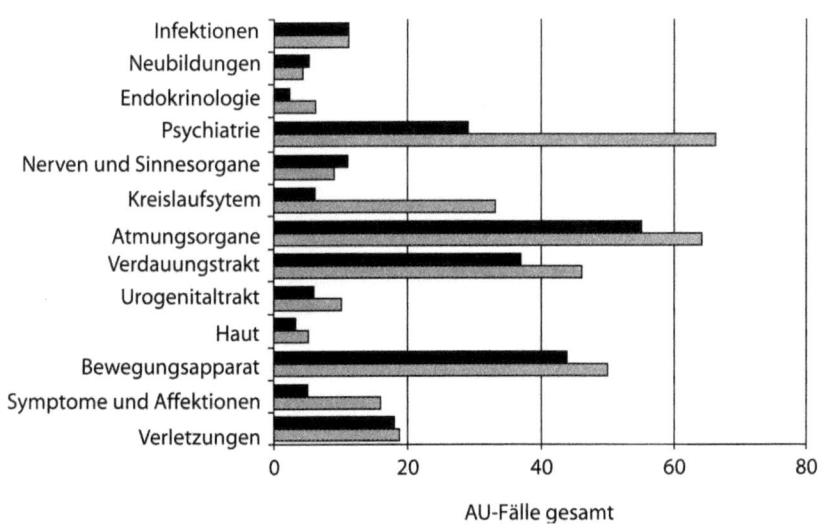

Abb. 5.2. Arbeitsunfähigkeitsfälle im Vergleich zwischen Anamnese und Katamnese

Gründe für den Rückgang von Arbeitsunfähigkeitstagen

Die *Veränderungen der Arbeitsunfähigkeitstage* setzen sich zusammen aus

- den veränderten Fallhäufigkeiten und
- der Dauer je Krankheitsfall.

In beiden Kriterien können Veränderungen stattfinden, die sich entsprechend potenzieren. Bei fast allen Hauptdiagnosegruppen gibt es einen zum Teil hochsignifikanten und ausgeprägten Rückgang der entstandenen Krankheitstage im Katamnesezeitraum. Die größte Absolutdifferenz ergibt sich bei den psychiatrischen Erkrankungen mit einem Rückgang von −67,5%. Die größte relative Veränderung findet bei den Krankheiten des Kreislaufsystems statt. Die Anzahl der dadurch entstandenen Krankheitstage zu Lasten der Krankenkassen geht um −95,2% zurück! Auch bei Krankheiten, deren Fallhäufigkeiten statistisch betrachtet nicht rückläufig sind (Atmungsorgane, Verdauungsorgane, Skelett, Muskeln und Bindegewebe) ist ein ausgeprägter Rückgang der durch die jeweiligen Erkrankungen verursachten Arbeitsunfähigkeitstage zu verzeichnen. Der Umfang an reduzierten Krankheitstagen beträgt hierbei zwischen 20% und 30%. Daß dieser Effekt auch bei Krankheiten auftritt, die primär kein psychosomatisches Krankheitsgeschehen darstellen, wird besonders deutlich, wenn man sich die Diagnosegruppe "Verletzungen und Vergiftungen" anschaut. Die AU-Fälle sind mit 19 bzw. 18 Fällen nahezu identisch. Gleichzeitig verringert sich der Umfang der durch Verletzungen und Vergiftungen verursachten Arbeitsunfähigkeitstage um −19,1% im Beobachtungszeitraum. Die Gesamtzahl der entstandenen Arbeitsunfähigkeitstage geht um −54,2% zurück.

Moderatoren der Krankheitsdauer

Als drittes Kriterium, das Hinweise auf ein verändertes Krankheitsverhalten liefern kann, haben wir die *Krankheitsdauer je AU-Fall* untersucht. Hierbei kommen folgende Einflußgrößen in Betracht:

- Infolge der psychischen Stabilisierung hat sich eine generelle Verbesserung des Krankheitsgefühls ergeben, die Krankheitsdauer orientiert sich weitgehend an dem medizinisch Notwendigen und im besten Falle fördert eine Krankheitsverarbeitung, die auf eine aktive Bewältigung ausgerichtet ist, den Genesungsverlauf.
- Die diagnostische Unsicherheit des behandelnden Arztes ist aufgrund der im Verlauf der stationären psychosomatischen Behandlung erfolgten diagnostischen Präzisierung und Spezifizierung wesentlich reduziert und der Praktiker kann sich mit einer größeren Berechtigung und Sicherheit auch stärker auf das medizinisch Notwendige konzentrieren.

Über alle Diagnosenbereiche hinweg ergibt sich eine Verkürzung der Dauer je Fall von 20,1 Tage auf 14,0 Tage im Nachuntersuchungszeitraum. Im Krankheitsfalle verkürzt sich die Krankheitsdauer um −6,1 Tage, was einer Verringerung von −30,34% entspricht. Besonders ausgeprägte Wirkungen im katamnestischen Verlauf ergeben sich bei den Herz-Kreislauf-Erkrankungen und bei Krankheiten der Harn- und Geschlechtsorgane. Die Krankheitsdauer bei Krankheiten des Kreislaufsystems geht von 16,3 Tagen in der Anamnese auf 4,3 Tage in der Katamnese zurück und verkürzt sich damit um −73,61%.

! Die Häufigkeit der Arbeitsunfähigkeitsfälle geht zurück, im Krankheitsfall sind die Patienten kürzer krank geschrieben und die Zahl der verursachten AU-Tage ist ausgeprägt rückläufig. Dabei ist als besonderes Ergebnis zu vermerken, daß sich diese veränderten Krankheitsprozesse nicht nur auf die psychischen Erkrankungen beschränken. Auch bei organischen Erkrankungen sind die AU-Fälle rückläufig und ist die Krankheitsdauer im Katamnesezeitraum wesentlich verkürzt.

Geschlechtsspezifische Unterschiede

Während bei den Männern neben diagnosespezifischen Besonderheiten die Verhaltenstherapie eher einen Rückgang der Arbeitsunfähigkeitsfälle bewirkt, zeigt sich bei den erwerbstätigen Frauen in größerem Umfang eine Verkürzung der Krankheitsdauer im Falle einer Arbeitsunfähigkeit. Bei beiden Patientengruppen produzieren diese geschlechtsspezifischen Effekte einen Rückgang der verursachten Arbeitsunfähigkeitstage von 54,2%.

> **DISKUSSION**
> Neben den erwartungsgemäßen Verbesserungen im Krankheitsgeschehen bei psychiatrischen AU-Fällen ging besonders das AU-Geschehen bei Herzkreislauferkrankungen um bis zu 80% zurück. Patienten haben in bezug auf das Arbeitsunfähigkeitsgeschehen ihr Krankheitsverhalten wesentlich verändert. Sie werden seltener krank geschrieben und sind im Krankheitsfall kürzer krank als im Voruntersuchungszeitraum. Dies ist nach unserer Einschätzung wesentlich darauf zurückzuführen, daß sich das generelle Krankheitsgefühl mit der erfolgten psychischen Stabilisierung verbessert hat, daß sich die Patienten auch bei körperlichen Erkrankungen schneller wieder erholen und die Bereitschaft und die Fähigkeit zugenommen hat, den Krankheitsverlauf aktiv zu beeinflussen.
>
> Auf Seiten der ambulant tätigen Ärzte, die ja letztlich die Arbeitsunfähigkeitsbescheinigungen ausstellen und die entsprechenden Arbeitsunfähigkeitsdiagnosen eintragen, gehen wir von der Annahme aus, daß die Behandlung- und Entlassungsdiagnosen aus der psychosomatischen Klinik zu Präzisierungen und Differenzierungen der jeweiligen Krankheitsbilder geführt haben, die wiederum die diagnostische Unsicherheit des ambulanten Arztes verringern, und dieser insgesamt weniger bzw. seltener krank schreibt und dabei seltener auf organische AU-Diagnosen zurückgreift bzw. nur noch dann, wenn diese tatsächlich zutreffend sind.

5.3.2
Behandlungen im Akutkrankenhaus

Im Verlauf des zweijährigen Untersuchungszeitraums nach Beendigung der Verhaltenstherapie kommt es zu ausgeprägten und statistisch hoch signifikanten Veränderungen bei den Krankenhausbehandlungen.

Die Zahl der *Krankenhauseinweisungen (KH-Fälle)* geht

- in der Gesamtgruppe um 66,7% und
- bei den Selbstversicherten um 71,0% zurück.

Dieser Rückgang bezieht sich nicht nur auf die psychiatrischen Erkrankungen, sondern er resultiert aus dem gesamten Diagnosenspektrum.

Der Umfang der verursachten *Krankenhaustage* ist im Vergleich zwischen den beiden Beobachtungszeiträumen erheblich rückläufig. Er verringert sich

- in der Gesamtstichprobe um 74,0%,
- bei den Selbstversicherten um 76,4% und
- bei den mitversicherten Familienangehörigen um 49,7%.

Die durchschnittliche *Aufenthaltsdauer je Fall* verringert sich um 22,0%.

! Der Rückgang an stationären Untersuchungen und Behandlungen im Krankenhaus im katamnestischen Beobachtungszeitraum von zwei Jahren entsteht also im wesentlichen durch eine Abnahme der Krankenhausfälle und zu einem geringen Anteil durch eine Verkürzung der stationären Aufenthaltsdauer.

Bei Krankheiten des Skeletts, der Muskeln und des Bindegewebes resultiert der Rückgang an Krankenhaustagen allerdings weniger aus selteneren stationären Einweisungen als vielmehr aus einer im Mittel wesentlich kürzeren Verweildauer im Krankenhaus.

Neben der ausgeprägten Verringerung der Krankenhaustage infolge der Verhaltenstherapie bei psychischen Erkrankungen ist aus den Einzelergebnissen besonders hervorzuheben, daß sich die Häufigkeit von Einweisungen ins Krankenhaus und korrespondierend der Umfang der entstandenen Krankenhaustage auch bei anderen Krankheitsbildern verringert (s. Abb. 5.3). Dies trifft vor allem zu bei Krankheiten

- des Kreislaufsystems,
- der Atmungsorgane,
- der Verdauungsorgane,
- der Harn- und Geschlechtsorgane,
- des Skeletts, der Muskeln, des Bindegewebes.

Als besonderer Effekt der psychotherapeutischen Behandlung darf ebenfalls gewertet werden, daß Krankenhauseinweisungen wegen unspezifischer oder nicht genau bezeichneter Krankheitsbilder im Katamnesezeitraum so gut wie nicht mehr vorkommen. Dies ist nicht zuletzt auf die in der verhaltensmedizinischen Behandlung erfolgten diagnostischen Präzisierungen zurückzuführen.

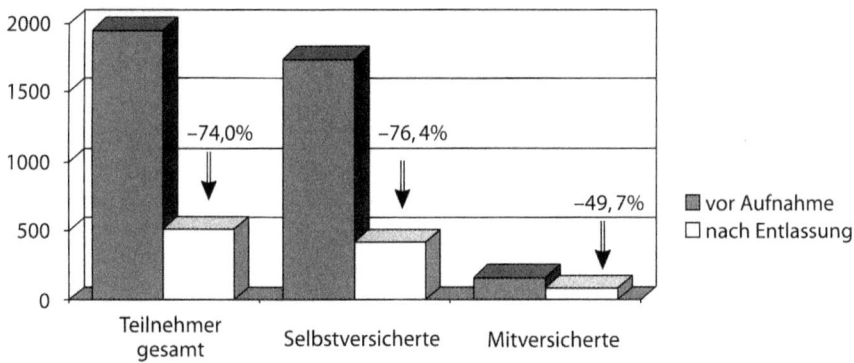

Abb. 5.3. Krankenhaustage 2 Jahre vor der Verhaltenstherapie und 2 Jahre danach

Die Indikationsstellungen für Behandlungen im Krankenhaus werden überwiegend beeinflußt von der Beurteilung des niedergelassenen Arztes (zumindest sollte es so sein). Eine nicht unerhebliche Rolle spielt jedoch auch das Krankheitsmodell des Patienten und die daraus abgeleitete Vorstellung über die erforderlichen Untersuchungs- und Behandlungsbedingungen. Neben einem erheblich verbesserten Gesundheitszustand der Patienten, der stationäre Krankenhausbehandlungen weniger notwendig macht, hat sich das Einweisungsverhalten der Ärzte im katamnestischen Verlauf erheblich verändert. Wir führen dies zurück auf den diagnostischen Klärungsprozeß im Verlauf der psychosomatischen Behandlung und die dabei erfolgte Spezifizierung unklarer Krankheitsbilder und auf die veränderte Inanspruchnahme von Behandlungen im Krankenhaus durch die Patienten.

! Aus den Versicherungsunterlagen einzelner Krankenkassen ist erkennbar, daß bis zu 50% der Krankenhausfälle durch Selbsteinweisungen der Patienten veranlaßt werden. Gerade bei Patienten mit somatoformen Störungen und organisch anmutenden Beschwerden und Beeinträchtigungen stellt eine Krankenhauseinweisung und der dortige lange Aufenthalt einen Versuch dar, das destabilisierte und erheblich bedrohte Selbstwertgefühl wieder herzustellen, indem der Beweis für die Berechtigung des Krankheitsgefühls durch das Auffinden organischer Krankheiten gesucht wird.

Mit zunehmender Selbstwertstabilisierung werden solche Versuche nicht mehr erforderlich. Es ist anzunehmen, daß die Krankenhausbehandlungen sich im Katamnesezeitraum zunehmend nur noch auf das medizinisch tatsächlich Notwendige beschränken und die beobachtete Überinanspruchnahme im Anamnesezeitraum in der Nachuntersuchung nicht mehr festzustellen ist.

Tabelle 5.3. Praxiskontakte der Patienten 2 Jahre vor der Verhaltenstherapie und 2 Jahre danach

	Vor Aufnahme			Vor Katamnese			Statistische Überprüfung		
	Gesamt	M	S	Gesamt	M	S	t	sign.	Veränderung
Allgemein medizin	2.421	21,2	26,7	1229	10,8	16,7	4,0	**	−49,23 %
Innere Medizin	1.040	9,1	23,5	496	4,4	10,0	2,7	**	−52,30 %
Praxiskontakte insgesamt	6.279	55,1	47,4	4.419	36,4	37,0	4,2	**	−33,92 %

** Signifikant bei p<1%

5.3.3
Praxiskontakte

Als Folge der Verhaltenstherapie sinkt die Häufigkeit der Praxisbesuche deutlich unter das Ausgangsniveau von zwei Jahren zuvor und pendelt sich danach auf einer Kontaktfrequenz ein, die dem "normalen" Praxisverhalten aller Versicherten entspricht. Der Rückgang der Praxiskontakte in den beiden von uns untersuchten Zeiträumen von zwei Jahren vor der Behandlung und zwei Jahren nach deren Beendigung beträgt zwischen 30% und 40%. Wesentlich daran beteiligt bzw. davon "betroffen" sind

- Allgemeinärzte,
- Internisten,
- Orthopäden und
- HNO-Ärzte.

Die Verringerung der Praxiskontakte bei diesen ärztlichen Fachgruppen beträgt bis zu 60% (s. Tabelle 5.3).

Die Verringerung der Praxiskontakte insgesamt führt jedoch nicht – wie man einwenden könnte – zu einem leichtfertigen Verzicht auf ärztliche Behandlungen bei schweren organischen Krankheitsbildern. Bei einer von uns zusammengestellten Untergruppe von Patienten mit chronisch-progredienten morbiden Krankheitsverläufen bleibt der Umfang der Praxiskontakte im wesentlichen auf einem hohen Niveau stabil und nimmt noch leicht zu. Der Effekt der Verhaltenstherapie zeigt sich in einer Verzögerung bzw. Verschiebung der Progredienz mit einer Fortsetzung der Zunahme der ärztlichen Behandlung im zweiten katamnestischen Untersuchungsjahr.

5.3.4
Medikamente

Vergleicht man den jeweiligen Medikamentenkonsum im Jahr vor der psychotherapeutischen Behandlung und im Jahr vor der Katamnese, ergibt sich folgendes Bild der Veränderungen:

- Der *Schmerzmittelkonsum* geht um −74,10% deutlich und signifikant zurück. Der Umfang beträgt im Jahr vor der katamnestischen Nachuntersuchung nur noch 1/4 dessen, was die Patienten vorher eingenommen hatten.
- Der Konsum von *Psychopharmaka* verringert sich um −50,52% sehr signifikant.
- Die Menge der eingenommenen *Magen-Darm-Mittel* geht ebenfalls statistisch sehr signifikant um −57,70% zurück.
- Die Menge der eingenommenen *Herz-Kreislaufmittel* geht ebenfalls um −26,13% zurück.

Die Veränderungen werden erzielt (s. Abb. 5.4), obwohl die Patienten im Untersuchungszeitraum fünf Jahre älter geworden sind und bei einer nachgewiesenen Altersabhängigkeit des Medikamentenkonsums eigentlich mit einem Konsumanstieg hätte gerechnet werden müssen (Schwabe, 1996).

! Es scheint so zu sein, daß die aktuellen Veränderungen im Rahmen der Gesundheitsreform im Bereich der Selbstmedikation einen Markt erzeugen und ausweiten werden, der insgesamt dem tatsächlichen Medikamentenkonsum wesentlich größere Zuwachsraten bescheren wird, als wir es aus den letzten Jahren gewohnt sind. Es ist damit zu rechnen, daß eine beträchtliche Anzahl von Medikamenten aus der Verschreibungspflicht herausgenommen werden bzw. soweit entklinifiziert werden, daß sie vom Verbraucher direkt erworben werden können.

! Die Deckelung der Verordnungsmengen in der ärztlichen Praxis zwingt die Pharmaindustrie geradezu in solche Strategien hinein. Das Wachstumspotential dieses Marktbereiches scheint nicht begrenzt und auch kaum begrenzbar zu

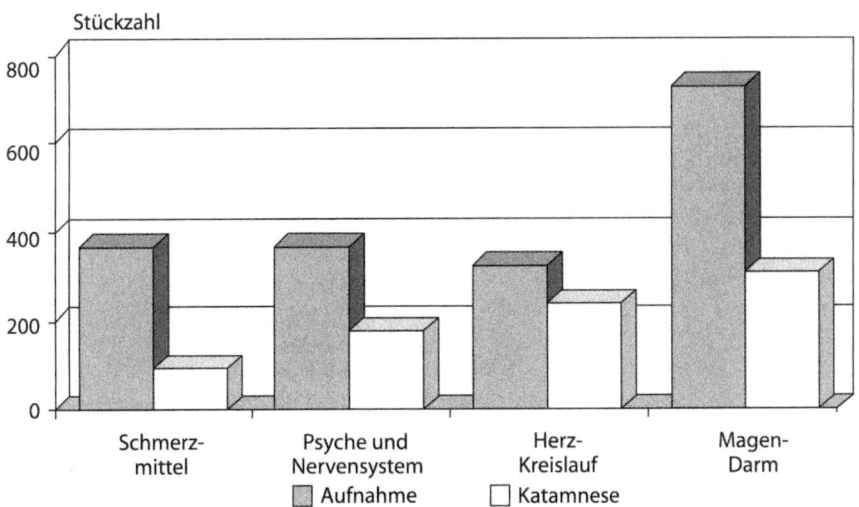

Abb. 5.4. Medikamenteneinnahmemenge 1 Jahr vor der Verhaltenstherapie und im zweiten Jahr nach Beendigung der Behandlung

sein. Es muß bezweifelt werden, ob dieses Vorgehen als Bevölkerungsstrategie gesundheitsfördernd ist. Der Anteil der Selbstmedikation wird überproportional steigen und damit wird gleichzeitig die Wissenslücke über die tatsächlichen Konsumgewohnheiten größer werden.

5.3.5
Einzelfallverlauf

In Ergänzung zu der vorangehenden Auswertung von Krankheitsdaten im Rahmen von Gruppenstatistiken erfolgt die Darstellung eines Einzelfallverlaufs, der es wesentlich konkreter erlaubt, das Krankheitsgeschehen aufzuzeigen (s. Tabelle 5.4).

Der Krankheitsverlauf eines 28jährigen Patienten (Fall P10), der 35 Tage in der stationären verhaltenstherapeutischen Behandlung war, weist im Anamnesezeitraum 12 AU-Fälle mit insgesamt 186 AU-Tagen in zwei Jahren auf. Die entsprechenden AU-Diagnosen beschreiben den Versuch des Patienten und der

Tabelle 5.4. Einzelfallverlauf Fall P 10

Patient, 28 Jahre alt, erwerbstätig (Anamnese und Katamnese)			
Behandlungsdiagnosen (Psychosomatische Klinik)			
Psychiatrische Diagnose:		ICD 10: F45.30 Somatoforme autonome Funktionsstörung des kardiovaskulären Systems	
Somatische Diagnose:		Keine	
Verweildauer:		35 Tage	
Arbeitsunfähigkeiten			
Anamnese	Diagnose (ICD)		AU-Tage
AU- Fall 1	487	Grippe	2
AU- Fall 2	401	Essentielle Hypertonie	26
AU- Fall 3	785	Symptome im kardiovaskulären System	6
AU- Fall 4	427	Herzrhythmusstörungen	2
AU- Fall 5	427	Herzrhythmusstörungen	5
AU- Fall 6	785	Symptome im kardiovaskulären System	3
AU- Fall 7	427	Herzrhythmusstörungen	10
AU- Fall 8	535	Gastritis und Duodenitis	18
AU- Fall 9	459	Sonstige Affektionen Kreislaufsystem	2
AU- Fall 10	427	Herzrhythmusstörungen	9
AU- Fall 11	723	Affektionen im zervikalen Bereich	101
AU- Fall 12	558	Verminderte Nierenfunktion	2
Gesamt			186
Katamnese	Diagnose (ICD)		AU-Tage
AU- Fall 1	924	Prellung untere Extremitäten	1
AU- Fall 2	465	Akute Infektion der Luftwege	4
AU- Fall 3	724	n.n.b. Affektionen Rücken	28
Gesamt			33
Krankenhausbehandlungen			
Anamnese	Diagnose (ICD)		KH-Tage
KH- Fall 1	427	Herzrhythmusstörungen	6
KH- Fall 2	401	Essentielle Hypertonie	3
Gesamt			9
Katamnese		keine	keine

behandelnden Ärzte, die hochgradige vegetative Fehlsteuerung bei dem Patienten in klassisch-medizinische Begriffskategorien zu fassen. Nach einer Reihe eher kurzer Krankheitszeiten kommt es dann zu einer langen AU-Dauer von 101 Tagen wegen "unspezifischer Affektionen im zervikalen Bereich".

Hat man jetzt endlich eine Krankheit diagnostiziert, die das Krankheitsgefühl des Patienten begründet und als berechtigt erscheinen läßt? Die mangelnde Spezifität dieser Diagnose weist eher darauf hin, daß es sich hierbei um eine *Hilfsdiagnose* handelt, die die diagnostische Unklarheit beendet und die dem Patienten die Berechtigung einräumt, "richtig" krank zu sein. "Das Kind hat einen Namen" und entwickelt sich zu 14,4 Wochen ununterbrochener Krankschreibung.

Aus verhaltensmedizinischem Blickwinkel ist bei diesem Krankheitsverlauf von besonderer Bedeutung, welches Krankheitsmodell der Patient selbst über seine Symptomatik entwickelt und welche Schlußfolgerungen im Erleben und Verhalten er aus diesem Krankheitsmodell zieht. Sieht er sich selbst als einen herzkranken 28jährigen Mann an, der bereits Verschleißerscheinungen in seinem Stütz- und Bewegungsapparat aufzuweisen hat und der sich darauf einstellen muß, in absehbarer Zeit Invalide zu sein? Diese Diskussion des Krankheitsmodells des Patienten spielt in der verhaltensmedizinischen Behandlung eine wesentliche Rolle. Hierbei kommt es entscheidend darauf an, dem Patienten ein Modell seiner Störungen zu vermitteln, das

- tatsächlich die vielfältigen Symptome, Beschwerden und Beeinträchtigungen erklären kann,
- für den Patienten ausreichend überzeugend ist und
- es ihm ermöglicht, aktiv und verändernd auf diesen Krankheitsprozeß selbst Einfluß zu nehmen.

Die Behandlungsdiagnose der Klinik beschreibt in ihrer Schlichtheit nicht den komplexen diagnostischen Entscheidungsprozeß der Behandler, die sich selbstverständlich intensiv mit den Vorbehandlungsdiagnosen und teilweise mit den Untersuchungsgrundlagen des vorangegangenen diagnostischen Prozesses auseinandersetzen müssen und die ebenfalls darauf hinarbeiten müssen, daß der Patient diese diagnostische Einordnung seiner Symptome auch tatsächlich akzeptiert und sich danach verhält. Nicht selten werden – auch im psychosomatischen Bereich – richtige Diagnosen gestellt, von denen der Patient nichts weiß – geschweige denn, diese aktiv mitträgt.

Der *Krankheitsverlauf* nach der Verhaltenstherapie ist mit 33 AU-Tagen in zwei Jahren eher unauffällig, wenngleich unspezifische Affektionen des Rückens nach wie vor eine Rolle spielen. Krankenhausbehandlungen kommen im katamnestischen Verlauf nicht vor; die anamnestisch vorliegenden Krankenhausaufenthalte waren ebenfalls eher kurz. Bei den *positiven* Krankheitsverläufen zeigen sich drei Verlaufscharakteristika über den von uns überschaubaren, fast fünfjährigen Krankheitsverlauf, bei denen es offensichtlich in besonderem Maße gelingt, im Verlauf einer verhaltensmedizinischen Behandlung entscheidende Weichenstellungen für ein verändertes Krankheitsverhalten zu erreichen:

Ausgeprägte depressive Erkrankungen mit komplettem Rückzugsverhalten und weitgehender Isolierung. Durch weitestgehende soziale Ängste und schwere Erschöpfungszustände im Rahmen einer depressiven Entwicklung entstehen durch wenige AU-Fälle lange Arbeitsunfähigkeitszeiten, weil die Patienten wegen der Ängste oder der depressiven Symptomatik nicht mehr in der Lage sind, ihren beruflichen Verpflichtungen nachzukommen und mit offener Prognose lange ununterbrochen krank geschrieben werden. Nach der Verhaltenstherapie treten kaum noch AU-Fälle wegen psychischer Erkrankungen auf, und auch die AU-Fälle infolge organischer Krankheiten weisen kürzere AU-Zeiten auf.

Unklare, scheinbar organische Krankheitsbilder mit organischen Verlegenheitsdiagnosen. Infolge anhaltender oder anfallsweise auftretender Beschwerden – besonders im Herz-Kreislauf-Bereich – kommt es immer wieder zu AU-Fällen und Krankenhausaufenthalten mit unspezifischen Diagnosen (sonstige Affektionen im betreffenden Organbereich) aus dem Organbereich der vermuteten Symptomatik. Diese stellen eher eine Beschreibung der diagnostischen Unklarheit und Hilflosigkeit dar, als daß sie das Krankheitsbild zutreffend einordnen würden. Aus Sicht der psychosomatischen Behandler handelt es sich dabei überwiegend um funktionelle Erkrankungen mit angstbesetzter Verarbeitung der vegetativen Fehlsteuerungen. Das Erlernen eines angemessenen Krankheitsmodells, das Wiedererwerben von Vertrauen in die Funktionstüchtigkeit des eigenen Körpers und die Bewältigung persönlicher oder beruflicher Belastungen verändert das Krankheitsverhalten der Patienten nachhaltig. Sie befürchten bei der Wahrnehmung geringfügiger vegetativer Beschwerden nicht mehr den Beginn eines akut lebensbedrohlichen Krankheitsprozesses und müssen sich nicht jedesmal wieder krank schreiben oder notfallmäßig ins Krankenhaus einweisen lassen.

Schwere organische Krankheitsbilder mit nur zögernder oder ausbleibender Besserung des Krankheitsgefühls und depressiven Reaktionen auf diesen stagnierenden Prozeß. Nach einem Krankheitsgeschehen mit schwerwiegenden organischen Einschränkungen und Beeinträchtigungen (Infektionen, Unfälle, Operationen) und langen Arbeitsunfähigkeitszeiten bleibt das Krankheitsempfinden mit weitgehend eingeschränkter Belastbarkeit und rascher Ermüdung auch nach Abklingen des organischen Krankheitsgeschehens unverändert bestehen. Zusätzlich entwickelt sich noch eine depressive Reaktion auf diese ungehindert fortbestehende Einschränkung im körperlichen und zunehmend auch im sozialen Bereich, die das AU-Geschehen noch weiterhin verlängert.

Im Verlauf der Verhaltenstherapie entwickeln die Patienten durch vielfältige Anregungs- und Trainingsmöglichkeiten wieder einen "neuen Schwung", verbessern ihr Durchhaltevermögen und sind eher in der Lage, den anamnestisch stattgefundenen Krankheitsprozeß zu relativieren und sich damit zu beschäftigen, "das Beste daraus zu machen", anstatt den verlorenen Möglichkeiten nachzutrauern. Die poststationären AU- und KH-Fälle sind demzufolge erheblich verkürzt und in der Summe weitestgehend rückläufig.

5.4
Langzeitveränderungen nach stationärer Verhaltenstherapie unter Kosten-Nutzen-Aspekten: Verhaltensmedizinische Behandlungen rechnen sich

Zur Untersuchung der Veränderungen bei den Krankheitskosten haben wir auf der Basis der inhaltlichen Veränderungen der kostenrelevanten Parameter untersucht, in welchen Bereichen sich welche Veränderungen bei den Krankheitskosten ergeben, wie sich diese Kostenveränderungen bei den jeweiligen Trägern der Krankheitskosten auswirken und welche Kosten-Nutzen-Relationen sich daraus ableiten.

Betrachtet man die Gesamtveränderungen in den einzelnen Kostenbereichen, entfällt

- der größte Anteil von 64,6% der Einsparungen auf die verminderten AU-Kosten,
- 27,6% auf die Veränderungen bei den Krankenhauskosten,
- 7,1% auf die Reduktion der Praxiskontakte und
- 0,6% auf Einsparungen bei den Ausgaben für Medikamente.

! Diese Verteilung macht deutlich, daß die verschiedenen Sozialpartner in einem volkswirtschaftlichen Geflecht gleichermaßen an den Einsparungen teilhaben. Nicht nur die Krankenkassen, sondern auch die Arbeitgeber werden in einem nicht unerheblichen Maße von den Krankheitskosten entlastet.

Selbst wenn man die Medikamentenkosten auf zwei Jahre hochrechnen würde, bliebe dieser Anteil an den Kosteneinsparungen immer noch relativ gering.

5.4.1
Veränderungen der Krankheitskosten je Fall

Aus den oben dargestellten Kostenbereichen haben wir zunächst die *Fallkosten je Kostenbereich* ermittelt und daraus sukzessiv zusammengestellt, welche Krankheitskosten je Fall entstehen und in welchem Ausmaß sich diese Kosten in beiden Untersuchungszeiträumen verändern.

- Die Veränderungen für die Kosten der Arbeitsunfähigkeit bei den erwerbstätigen Patienten betragen −21.370 DM.
- Da in den Kosten für die *Arbeitsunfähigkeit* je erwerbstätigen Patienten auch Patienten ohne AU-Fälle enthalten sind, erhöht sich diese Einsparung auf -29.874,00 DM je erwerbstätigen Patienten mit mindestens einem AU-Fall (−62,8%). Die eingesparten Praxiskosten betragen dagegen lediglich -909,00 DM je Patient (s. Tabelle 5.5).
- Bei den *Krankenhausaufenthalten* ergeben sich Einsparungen von −4.224 DM (−70,3%) unter Berücksichtigung aller Projektteilnehmer bzw. von −5.572 DM (−41,9%) bei Patienten mit mindestens einem Krankenhausaufenthalt.

Tabelle 5.5. Krankheitskosten je Patient im Vergleich vor und nach Verhaltenstherapie

	Vor Aufnahme DM je Patient	Nach Entlassung DM je Patient)	Veränderungen DM je Patient	[%]
AU-Kosten je erwerbstätigem Patient	32.535,00	11.165,00	−21.370,00	−65,6
AU-Kosten bei mindestens 1 AU-Fall	47.552,00	17.678,00	−29.874,00	−62,8
Praxiskosten je Patient	3.432,00	2.523,00	−909,00	−26,4
Krankenhausaufenthalte je Patient	6.006,00	1.782,00	−4.224,00	−70,3
Krankenhausaufenthalte je Patient mit mindestens 1 KH-Fall	13.269,00	7.697,00	−5.572,00	−41,9
Medikamente in 1 Jahr je Patient	474,00	399,00	−75,00	−15,7
Medikamente in 1 Jahr je "User"	612,00	545,00	−67,00	−10,9

- Die Veränderungen der Kosten für *Medikamente* betragen bis zu 75,00 DM je Patient bzw. bis zu 67,00 DM je Patient, der in einem der Zeiträume Medikamente eingenommen hat ("User").

Die Veränderung der Krankheitskosten für die medikamentöse Behandlung sollte auch aus psychotherapeutischem Blickwinkel und nicht primär unter Kosten-Nutzen-Aspekten betrachtet werden. Im Verhältnis zu den beschriebenen Krankheitskosten für die Arbeitsunfähigkeit und die Krankenhausaufenthalte und dem darin enthaltenen Einsparungspotential ist das Kosten-Nutzen-Verhältnis der medikamentösen Behandlung zu vernachlässigen. Nichts ist so billig wie eine psychopharmakologische Behandlung einer somatoformen Störung! Trotzdem würde man die Forderung ableiten, psychotherapeutische Behandlungsmethoden zu indizieren, weil die Grunderkrankung z.B. einer somatoformen Störung medikamentös nicht zu behandeln ist, selbst wenn daraus zunächst einmal Mehrkosten entstehen.

Unter Zusammenfassung dieser Fallkosten in den einzelnen Kostenbereichen ergeben sich Reduktionen von Krankheitskosten für Erwerbstätige mit mindestens einem AU-Fall von −35.082,00 DM (−61,0%) und für Erwerbstätige ohne AU-Fall und für Nichterwerbstätige von −5.208,00 DM (−52,5%). Der Unterschied resultiert daraus, daß bei letzterer Gruppe die Kosten für die Arbeitsunfähigkeitszeiten entfallen, weil keine AU-Fälle eingetreten sind oder bei Nichterwerbstätigen keine Arbeitsunfähigkeitsfälle vorkommen können.

Faßt man beide Untergruppen zusammen, reduzieren sich die Krankheitskosten je Patient um −25.192,00 DM (−59,3%).

5.4.2
Kosten-Nutzen-Verhältnisse bei verhaltenstherapeutischen Behandlungen

Die Verringerung der Krankheitskosten von −25.192 DM bzw. von −35.082 DM je Patient, der erwerbstätig ist und mindestens einen AU-Fall in den Berechnungszeiträumen aufzuweisen hat, muß in Relation gesetzt werden zu den Kosten der verhaltensmedizinischen Behandlung. Die Behandlungsaufwendungen für die gesamte Verhaltenstherapie betragen 10.111 DM pro Patient.

Unter Einbeziehung aller Patienten der untersuchten Patientengruppe aus erwerbstätigen und nicht erwerbstätigen Patienten ergibt sich ein *Kosten-Nutzen-Verhältnis* von 1:2,49.

Das bedeutet, daß bei einer Investition von 1 DM in die stationäre psychosomatische Behandlung eine Reduktion der Krankheitskosten um 2,49 DM erzeugt wird.

Bezieht man diese Kosten-Nutzen-Relationen allerdings nur auf die *erwerbstätigen Patienten* mit *mindestens einem AU-Fall*, erhöht sich dieses Kosten-Nutzen-Verhältnis auf 1:3,46.

5.4.3
Hochrechnung der Reduktion von Krankheitskosten

Abschließend führen wir Hochrechnungen für die Jahresbehandlungen einer psychosomatischen Klinik mit 200 Behandlungsplätzen und für die pro Jahr in Deutschland durchgeführten stationären Behandlungen dieser Krankheitsbilder durch (s. Tabelle 5.6).

Aus der Gesamtsumme der Einsparungen ergibt sich nach Abzug der Kosten für die verhaltenstherapeutische Behandlung ein Nettogewinn von 15.081,00 DM je Patient.

In einer psychosomatischen Klinik mit 200 Behandlungsplätzen werden im Jahr etwa 1.200 Patienten behandelt. Auf dieser Berechnungsbasis ergibt sich eine nachstationäre Reduktion der Krankheitskosten von insgesamt 30,23 Mio DM. Darin sind enthalten:

- Einsparungen der Kosten für die Arbeitsunfähigkeit von 11,16 Mio DM,
- für die Praxiskontakte von 1,23 Mio DM,
- für die Medikamente 106.800 DM,
- für die Krankenhausbehandlungen von 4,76 Mio DM,
- für den Rückgang beim Produktivitätsausfall von 12,95 Mio DM.

Abzüglich des Bruttoumsatzes an stationären Behandlungskosten von 12,13 Mio DM im Jahr errechnet sich daraus ein *volkswirtschaftlicher Nettogewinn* von jährlich 18,09 Mio DM je Klinik dieser Größenordnung.

1995 wurden in Deutschland 87.525 stationäre Behandlungen wegen psychosomatischer Erkrankungen durchgeführt; das sind 5,0% der Behandlungsfälle

Tabelle 5.6. Kosten-Nutzen-Verhältnisse von verhaltenstherapeutischen Behandlungen

Abnahme der Krankheitskosten je Patient: (Beobachtungszeitraum: 2 Jahre Anamnese, 2 Jahre Katamnese)	DM 25.192,00
Abnahme der Krankheitskosten je erwerbstätigem Patienten: mit mindestens 1 AU-Fall	DM 35.082,00
Kosten für die stationäre psychosomatische Behandlung:	DM 10.111,00
Kosten-Nutzen- Verhältnis *je Patient* (Gesamte Projektstichprobe)	1:2,49
Kosten-Nutzen- Verhältnis *je erwerbstätigem Patienten* mit mindestens 1 AU-Fall	1:3,46

in der medizinischen Rehabilitation (Zielke, Dehmlow, Hagen, Zander & Glahn, 1997).

Abzüglich der verhaltenstherapeutischen Behandlungskosten beträgt der volkswirtschaftliche Nettogewinn infolge der Veränderung des Krankheitsverhaltens auf dieser Datenbasis innerhalb von 2 Jahren nach der Verhaltenstherapie 1,319 Mrd. DM.

Angesichts dieser Kosten-Nutzen-Verhältnisse kann es sich unser Gesundheitssystem eigentlich nicht mehr leisten, psychische und psychosomatische Krankheiten nicht adäquat zu behandeln. Verzögerungen und Fehlentwicklungen in der diesbezüglichen Krankenversorgung verursachen volkswirtschaftliche Kosten, die weit über das hinausgehen, was für frühzeitige sachbezogene Interventionen ausgegeben werden müßte.

Literatur

Glaeske, G. (1990). Die Behandlung psychosomatischer Erkrankungen in der ambulanten Versorgung. *Praxis der Klinischen Verhaltensmedizin und Rehabilitation, 10,* 99–105.

Hasenbring, M. (1996). Kosten-Nutzen-Analyse in der Schmerztherapie: Beispiel Rückenschmerz. *Praxis der Klinischen Verhaltensmedizin und Rehabilitation, 35,* 182–185.

Köster, I. (1992). *Therapie und Diagnostik in der primärärztlichen Versorgung auf der Basis einer Stichprobe AOK-Versicherter.* Düsseldorf: Unveröffentlichter Projektbericht aus dem Zentrum für Medizinische Psychologie, Soziologie und Statistik der H.-Heine-Universität.

Krause-Girth, C. (1989). *Schein-Lösungen. Die Verschreibungspraxis von Psychopharmaka.* Bonn: Psychiatrie-Verlag.

Robra, B. P., Chang, L., Kerek-Bodden, H. E. & Schwarz, F. W. (1991). Die Häufigkeit der ärztlichen Inspruchnahme im Spiegel zweier Repräsentativerhebungen: DHP-Survey und EVaS-Studie. *Öffentliches Gesundheitswesen, 53,* 228–232.

Sachverständigenrat für die Konzertierte Aktion im Gesundheitswesen (1996). *Sondergutachten: Gesundheitswesen in Deutschland. Kostenfaktor und Zukunftsbranche* (Bd. 1: Demographie, Morbidität, Wirtschaftlichkeitsreserven und Beschäftigung). Bonn: Sachverständigenrat für die Konzertierte Aktion im Gesundheitswesen.

Schwabe, U. (1996). Überblick über die Arzneiverordnungen 1996. In U. Schwabe & D. Paffrath (Hrsg), *Arzneiverordnungsreport 1996* (S. 1–18). Stuttgart: Fischer.

Zielke, M. (1993). *Wirksamkeit stationärer Verhaltenstherapie.* Weinheim: Psychologie Verlags Union.

Zielke, M., Dehmlow, A., Hagen, P., Zander, G. & Glahn, N. (1997). *Gesundheitsberichterstattung: Das Kreuz mit dem Kreuz. Die Bedeutung von Krankheiten des Stütz- und Bewegungsapparates in der Gesundheitsversorgung in Deutschland.* (Schriftenreihe des Wissenschaftsrates der AHG, Bd. 9). Hilden: Verhaltensmedizin Heute.

Zielke, M. & Sturm, J. (1994). Chronisches Krankheitsverhalten: Entwicklung eines neuen Krankheitsparadigmas. In M. Zielke & J. Sturm (Hrsg), *Handbuch Stationäre Verhaltenstherapie* (S. 42–60). Weinheim: Psychologie Verlags Union.

6 Der Kranke mit somatoformer Störung – Indexpatient eines dysfunktionalen Gesundheitssystems?

B. Sprenger

Inhaltsverzeichnis

6.1 Der Fall 96
6.1.1 Zur Vorgeschichte 97
6.1.2 Erstgespräch 97
6.1.3 Therapeutisches Vorgehen 98
6.2 Fallbesprechung 99
6.3 Welchen Grundannahmen begegnen diese Patienten bei ihren Behandlern? 99
6.4 Was geschieht in der Regel konkret mit dem Patienten mit somatoformer Störung innerhalb der Strukturen unseres Gesundheitssystems? 101
6.5 Was ist dysfunktional am System der Behandlung? 102
6.5.1 Ebene der wissenschaftstheoretischen Grundlagen der Heilkunde 102
6.5.2 Ebene der heilkundigen Praxeologie 102
6.6 Und die Lösung? 104
Literatur 105

EINLEITUNG

Die in der Überschrift dieses Artikels gewählten Begriffe *Indexpatient* und *dysfunktionales System* dürften aus der systemischen Familientherapie bekannt sein. Als dysfunktionales System wird dort ein soziales System beschrieben – in der Regel eine Familie oder eine Institution –, dessen Regeln für die Mitglieder des Systems pathogen sind. Der Indexpatient in einer dysfunktionalen Familie ist derjenige, der scheinbar individuell eine Krankheit oder Störung entwickelt. Tatsächlich lebt er aber in einem sehr komplexen dysfunktionalen Zusammenhang. Die Genese der Erkrankung ist nur zu verstehen, wenn man das ganze System betrachtet. Da Krankheit jedoch primär das Individuum betrifft, hat die Heilkunde eine solche Betrachtungsweise verständlicherweise nie in den Vordergrund ihrer diagnostischen und therapeutischen Überlegungen gestellt. Mit der modernen Umweltmedizin und der System- und Familientherapie sind diese über das Individuum hinausreichenden Überlegungen wieder verstärkt in der Diskussion.

> Meine These lautet: Der Patient mit der Diagnose einer somatoformen Störung weist uns Therapeuten möglicherweise auch auf eine Dysfunktionalität der Systeme hin, innerhalb derer wir die Heilkunde betreiben.
>
> Ich halte es für sinnvoll, den diesbezüglichen Fragen, die solche Patienten aufwerfen, einmal genauer nachzugehen. Ich werde das Thema also nicht unter dem Aspekt der optimalen Hilfe für diese Patienten betrachten, sondern unter dem genannten systemischen Aspekt. Damit greife ich selbstverständlich nur einen Teilaspekt der Gesamtproblematik heraus. Um Mißverständnissen vorzubeugen: Ich möchte hier nicht die alte These aus den 60er Jahren erneut aufgreifen, wonach das System krank sei, nicht der Patient, und man sich infolgedessen mehr um das System als um den Patienten kümmern müsse. Das meine ich dezidiert nicht. Als Arzt bin ich selbstverständlich primär an der Verbesserung des Wohlergehens des Patienten interessiert. Die systemische Sichtweise hat mich aber gelehrt, beim Bemühen um die Genesung des Einzelnen die Strukturen wichtig zu nehmen, innerhalb derer Therapie geschieht. Dies stellt insbesondere unter organmedizinisch ausgerichteten Kollegen eine heute immer noch eher vernachlässigte Sichtweise dar.
>
> Patienten mit somatoformen Störungen werden von Ärzten, die mit ihnen befaßt sind, oft als sehr unangenehme und geradezu "lästige" Patienten beschrieben. Der organmedizinisch ausgerichtete Arzt kann mit den ihm zur Verfügung stehenden diagnostischen Mitteln keinen Befund erheben, der die Beschwerden des Patienten erklärt. Der Psychotherapeut – so er den Patienten überhaupt zu sehen bekommt – hat es nicht selten schwer, ein Arbeitsbündnis mit ihm herzustellen. Der Patient besteht häufig darauf, organisch krank zu sein. Ein schwieriges Dilemma?
>
> Um meine These besser illustrieren zu können, möchte ich einen Fall aus unserer Klinik darstellen. Dieser Fall ist für die Situation in der rehabilitativen psychosomatischen Medizin durchaus typisch, sowohl was den Gesamtverlauf bis zur Aufnahme in die Klinik betrifft, als auch was die Komplexität angeht. Zu dieser Komplexität gehört vor allem die Tatsache, daß diese Kranken selten eine einzige Diagnose aus dem Bereich der somatoformen Störungen (nach DSM-III-R 7 Kategorien) aufweisen. Dies trifft auch auf unsere Patientin zu.

6.1
Der Fall

Es handelt sich um eine 58jährige Frau, die folgendermaßen von uns diagnostiziert worden war:

- undifferenzierte somatoforme Störung (DSM-III-R 300.70);
- späte primäre dysthyme Störung (DSM-III-R 300.40);

- Hinweise auf eine passiv-aggressive Persönlichkeitsstörung (DSM-III-R 301.84).

Psychosoziale Belastungsfaktoren:

- familiäre Streitigkeiten,
- Alkoholismus des Sohnes (Schweregrad 2 nach GIF).

Somatische Erkrankungen:

- exogen-allergisch bedingtes Asthma bronchiale,
- multiple Allergien,
- rezidivierendes Wirbelsäulensyndrom bei zervikaler, thorakaler und lumbosakraler Spondylose und insipienter Osteochondrose,
- Adipositas.

6.1.1
Zur Vorgeschichte

Die Patientin hat eine sehr lange Krankengeschichte. In der Akte finden sich mehrere Facharztuntersuchungsgutachten. Der medizinische Dienst der Krankenkasse schreibt schließlich, nachdem die Patientin mehrfach zu Kuren in Lungenfachkliniken bzw. orthopädischen Fachkliniken war:

"Eine stationäre Kurmaßnahme in einer psychosomatischen Fachklinik wird befürwortet. Die Patientin muß unbedingt nach der Kurmaßnahme eine längerdauernde ambulante Psychotherapie durchführen." (!!)

Biographisch-anamnestisch bemerkenswert war ein sexuell übergriffiger Vater (vom 11.–17. Lebensjahr der Patientin) und eine als schikanös erlebte Mutter. Mit dem Ehemann habe sie ebenfalls Schwierigkeiten, vor allem sexueller Art (sie habe postkoital Krämpfe im Genitalbereich). Die Frau ist kirchlich gebunden und ehrenamtlich in verschiedenen kirchlichen Gremien stark engagiert.

6.1.2
Erstgespräch

Bemerkenswert war die psychometrische Unauffälligkeit der Patientin: sowohl im Giessen-Test (Beckmann, Brähler & Richter, 1990) als auch im Beck-Depressionsinventar (Hautzinger, Bailer, Worall & Keller, 1994) erzielte sie Durchschnittswerte, nur in der SCL-90-R (Franke, 1995) zeigte sich ein auffälliger Wert für "Somatisierung".

Notiz des Therapeuten nach dem Erstgespräch:

"Anfangs zeigte sich die Patientin massiv verärgert, daß die Klinik nicht ihren Vorstellungen entspricht und lehnte jegliche psychotherapeutische Gedankengänge und Angebote ab. Im weiteren Gesprächsverlauf änderte sie überraschend schnell ihre Position und berichtete ausführlich über ihr Leben und derzeitige Belastungen."

6.1.3
Therapeutisches Vorgehen

Die Patientin wurde zunächst in ihrem Wunsch unterstützt, sich zu erholen. Sie erhielt Anwendungen im balneophysikalischen Bereich. Es wurden weiterhin Gesprächsangebote gemacht, die sie zunehmend wahrnahm, sogar in der Gruppe.
Zitate aus Wochenberichten der Patientin:

> "Mir gefällt es hier gut. Trotzdem fühle ich mich nach wie vor fehl am Platz. ... Seelisch geht es mir täglich besser und ich fühle mich wohl bis auf meine körperlichen Beschwerden."

Nach einer Sitzung im katathymen Bilderleben:

> "Obwohl ich erst sehr nervös war, so ähnlich wie Lampenfieber, konnte ich mich toll entspannen und fühlte mich richtig wohl hinterher."

Aus dem Abschlußbericht an die Hausärztin:

> "Es gelang der Patientin klar, kränkende Erlebnisse und Faktoren zu benennen. Einer produktiven Auseinandersetzung setzte sie Widerstand entgegen, welcher von uns akzeptiert wurde. Während ihres Therapieaufenthalts beschäftigte sie sich besonders mit Reflexionen auf ihre unterschiedlichen sozialen Kontaktangebote. Sie brachte sich aktiv in gruppendynamische Prozesse ein, setzte sich mit sehr unterschiedlichen Rückmeldungen auseinander und hat so ihre Kommunikationsfähigkeit verbessert....
> Da unser therapeutisches Angebot ihren Erwartungen an eine somatisch orientierte "Herz-Galle-Kur" nicht entsprach, verkürzte Frau X im beiderseitigen Einverständnis ihre genehmigte Behandlungsdauer um 2 Wochen....
> Wir entlassen eine körperlich erholte und sich in einem stabilen psychischen Zustand befindende Patientin in Ihre weitere Behandlung."

Aus einem Brief der Patientin an den behandelnden Stationsarzt, geschrieben 10 Tage nach Entlassung aus der Klinik:

> "...muß ich Ihrer Darstellung an meinen Hausarzt, ich hätte die Therapie vorfristig abgebrochen, mit aller Entschiedenheit widersprechen. Bei unserem Gespräch am ... erklärten Sie mir, ich wäre so gut therapiert und bräuchte nur eine Kur von 4 Wochen. ... Dies bedeutet aber keinen vorzeitigen Abbruch der Kur durch mich, sondern eine ärztliche Entscheidung über die Kurdauer. ...
> Ich habe mich auf eine Kurdauer von 6 Wochen eingestellt gehabt und meine gesamten Termine als Schöffin am Landgericht und im Kirchenvorstand für diese Zeit abgesagt. Es war für mich also kein Problem, die Gesamtdauer einzuhalten. Wenn allerdings aus ärztlicher Sicht der Krankenkasse Geld gespart werden kann, so ist dieses eine zu begrüßende Sache. ...
> Nachdem ich eine Woche nachgedacht habe, möchte ich Ihnen mitteilen, daß ich zutiefst enttäuscht bin, wie Sie mein Vertrauen mißbraucht haben. Die Krankenkasse in ... sowie deren Hauptverwaltung in ... erhält eine Kopie dieses Schreibens, um allen Eventualitäten vorzubeugen."

Das Gespräch mit dem Stationstherapeuten, auf das sie sich im Brief bezieht, war nach dessen Gesprächsprotokoll anders verlaufen. Er hatte ihre Ambivalenz gegenüber jedem Psychotherapieangebot zum Thema gemacht und darauf hingewiesen, daß im somatischen Bereich derzeit keine Behandlung irgendwelcher Art notwendig sei.

Es folgte eine Anfrage der Hauptverwaltung der Kasse mit der Bitte um Stellungnahme, der zuständige Oberarzt wurde eingeschaltet, der Briefwechsel erhielt zunehmend einen "juristischen Ton".

> Einmal pro Woche werden die Patienten in der Klinik gebeten, einen sogenannten „Wochenbericht" abzugeben, in dem sie darstellen sollen, was aus ihrer ganz subjektiven Sicht in der vergangenen Woche das Wichtigste für sie gewesen ist. Es gibt für diese Wochenberichte keine formalen Vorschriften, außer, daß sie nicht länger als 2 Din-A-4-Seiten sein sollten.

6.2
Fallbesprechung

Obwohl dies nicht der Fokus meiner Falldarstellung ist, möchte ich einige Bemerkungen im Sinne der Einzelfallsupervision anfügen. Man könnte vermuten, daß der Therapeut die schnelle Bereitschaft der Patientin, über sich selbst zu sprechen, zwar wahrgenommen (s. seine Notiz), nicht aber in ihrer Bedeutung gewürdigt hat. Er war über diesen Sinneswandel der Patientin nach anfänglichem Widerstand gegen jede Psychotherapie zwar überrascht, dann aber wohl eher erfreut, vielleicht nach dem Motto: "Na wunderbar, jetzt kann's ja losgehen mit der therapeutischen Arbeit". Möglicherweise hat sich die Patientin aber lediglich an seine Erwartungen angepaßt, was in einer kunstgerechten Therapie idealiter bemerkt und problematisiert werden sollte und hier offenbar schweigend übergangen wurde. Auch dies ist in der Praxis bei sog. "schwierigen Patienten" ein häufig anzutreffendes Phänomen. Es tritt besonders dann auf, wenn die Therapeuten dazu neigen, sich ihrerseits kritiklos dem Diktum der Kostenträger anzupassen, wonach Therapieprozesse immer weiter verkürzt werden könnten, wenn man nur die richtige Technik anwende. Durch dieses Diktum entsteht gelegentlich ein Zeitdruck, der sich auf das Behandlungsergebnis kontraproduktiv auswirkt. Führt das Streben nach mehr Behandlungseffizienz, das an sich selbstverständlich berechtigt ist, zum Übersehen wichtiger Prozeßdetails, nimmt die Gesamteffizienz natürlich ab statt zu.

Trotz dieser Kritik am therapeutisch-technischen Vorgehen illustriert dieser Fall vielleicht ganz gut, worum es mir hier geht. Es läßt sich anhand dieser Verlaufsgeschichte auch nachvollziehen, warum diese Patienten für viele Kollegen als "frustrierend" gelten. Schließlich steckt viel Mühe von vielen verschiedenen Seiten in dem Versuch, dieser Frau zu helfen, mit ihren vielfältigen Beschwerden besser klarzukommen. Legt man die schriftlichen Äußerungen der Patientin selbst zugrunde, scheint außer einer tiefen Enttäuschung und möglicherweise mehrfachen Kränkungen für die Frau "nichts herausgekommen" zu sein. Unter ökonomischen Gesichtspunkten ist die Bilanz der therapeutischen Bemühungen ebenfalls unbefriedigend. Diese Patienten verursachen eine Menge Kosten: Wie Rief (Experten-Rundgespräch "Somatoforme Störungen.., Dresden, 1996) berichtete, geben die Kassen für diese Patienten pro Fall im Schnitt in zwei Jahren 25.000 DM aus.

6.3
Welchen Grundannahmen begegnen diese Patienten bei ihren Behandlern?

Der organmedizinisch ausgebildete Arzt, egal welcher Fachrichtung, geht in der Regel von einem positivistischen und materialistischen Gesundheits- und Krankheitsverständnis aus. Das Grundmodell des Organismus ist nach wie vor dem Paradigma der Ingenieurkunst angelehnt: Der Mensch sei, nach diesem Verständnis, eine physikalisch-chemische Maschine. Diese ist zwar hochkomplex, aber im Prinzip mit den Gesetzen der Physik und der Chemie sowohl vollständig verstehbar als auch beeinflußbar. Historisch hat sich dieses Modell mit dem Siegeszug der Naturwissenschaften seit dem 18. Jahrhundert mehr und mehr durchgesetzt. Die Erfolge, vor allem im Bereich der Diagnostik, der Chirurgie und der invasiven Medizin überhaupt sowie der Mikrobiologie und der Infektionsbekämpfung, machen diesen Siegeszug ohne weiteres verständlich.

In diesem Grundmodell hat das Seelische keinen rechten Platz – es ist zu komplex und bis heute keineswegs nahtlos aus materiellen Vorgängen ableitbar. Unser Wissen über Neurotransmitter, Neurohormone usw. ist gemessen an unserem Wissen über die Phänomenologie des Seelischen geradezu kümmerlich. Diese Gesamtlage spiegelt sich auch in den Diagnosen wider, die somatoform gestörte Patienten in der somatischen Medizin erhalten: "Funktionelles Syndrom", "psychophysische Erschöpfung" und ähnliche Diagnosen tauchen dort auf. Schon beim Lesen dieser Ausdrücke wird man von einem gewissen Unbehagen befallen, weil sie im Grunde genommen nichts über die Erkrankung und gar nichts über den Erkrankten aussagen. In der täglichen Praxis führt dieses positivistische Verständnis dazu, daß ein Patient, der Symptome beschreibt, für die kein materieller positiver Befund zu erheben ist, "nichts hat". Das sind denn auch genau die Worte, die die Patienten von ihren Ärzten häufig zu hören bekommen; diese sagen eher seltener: "Mit meinen Methoden (körperliche Untersuchung, Röntgen, Labor, Ultraschall usw.) finde ich keine Erklärung für Ihre Beschwerden". Die Patienten bekommen statt dessen zu hören: "Sie haben nichts." Letzteres ist natürlich eine völlig unsinnige und im Grunde genommen auch unreflektierte Aussage, da die Patienten ja Beschwerden haben, die ihnen auch einen nicht unerheblichen Leidensdruck verursachen. Manche Patienten berichten sogar über persönlich stark herabsetzende Äußerungen ihrer Untersucher ("Simulant", "Drückeberger" u. ä.).

Psychotherapeuten begegnen den Patienten mit verschiedenen Grundannahmen – je nach Therapieschule, in der sie ausgebildet sind:

- *Verhaltenstherapeuten* bemühen sich in der Regel um eine genaue Erfassung der Gesamtzusammenhänge, in denen die Person aktuell lebt, und um ein Verständnis der kognitiven Struktur der Patienten sowie der individuumsspezifischen Attributionen für bestimmte, vom Patienten wahrgenommene körperliche Empfindungen. Therapeutisch wird dann etwa versucht, eine kognitive Umstrukturierung dysfunktionaler Annahmen zu erreichen (detaillierte Beschreibung siehe Literatur am Ende).
- *Tiefenpsychologisch orientierte Therapeuten* sind in der Regel der Auffassung, daß das Symptom "für etwas anderes" steht, z. B. einen noch nicht im seelischen Raum bewältigbaren Konflikt. Sie gehen davon aus, daß man das Symptom "entschlüsseln" kann und sollte.

Der Patient erlebt bei Therapeuten beider Schulrichtungen gleichermaßen, daß er – implizit oder explizit – mit Vorstellungen konfrontiert wird, die seinem

Erleben in keiner Weise entsprechen; er oder sie haben ja kein intrapsychisches oder interpersonelles Problem, sondern deutlich wahrnehmbare körperliche Beschwerden.

6.4
Was geschieht in der Regel konkret mit dem Patienten mit somatoformer Störung innerhalb der Strukturen unseres Gesundheitssystems?

Die Patientenkarriere beginnt meist beim Hausarzt, der zu einem oder mehreren Fachärzten weiter überweist. Ihren Grundannahmen folgend (siehe oben), teilen ihm die beteiligten Ärzte mit, daß er "nichts hat"; gelegentlich werden die Patienten auch mit heftigem Mißtrauen konfrontiert und mit entsprechend abwertenden Titeln belegt: "das ist doch ein Simulant", "der ist wohl arbeitsscheu", "da geht's doch nur um die Rente" sind häufig geäußerte Ansichten. Auf der Handlungsebene erhalten die Patienten dann häufig Medikamente aus der Gruppe der Tranquilizer – eine sekundäre, iatrogen induzierte Medikamentenabhängigkeit sehen wir in ca. einem Fünftel unserer Patienten mit somatoformen Störungen. Für die Patienten bedeutet der geschilderte Weg, daß sie eine wiederholte Abfolge von Kränkungen und "Nicht-ernst-genommen-werden" erleben. Irgendwann kommt dann die Aussage eines der beteiligten Ärzte: "Das ist psychisch, da müssen Sie mal zum Nervenarzt (Psychiater, Psychotherapeuten, Psychosomatiker)." Viele Patienten erleben eine solche Aussage als Gipfel der persönlichen Herabsetzungen: Schließlich wird ihnen unterstellt, daß sie "verrückt" seien. In Wirklichkeit ist das Unbehagen bei der Vorstellung, es könnten seelische Prozesse eine Rolle spielen, oft auf Seiten des Arztes nicht kleiner als auf Seiten des Patienten.

Viele Patienten wenden sich jetzt dem paramedizinischen Bereich zu. Dabei scheinen auch die skurrilsten pathogenetischen oder therapeutischen Vorstellungen ihre Kunden zu finden – es geht den Patienten hier anscheinend weniger um die Validität der eingesetzten Methoden als um die Vertrauenswürdigkeit der Personen (der "Heiler").

Die Patienten, die schließlich doch noch beim Psychotherapeuten ankommen, sind häufig sehr skeptisch, sehr schambeladen, unglücklich und enttäuscht angesichts der bisher gesammelten Erfahrungen. Sie begegnen den Therapeuten mit einer Mischung aus Resignation und Überanpassung. Von sich aus wären sie nicht gekommen, aber "die Ärzte wissen ja auch nicht weiter". Diese Ausgangslage ist natürlich für eine Psychotherapie, egal welcher Methodik, ausgesprochen ungünstig; dementsprechend schwierig kann es werden, ein wirklich tragfähiges therapeutisches Bündnis herzustellen. Wenn ein solches Bündnis zustande kommt, sind die Ergebnisse der Therapie oft recht befriedigend. Hierbei hängt sehr viel davon ab, ob es gelingt, ein *für den Patienten sinnhaftes Modell* zu finden, mit dem man arbeiten kann. Auf die Details der Behandlungstechnik gehe ich im hiesigen Zusammenhang nicht ein (s. Literatur).

6.5
Was ist dysfunktional am System der Behandlung?

6.5.1
Ebene der wissenschaftstheoretischen Grundlagen der Heilkunde

Im Bemühen um kohärente, operationalisierbare und widerspruchsfreie Konzepte tun sich sowohl die Medizin als auch die Psychologie mit zwei Phänomenen schwer, die uns grundsätzlich immer begegnen, wenn wir mit kranken Menschen konfrontiert sind: Subjektivität und Ganzheit. Naturgemäß ist es sinnvoll, zunächst analytisch vorzugehen, wenn man sich komplexen Phänomenen wie etwa "Krankheit" nähern will – Analyse reduziert Komplexität.

Beim analysierenden Vorgehen geht von beidem – von der Subjektivität des Leidens und der Ganzheitlichkeit des Erlebens – notgedrungen immer etwas verloren; das ist eine Binsenweisheit. Bedeutsam wird diese Binsenweisheit in unserem Zusammenhang möglicherweise dadurch, daß das, was verloren geht, für den kranken Menschen von höchster Bedeutung ist. Ein Hinweis auf diese Bedeutsamkeit könnte in der Erfahrung liegen, daß es für viele Patienten enorm wichtig ist, sich "verstanden" und "angenommen" zu fühlen. Für den Durchschnittspatienten ist das die wichtigste Voraussetzung, damit er sich überhaupt einem Therapeuten oder Arzt anvertraut (und nicht etwa dessen wissenschaftliche Qualifikation). Aus genau diesem Grund haben auch "Heiler" großen Zulauf, die sich, wissenschaftlich gesehen, dubiosester Methoden bedienen. Wenn es ihnen gelingt, der Subjektivität des Patienten und seinem Bedürfnis nach Ganzheitlichkeit zu begegnen, wird ihnen Vertrauen entgegengebracht.

6.5.2
Ebene der heilkundigen Praxeologie

Auf dieser Ebene spiegelt sich die analytische Grundhaltung in der "Schulenbildung" wider: Therapieschulen, egal ob in der Medizin oder der Psychotherapie, zeichnen sich grundsätzlich vor allem durch ihren Reduktionismus aus. Es wird von einem Grundparadigma ausgegangen, nach dem die zu beschreibenden Phänomene einzuordnen seien. Auf diesem Grundparadigma bauen dann die gesamte Krankheitslehre und die Anweisungen über die zur Heilung führenden Maßnahmen auf. Dabei spielt es in unserem Zusammenhang eine nachgeordnete Rolle, ob die Grundparadigmen empirisch gefunden wurden oder nicht – auch bei den Therapieschulen, die sich auf Empirie berufen, werden zwangsläufig nie alle Teilphänomene, die zum Komplex "Krankheit" gehören, erfaßt.

Um zwei Beispiele aus Medizin und Psychotherapie zu nennen: sowohl die *Homöopathie* als auch die *Verhaltenstherapie* legen Wert darauf, empirisch fundiert zu sein. Bei beiden Systemen werden ganze Gruppen von Phänomenen gar nicht wahrgenommen, weil es zu ihrer Wahrnehmung anderer Grundparadigmen bedürfte, die innerhalb des jeweiligen Systems nicht zur Verfügung stehen. Analoges gilt nun für alle therapeutischen Schulen, egal, ob sie sich um körperliche oder seelische Krankheitsphänomene kümmern.

Die Folge dieses Zustandes innerhalb der gesamten Heilkunde ist nun, daß zwischen den Protagonisten der einzelnen "Schulen" gestritten wird. Dies mag im Bereich wissenschaftlicher Wahrheitssuche sehr sinnvoll sein, in der heilkundigen Praxis wird der Streit jedoch in der Regel direkt auf dem Rücken der Patienten ausgetragen. die heutige Medienlandschaft in ihrer verwirrenden Vielfalt leistet hier zweifellos einen für den Kranken nicht immer hilfreichen Beitrag.

Wie aber soll ein Patient denn nun entscheiden können, welches die für sein Problem angemessenen Maßnahmen sind, wenn schon bei den Behandlern das Gespür für seine Subjektivität und seine Ganzheit als Person im Schulenstreit untergeht?

FRAGE

Jedes diagnostische und therapeutische Verfahren in Medizin und Psychologie zeichnet sich dadurch aus, daß unser Detailwissen rasant zunimmt. Wir können immer mehr in die Tiefe dringen, was in der Regel auf Kosten der Breite geht. Dadurch wird es immer schwieriger, die personellen und allgemeinen Anforderungen an *jede Form* der Therapie dem Lernenden zu vermitteln und für den praktizierenden Therapeuten im Blick zu behalten. Wir laufen mit der Zunahme des Spezialwissens immer mehr Gefahr, sozusagen "den Wald vor lauter Bäumen nicht mehr zu sehen". Strukturell wird dieses Problem an der Zunahme der Subdisziplinen innerhalb eines Faches sichtbar, z. B. der inneren Medizin oder der Psychotherapie. Je weniger diese Subdisziplinen miteinander kommunizieren und je mehr sie sich auf Kosten der jeweils anderen zu profilieren versuchen, desto mehr nimmt die babylonische Verwirrung zu, in der sich dann am Ende der Patient verliert. Ich bin manchmal darüber erstaunt, wenn ich sehe, wie wenig ein Vertreter einer Subdisziplin von der anderen weiß, sie gleichwohl aber heftig kritisiert. So sind mir sowohl gestandene Verhaltenstherapeuten als auch gestandene Psychoanalytiker begegnet, die vor allem eines genau wußten: daß die anderen ganz grundsätzlich falsch liegen. Wenn man sich das bei den Kritikern vorhandene Wissen *vom System des anderen* anschaut, auf dem solche Urteile beruhen, ist man sprachlos – und hier haben wir es mit Fachpsychotherapeuten zu tun, nicht mit Laien.

Wenn nun die Patienten mit einer somatoformen Störung einem Gesundheitssystem gegenüberstehen, das schon strukturell wenig Möglichkeiten bietet, dem existentiellen Erleben der Person zu entsprechen, und statt dessen sich in analytischen Details verliert, wird ohne weiteres verständlich, warum diese Kranken oft so lange "Patientenkarrieren" aufweisen. Insofern zeigen diese Patienten die geschilderte Zerrissenheit unserer modernen Heilkunde in besonderer Weise auf ("Indexpatienten" der eingangs erwähnten These).

6.6
Und die Lösung?

Einen Stein der Weisen habe ich in diesem Beitrag naturgemäß nicht anzubieten. Die Lösung liegt, auch dies eine Binsenweisheit, in der "*Integration*". Auch das wissen alle Beteiligten, darum nennt sich mittlerweile landauf, landab jede Therapieeinrichtung, die "modern" sein will, auch "integrativ".

> **DISKUSSION**
>
> Selten wird genau und auf der Handlungsebene erläutert, was "integrativ" denn nun bedeuten soll. Wenn die Objektivität in Gefahr ist, das Subjekt zu zerstören, beginnt die Lösung möglicherweise ja beim Subjekt – und zwar beim therapeutischen Subjekt. Wir als Ärzte und Therapeuten sollten uns fragen, wie integriert – wie integer – wir eigentlich sind, wenn wir uns lustvoll am Schulenstreit beteiligen, obwohl wir die oben dargestellten Tatsachen alle genau kennen und täglich den großen Unterschied zwischen der theoretischen Vorlesung und dem lebendigen Kranken erleben.
>
> Wir sollten uns über die Grenzen unserer therapeutischen "Heimat" hinauswagen und zu den jeweils anderen in die Schule gehen. Das fällt naturgemäß aus zwei Gründen schwer: Zum einen fühlen wir uns in der Regel dem Stall, aus dem wir kommen, gegenüber loyal – und nicht selten wird es ja von den Vertretern der reinen Lehre als Verrat interpretiert, wenn eines der eigenen Schäfchen auf anderen Weiden grast.
>
> Eine ätiopathogenetische oder therapeutische "Weltformel" ist nirgends in Sicht. Wir mögen das bedauern, aber wenn schon die Physik mit diesem Zustand seit fast hundert Jahren leben kann, sollten wir, die wir es mit ungleich komplexeren Phänomenen zu tun haben, uns nicht scheuen, einer Methodenvielfalt das Wort zu reden. Ich glaube, die Einstellung, wonach "Eklektizismus" in der Psychotherapie in manchen Kreisen als Schimpfwort galt, ist obsolet (wobei vielleicht nochmals ausdrücklich anzumerken wäre, daß Eklektizismus keineswegs dasselbe ist wie Beliebigkeit). Natürlich bleibt es dessen ungeachtet eine wissenschaftliche und theoretische Herausforderung, die unterschiedlichen therapeutischen Zugangswege zu verschiedenen Krankheiten empirisch zu validieren und dazu beizutragen, unsinnige oder gar schädliche Therapieverfahren auch als solche zu benennen. Auf der Ebene der täglichen Praxis sollten wir, unabhängig von der Therapieschule, aus der wir kommen, dem Subjekt des Kranken die größte Beachtung schenken. Ob nämlich ein tragfähiges Therapiebündnis zwischen Therapeut und Patient zustande kommt, wird nicht objektiv entschieden, sondern subjektiv verhandelt.

Literatur

Beckmann, D., Brähler, E. & Richter, H.-E. (1990). *Der Giessen-Test (GT). Ein Test für Individual- und Gruppendiagnostik* (4. Aufl.). Bern: Huber.
Experten-Rundgespräch "Somatoforme Störungen", Dresden (1996, Januar). Dokumentation des Experten-Rundgesprächs "Somatoforme Störungen". Unveröffentlichtes Manuskript. Dresden: Technische Universität.
Franke, G. H. (1995). *SCL-90-R. Die Symptom-Checklist von Derogatis* (deutsche Version). Weinheim: Beltz.
Hautzinger, M., Bailer, M., Worall, H. & Keller, F.(1994). *Das Beck-Depressionsinventar (BDI)*. Bern: Huber.
Kämmerer, W. (1996). Der Psychosomatische Dialog: Zum Umgang mit dem Körpersymptom in der Psychotherapie. In G. Kruse & S. Gunkel (Hrsg.), *Impulse für die Psychotherapie, 25 Jahre Psychotherapiewoche Langeoog*. Hannover: Hannoversche Ärzte-Verlags-Union.
Rief, W. (1996). Die Somatoformen Störungen – Großes unbekanntes Land zwischen Psychologie und Medizin. *Zeitschrift für Klinische Psychologie, 25*, 173–189.
Rief, W. & Hiller, W. (1992). *Somatoforme Störungen. Körperliche Symptome ohne organische Ursache*. Bern: Huber.
Rudolf, G. (1993). *Psychotherapeutische Medizin. Ein einführendes Lehrbuch auf psychodynamischer Grundlage*. Stuttgart: Enke.
Senf, W. & Broda, M. (Hrsg.) (1996). *Praxis der Psychotherapie. Ein integratives Lehrbuch für Psychoanalyse und Verhaltenstherapie*. Stuttgart: Thieme.
Shorter, E. (1994). *Moderne Leiden. Zur Geschichte der psychosomatischen Krankheiten*. Reinbek: Rowohlt.
Weinreb, F. (1979). *Vom Sinn des Erkrankens: Gesundsein und Krankwerden*. Bern: Origo.

7 Psychopharmakologische Therapiemöglichkeiten der somatoformen Störungen

H.-P. Volz

Inhaltsverzeichnis

7.1 Psychopharmakologische Behandlungsmöglichkeit
 – die kontrollierten klinischen Prüfungen seit 1980   108
7.2 Fazit   112
 Literatur   113

EINLEITUNG

Im "Diagnostical and Statistical Manual of Mental Disorders, 3rd Edition" (DSM-III) wurde 1980 (APA) erstmals das Konzept der somatoformen Störungen als eigenständige operationalisierte Diagnoseklasse eingeführt. Somit fanden die frühen Versuche von Briquet (1859), diese Erkrankung abzugrenzen, einen vorläufigen Abschluß. Im DSM-III-R (APA, 1987) und DSM-IV (APA, 1994) wurde diese operationalisierte Diagnostik weiterentwickelt und fand – in modifizierter Form – auch in der "International Classification of Diseases", 10th Revision (WHO, 1992) Eingang.

Im DSM-IV sind sieben diagnostische Kategorien unter der Überschrift "Somatoforme Störungen" zusammengefaßt:

1. Somatisierungsstörung (300.81),
2. undifferenzierte somatoforme Störung (300.81),
3. Konversionsstörung (300.11),
4. somatoforme Schmerzstörung (307.80),
5. Hypochondrie (300.7),
6. körperdysmorphe Störungen (300.7),
7. somatoforme Störungen NNB (nicht näher bezeichnet) (300.81).

Die diagnostischen Kriterien der *Somatisierungsstörung*, also der Kerndiagnose, bestehen aus einer Liste von Schmerz-, gastrointestinalen, sexuellen und pseudoneurologischen Symptomen, wobei mindestens 4 Symptome der ersten Kategorie, 2 der zweiten, 1 der dritten und vierten irgendwann im Verlauf der Störung aufgetreten sein müssen. Zudem muß die Störung vor dem 30. Lebensjahr begonnen haben, und organische Störungen müssen ausgeschlossen sein.

Die ICD-10 geht in ähnlicher Weise vor, auch hier werden sieben
diagnostische Subgruppen unterschieden:

1. Somatisierungsstörung (F45.0),
2. undifferenzierte Somatisierungsstörung (F45.1),
3. hypochondrische Störung (F45.2),
4. somatoforme autonome Funktionsstörung (F45.3),
5. anhaltende somatoforme Schmerzstörung (F45.4),
6. andere (F45.8),
7. andere nicht näher bezeichnete somatoforme Störungen (F45.9).

Die Somatisierungsstörung der ICD-10 und des DSM-IV unterscheiden sich hauptsächlich bezüglich des *Zeitkriteriums*: Während im ICD-10 nur ein Bestehen der Störung von mindestens 2 Jahren gefordert wird, postuliert DSM-IV einen Beginn *vor* dem 30. Lebensjahr. Das heißt, bei den häufig anzutreffenden Patienten um die 50 Jahre müssen, falls nach DSM-IV diagnostiziert werden soll, die Krankheitssymptome eine mindestens 20jährige Dauer aufweisen. Im ICD-10 wird verlangt, daß der Arzt nicht erkennen kann, daß eine somatische Erkrankung den geklagten Beschwerden zugrunde liegt, dies ist im DSM-IV nicht Voraussetzung der Diagnose. Ein weiterer Unterschied der beiden Klassifikationssysteme besteht darin, daß die Konversionsstörung in der ICD-10 in einer separaten diagnostischen Kategorie (F44) zusammengefaßt ist, während sie im DSM-IV unter den somatoformen Störungen eingruppiert wird.

Trotz der genannten Unterschiede liegen somit seit 1980 klar operationalisierte Kriterien vor, die als Einschlußmerkmal für kontrollierte Psychopharmakastudien genutzt werden können. Die tatsächlich vorhandene Datenlage wird in der vorliegenden Übersicht dargestellt.

7.1
Psychopharmakologische Behandlungsmöglichkeit – die kontrollierten klinischen Prüfungen seit 1980

Um Studien zur psychopharmakologischen Behandlung somatoformer Störungen zu finden, führten wir eine medline-Recherche durch, des weiteren wurden alle in diesen Arbeiten angegebenen Referenzen quer überprüft. Es sollten die seit 1980 publizierten kontrollierten Psychopharmakotherapiestudien aufgenommen werden, da – wie oben erwähnt – in diesem Jahr zum ersten Mal das Konzept der somatoformen Störung im DSM-IV operationalisiert in die psychiatrische Diagnostik eingeführt wurde. Insgesamt wurden 9 Arbeiten identifiziert, die mit ihren Hauptmerkmalen in der Tabelle 7.1 in chronologischer Folge wiedergegeben sind.

Dahl, Derker und Lundin (1981) verglichen die Wirkung von *Dothiepin* (einem in Deutschland nicht erhältlichen *Antidepressivum*) mit *Amitriptylin*.

Psychopharmakologische Therapiemöglichkeiten

Tabelle 7.1. Studien zur psychopharmakologischen Behandlung von somatoformen Störungen

Erstautor (Jahr)	Diagnostische Klassifikation	Substanzen (Dosis in mg/Tag) [n]	Design	Länge der Behandlungsphase	Wirksamkeitsparameter	Verträglichkeitsparameter	Wirksamkeitsergebnisse	Verträglichkeitsergebnisse
Dahl (1981)	Larvierte Depression (nicht näher spezifiziert)	1. Amitriptylin (150) [20] 2. Dothiepin (150) [20]	Doppelblind, Gruppenvergleich	6 Wochen	HAMD, CPRS	Checkliste	kein Unterschied	1.<2.
Overall (1984)	Somatisationssubtyp der Depression (Feighner)	1. Nomifensin (Dosis?) 2. Placebo [gesamtes n=151]	Meta-Analyse von 13 unabhängig durchgeführten Doppelblindstudien	verschieden	HAMD	nicht angegeben	1.>2. Ausnahme: Somatisierungs-Subtypus: kein Unterschied	nicht angegeben
Myers (1985)	Psychosomatische Symptome (psychogener Kopfschmerz, Herzneurose, funktionelle Kolonbeschwerden, Pruritus)	1. Flupentixol (0.5–2.0) [27] 2. Diazepam (2,5–10.0) [28] 3. Sulpirid (100–200) [55]	Placebokontrollierte Doppelblindstudie, Gruppenvergleich	4 Wochen	GI	AEs	1.=2.=3.	1.=2.=3.
Hassel (1985)	Psychoneurotische Störungen und ein neurosetypisches MMPI-Profil	1. Fluspirilen (1.5 mg/week) [22] 2. Bromazepam (6) [23]	Doppelblind, Gruppenvergleich	6 Wochen	GI, HAMA, ACL, SCL-90-R	GI, AEs	1.>2.	1.=2.
Lindenberg (1990)	Angstsyndrome in Verbindung mit neurotischen oder psychosomatischen Störungen	1. D,L-Kavain (600) [20] 2. Oxazepam (20) [18]	Doppelblind, Gruppenvergleich	4 Wochen	ZUNG, ASI, SAS, GI	GI	1. = 2.	1. = 2.
Zitman (1991)	Somatoforme Schmerzstörung (DSM-III-R: 307.80)	1. Amitriptylin (75) [18] 2. Amitriptylin & Flupentixol (75 & 3) [18]	Doppelblind, Cross-over	5 Wochen	ZUNG, HAMD, Schmerztagebuch	AEs, Checkliste, EPS (GI), AIMS	1. = 2.	1. = 2.

Fortsetzung nächste Seite

Tabelle 7.1. (Fortsetzung)

Erstautor (Jahr)	Diagnostische Klassifikation	Substanzen (Dosis in mg/Tag) [n]	Design	Länge der Behandlungsphase	Wirksamkeitsparameter	Verträglichkeitsparameter	Wirksamkeitsergebnisse	Verträglichkeitsergebnisse
Warnecke (1991)	neurovegetative Dystonie im Klimakterium	1. Kava-Extrakt (300) [20] 2. Placebo [20]	Doppelblind, placebokontrolliert, Gruppenvergleich	4 Wochen	HAMA, STAI, DSI, CGI, globaler Eindruck des klimakterischen Beschwerdensymptoms (Kuppermann-Skala)	Fremdbeobachtungsskala, FSUCL	1. > 2. (Kuppermann-Skala)	1. = 2.
Van Houdenhove (1992)	1. Larvierte Depression 2. Organischer Schmerz 3. Organischer Schmerz & Major Depression 4. nur Major Depression	1. Mianserin (30–90) 2. Placebo [gesamtes n=59]	Doppelblind, placebokontrolliert, Crossover	6 Wochen	BDI, HAMD, MPQ	Nicht angegeben	1. = 2.	Nicht angegeben
Fogari (1992)	Herzneurose	1. Bisoprolol (10) 2. Diazepam (10) [gesamtes n=40]	Doppelblind, placebokontrolliert, Crossover	4 Wochen	Selbstbeurteilungsfragebogen (30 Items), HAMA	Checkliste (27 Items)	1.>2., aber 2.>1.im Subscore "psychische Angst" der HAMA	1.>2., v.a. Müdigkeit und Benommenheit

HAMD Hamilton Depression Scale; *HAMA* Hamilton Anxiety Scale; *GI* Global Impression; *ACL* Adjective Check List; *SCL-90-R* Self Report Symptom Inventory 90 Items – Revised; *DSI* Depression Status Inventory; *CGI* Clinical Global Impression; *MPQ* McGill Pain Questionaire; *ZUNG* Self-Rating Depression Scale; *SAS* Self-Rating Anxiety Scale; *BDI* Beck Depression Inventory; *STAI* State-Trait Anxiety Inventory; *FSUCL* Fischer somatische Symptome oder unerwünschte Effekte Check List; *EPS* Extrapyramidal-motorische Symptomatik; *AIMS* Abnormal Involuntary Movement Scale; *AEs* Adverse Events; *CPRS* Comprehensive Psychopathological Rating-Scale.

Die Patienten litten an einer sogenannten *maskierten* oder *larvierten* Depression (s. auch Kap. 4). Da sie in erster Linie somatische Symptome angaben und der mittlere Depressionsgrad allenfalls mittelgradig war (mittlerer Wert der Hamilton-Depressions-Skala = 23; HAMD, Hamilton, 1960), wurde diese Arbeit in die vorliegende Übersicht aufgenommen. Nach sechswöchiger Therapie zeigte sich "Gleichwirksamkeit" der beiden Antidepressiva, eine Feststellung, die angesichts des geringen Stichprobenumfanges nicht getroffen werden kann. Dothiepin erwies sich als besser verträglich im Vergleich zu Amitriptylin.

Overall (1984) schloß in einer Meta-Analyse die Ergebnisse von 13 doppelblinden Studien zur antidepressiven Wirksamkeit von *Nomifensin* (ein nicht mehr vertriebenes Antidepressivum) im Vergleich zu einem *Placebo* ein. Er teilte die depressiven Erkrankungen in vorwiegend

1. ängstlich,
2. suizidal,
3. vegetativ,
4. paranoid und
5. somatoform

ein. (Die Einteilung basierte auf der HAMD-Skala).
In den erstgenannten 4 Gruppen zeigte Nomifensin eine signifikant bessere Effektivität im Vergleich zu Placebo, in der letzten Gruppe, den uns hier besonders interessierenden Patienten mit somatoformen Beschwerden, war kein Unterschied zwischen Verum (Nomifensin) und Placebo zu finden.

Myers, Vranckx und Elgen (1985) untersuchten Patienten mit einem "common psychosomatic syndrome" (psychogener Kopfschmerz, Herzneurose, funktionelle Darmstörungen, Pruritus). Zwischen *Flupentixol*, *Diazepam* und *Sulpirid* wurde nach vierwöchiger Beobachtungszeit kein Unterschied gefunden, allerdings zeigte sich eine schnellere Symptomreduktion in der Flupentixol-Gruppe. Auch hier war die Zahl der untersuchten Patienten bei weitem zu klein, um aus statistischen Gründen auf Gleichwirksamkeit schließen zu können.

Hassel (1985) untersuchte ambulante Patienten mit psychoneurotischen/ psychovegetativen Störungen. Neben dem Vorliegen dieser nicht klar operationalisierten Diagnosen mußte auch ein neurosetypisches Profil auf dem MMPI (Minnesota Multiphasic Personality Inventory; Spreen, 1963) vorliegen. *Fluspirilen* war *Bromazepam* in der globalen Einschätzung der Wirksamkeit und im Subscore "somatische Angst" der Hamilton-Angst-Skala (HAMA; Hamilton, 1959) statistisch signifikant überlegen. Im HAMA-Subscore "psychische Angst", im HAMA-Gesamtscore, der ACL (Adjective Check List; Janke & Debus, 1978) und der SCL-90-R (Self Report Symptom Inventory 90 Items; Derogatis, Lipman & Covi, 1973) zeigten sich allerdings keine Unterschiede zwischen beiden Behandlungsgruppen. Insofern ist das Ergebnis der Studie nur schwer interpretierbar.

Lindenberg und Pitule-Schödel (1990) untersuchten die Wirksamkeit von *D,L-Kavain* im Vergleich zu *Oxazepam* bei Patienten, die an "Angstsyndromen" im Zusammenhang mit neurotischen oder psychosomatischen Beschwerden litten. Unterschiede wurden keine gefunden. Aufgrund der kleinen Fallzahl und des Einschlußkriteriums, das mit hoher Wahrscheinlichkeit zur Aufnahme einer sehr heterogenen Patientenpopulation geführt hat, scheint das Ergebnis nicht interpretierbar.

Die einzige Studie, die eine somatoforme Störung diagnostiziert nach dem DSM-System als Einschlußkriterium hatte, führten Zitman, Linssen, Edelbraek und van Kempen (1991) durch. 18 Patienten, die an einer somatoformen Schmerzstörung (DSM-III-R: 307.80) litten, wurden für jeweils 5 Wochen in einem Cross-over-Design mit *Amitriptylin* oder *Amitriptylin/Flupentixol* behandelt. Die Hypothese, daß die Zugabe des *Neuroleptikums* die Wirksamkeit des Antidepressivums erhöhen wird, konnte nicht belegt werden. Weder in bezug auf Effektivität noch auf Tolerabilität unterschieden sich die beiden Behandlungsbedingungen.

Warnecke (1991) untersuchte in einer placebokontrollierten Studie an 40 Frauen mit neurovegetativen Störungen im Klimakterium die Wirkung eines *Kava-Extrakts*. Der HAMA-Score betrug mindestens 18. In den Hauptwirksamkeitskriterien, der HAMA- und der Kuppermann-Skala (mißt "klimakterische" Beschwerden) zeigte sich eine signifikante Überlegenheit des *Phytopharmakons* gegenüber Placebo am Ende der vierwöchigen Studienperiode. Da die eingeschlossenen Patienten eine hohe Angstsymptomatik aufwiesen, ist die Interpretation des Behandlungseffektes auf die somatoformen Beschwerden schwierig.

Van Houdenhove, Verstraeten, Onghena und De Cuyper (1994) verglichen die Wirksamkeit von *Mianserin* und *Placebo* in 4 Patientengruppen:

1. chronisch idiopathischer Schmerz,
2. organischer Schmerz mit koexistierender Depression,
3. organischer Schmerz ohne begleitende Depression und
4. nur Depression.

Die Hypothese war, daß das Vorliegen chronisch idiopathischer Schmerzsyndrome eine Subform der maskierten Depression darstellte und gut auf die antidepressive Therapie ansprechen würde. Diese Annahme wurde nicht bestätigt, da die 1. Gruppe am besten respondierte.

Fogari, Zappi, Corradi, Pasoti, Analarrani et al. (1992) untersuchten in einer methodisch gut durchgeführten Studie Patienten mit Herzneurose. Ein *β-Blocker (Bisoprolol)* wurde mit *Diazepam* in einem Cross-over-Design verglichen. Der *β-Blocker* war im Subfaktor "somatische Angst" der HAMA dem *Diazepam* überlegen, bei dem Subfaktor "psychische Angst" der HAMA verhielt es sich gerade umgekehrt.

7.2
Fazit

Nur in 3 der referierten Untersuchungen wurde eine Placebogruppe eingeschlossen. Die verbleibenden 6 Vergleichsstudien haben sämtlich eine zu geringe Patientenzahl, um aus statistischen Gründen bei dem Nichtvorhandensein von Unterschieden auf Gleichwirksamkeit der eingesetzten Psychopharmaka schließen zu können. Nur in einer Studie wurde ein gemäß DSM operationaliertes Einschlußkriterium verwendet, ansonsten kamen nichtoperationalisierte Einschlußkriterien zur Anwendung. Insofern scheint die Einführung des operationalisierten Diagnosekonzeptes der somatoformen Störungen keinen Einfluß auf die Durchführung kontrollierter psychopharmakologischer Therapiestudien gehabt zu haben. Die untersuchten Substanzen umfassen die gesamte Breite der heute zur Verfügung stehenden Psychopharmaka: *Antidepressiva, Anxiolytika, Neuroleptika* und *Phytopharmaka*.

! Aufgrund dieser Situation muß festgestellt werden, daß kein verbindlicher Pharmakotherapiestandard für die Behandlung der somatoformen Störungen vorhanden ist.

Angesichts der Häufigkeit dieser Störungen sollte diese Lücke in unserem psychopharmakologischen Wissen durch adäquat durchgeführte klinische Prüfungen geschlossen werden (Volz, Stieglitz, Menges & Möller, 1994).

Literatur

American Psychiatric Association – APA (1980). *Diagnostic and Statistical Manual of Mental Disorders (3rd ed.) (DSM-III)*. Washington DC: APA.
American Psychiatric Association – APA (1987). *Diagnostic and Statistical Manual of Mental Disorders (3rd rev. ed.) (DSM-III-R)*. Washington DC: APA.
American Psychiatric Association – APA (1994). *Diagnostic and Statistical Manual of Mental Disorders (4th ed.) (DSM-IV)*. Washington DC: APA.
Briquet, P. (1959). *Traité clinique et thérapeutique de lhysteria*. Paris: Baillière.
Dahl, L. E., Dencker, S. J. & Lundin, L. (1981). A double-blind study of dothiepin hydrochloride (Prothiaden) and amitriptyline in out-patients with masked depression. *Journal of International Medical Research, 9*, 103–107.
Derogatis, L. R., Lipman, R. S. & Covi, L. (1973). SCL-90 – an outpatient psychiatric rating scale – preliminary report. *Psychopharmacological Bulletin, 9*, 13–28.
Fogari, R., Zoppi, A., Corradi, L., Pasoti, C., Malamani, G. D., Grandnik, R., Bokor, D. & Gala, C. (1992). Comparison of bisoprolol and diazepam in the treatment of cardiac neurosis. *Cardiovascular Drugs and Therapy, 6*, 249–253.
Hamilton, M. (1959). The assessment of anxiety by rating. *British Journal of Medicine in Psychology, 32*, 50–55.
Hamilton, M. (1960). A rating scale for depression. *Journal of Neurology, Neurosurgery and Psychiatry, 23*, 56–62.
Hassel, P. (1985). Experimental comparison of low doses of 1.5 mg fluspirilene and bromazepam in out-patients with psychovegetative disturbances. *Pharmacopsychiatry, 18*, 297–302.
Janke J. & Debus, G. (1978). *Die Eigenschaftswörterliste (EWL)*. Göttingen: Hogrefe
Lindenberg, D. & Pitule-Schödel, H. (1990). D,L-Kavain im Vergleich zu Oxazepam bei Angstzuständen. Doppelblindstudie zur klinischen Wirksamkeit. *Fortschritte der Medizin, 108*, 31/49–54/34.
Meyers, C., Vranckx, C. & Elgen, K. (1985). Psychosomatic disorders in general practice: comparisons of treatment with flupenthixol, diazepam and sulpiride. *Pharmatherapeutika, 4*, 244–250.
Overall, J. E. (1984). Efficacy of nomifensine in different depressive syndromes. *Journal of Clinical Psychiatry, 45*, 85–88.
Spreen, O. (1963). *MMPI Saarbrücken Handbuch. Zur deutschen Ausgabe des MMPI von Prof. Dr. S. R. Hathaway und Prof. Dr. J. C. McKinley*. Bern: Huber.

Van Houdenhove, B., Verstraeten, D., Onghena, P. & De Cuyper, H. (1992). Chronic idiopathic pain, mianserin and masked depression. *Psychotherapy and Psychosomatics, 58*, 46–53.

Volz, H.-P., Stieglitz, R.-D., Menges, K. & Möller, H.-J. (1994). Somatoform disorders – diagnostic concept, controlled clinical trials, and methodological issues. *Pharmacopsychiatry, 27*, 231–237.

Warnecke, G. (1991). Psychosomatische Dysfunktionen im weiblichen Klimakterium. Klinische Wirksamkeit und Verträglichkeit von Kava-Extrakt WS 1490. *Fortschritte der Medizin, 109*, 119/65–70/122.

Weltgesundheitsorganisation (WHO) (1992). *The ICD-10 classification of mental and behavioural disorders. Clinical descriptions and diagnostic guidelines*. Genf: WHO.

Zitman, F. G., Linssen, A. C. G., Edelbroek, P. M., & Van Kempen, G. M. J. (1991). Does addition of low-dose flupenthixol enhance the analgetic effects of low-dose amitriptyline in somatoform pain disorder? *Pain, 47*, 25–30.

8 Somatoforme Störungen aus der Sicht der Allgemeinmedizin

K.-D. Kossow

Inhaltsverzeichnis
8.1 Das Erscheinungsbild der somatoformen Störungen in der Medizin 116
8.2 Die Suche nach einer angemessenen Klassifikation als Handlungsbasis 122
8.3 Probleme bei der Behandlung somatoformer Störungen 123
8.4 MCS – ein neues Krankheitsbild? 125
Literatur 128

EINLEITUNG

Der Begriff "somatoforme Störungen" kommt im Schriftgut der Allgemeinmedizin einschließlich der Lehrbücher der letzten 10 Jahre nicht vor. Benutzt werden Begriffe und Begriffsteile, wie *psychosomatisch, Psychosomatose, Somatisierung, funktionelle Störungen, vegetative Organbeschwerden* etc. Deshalb sei zunächst eine Definition des Begriffs somatoforme Störungen des Verfassers vorangestellt, die keinen Anspruch auf Allgemeinverbindlichkeit und Weiterverwendung erhebt, sondern nur dazu dienen soll, dem Leser mitzuteilen, was der Verfasser selbst unter somatoformen Störungen versteht, damit es bei der Lektüre der nachfolgenden Zeilen nicht zu vermeidbaren Mißverständnissen kommt.

Ich fasse somatoforme Störungen als die Summe aller vom Patienten berichteten Krankheitserscheinungen auf, die bei definierten Erkrankungen im System der klinischen Nosologie und Pathologie auch vorkommen, die sich aber aufgrund der aktuell gegebenen Gesamtkonstellation der Anamnese, der Symptome, einschließlich der Meßwerte, nicht in ein nach obigen Kriterien definiertes Krankheitsbild einordnen lassen, jedenfalls nicht in der aktuellen Situation in Praxis und Klinik.

Bei somatoformen Störungen handelt es sich folglich um Patientenprobleme, die der Patient beobachtet hat und an den Arzt heranträgt. Dabei bringt er oft auch zum Ausdruck, daß er unter diesen Problemen leidet, ohne daß es dem Arzt möglich wäre, spontan eine Diagnose zu stellen. Dies kann einmal daran liegen, daß der Arzt mangels Befähigung dazu nicht in der Lage ist. Es kann seine Ursache auch darin haben, daß die erforderliche

Beobachtungszeit für die Einordnung somatoformer Störungen in eine Diagnose noch nicht gegeben war. Schließlich kann die Schwierigkeit der Zuordnung der Störungen zu einer Diagnose dadurch begründet sein, daß die somatischen pathophysiologischen Grundvorgänge nicht oder noch nicht meßbar sind, obwohl denkbar ist, daß solche bereits ablaufen. Schließlich kann es sich bei den somatoformen Störungen um eine Erscheinungsform psychischer Störungen, z. B. Angstkrankheiten und emotionale Überlastungen handeln, die vom Patienten als sog. *Präsentiersymptome* somatoform dargebracht werden. Dies kann z. B. deshalb geschehen, weil körpernahe Signale des Mißbefindens und der Hilfsbedürftigkeit von Ärzten ernster genommen werden als die vom Patienten offen bekannte Tatsache einer emotionalen Überforderung. Die Erscheinungsformen der somatoformen Störungen haben somit nach Auffassung des Verfassers eine Beziehung zu vorherrschenden Paradigmen der Medizin unserer und jeder anderen Epoche.

Hervorgehoben sei, daß somatoforme Störungen vom Patienten einer bestimmten Körperregion, einem Organ oder einer Organfunktion zugeordnet werden, ohne daß der Arzt im Verlauf der Erkrankung bei der Zuordnung dieser Störungen zu einer beweisbaren organischen Erkrankung erfolgreich wäre. Dennoch ist der letzte Beweis, daß somatoforme Störungen reine Befindensstörungen, etwa im Zusammenhang mit einer Neurose oder Psychose sind, nur äußerst schwer zu erbringen. Die Feinheit der Meßverfahren reicht in der organischen, naturwissenschaftlichen Medizin zwar oft aus, um somatische Erkrankungen zu beweisen, sie ist aber nicht geeignet, jede organische Krankheitsursache naturwissenschaftlich exakt auszuschließen.

8.1
Das Erscheinungsbild der somatoformen Störungen in der Medizin

Somatoforme Störungen können folglich sowohl Erscheinungsform einer psychischen Störung sein, als auch von nicht objektivierbaren oder gar unbekannten Erkrankungen hervorgerufen werden. Bisweilen sind sie dokumentierte Zeichen ärztlicher Wissenslücken. Ein standardisiertes allgemeinverbindliches Dokumentationssystem der Patientenprobleme in Allgemeinpraxen gibt es noch nicht. Auch die international verbindliche ICD-10 (WHO, 1991) ist in hausärztlichen Praxen in Deutschland noch nicht eingeführt, obwohl das Sozialrecht dies vorsieht. Deshalb findet sich in allgemeinmedizinischen Dokumentationen neben den klinisch-nosologisch und pathologisch definierten Krankheitsbildern eine Reihe von individuell durch Ärzte oder Arztgruppen definierte Symptomkonstellationen und daneben zusätzlich die Beschreibung von Gesundheitsstörungen in der Sprache der Patienten. Erstaunlich dabei ist, daß auf der Grundlage dieser wenig standardisierten Dokumentation in Allgemeinpraxen überhaupt eine Erforschung der Krankheitsverteilung und des Fälleverteilungsgesetzes möglich war.

Ein Beispiel hierfür bietet die Tabelle von Gesundheitsstörungen, gegliedert nach Häufigkeit in der Praxis von R. N. Braun (Mader & Weißgerber, 1993), welche die Beratungsergebnisse der Jahre 1977–1980 mit denen der Jahre 1954–1959 nach Häufigkeit in o/oo und Rang vergleicht.

Aus dieser Tabelle von insgesamt 394 Diagnose-, Syndrom- und Symptombegriffen hat der Verfasser 63 Begriffe herausgesucht, die somatoforme Störungen beschreiben oder in Allgemeinpraxen häufig als Verlegenheits- und Hilfsdiagnosen bei somatoformen Störungen verwendet werden (vgl. Tabelle 8.1). Solche Beschwerden sind z. B.

- einfache Myalgien,
- einfache Neuralgien,
- Kreuzschmerzen,
- Vertigo,
- Kopfschmerz,
- Nervositas,
- klimakterische Beschwerden etc.

Dies alles sind Begriffe aus der konstant über viele Jahrzehnte benutzten Sprache von R. N. Braun. Bei der Betrachtung der Selektionstabelle (Tabelle 8.1) fällt auf, daß Krankheitsbezeichnungen wie *"wahrscheinlich polymorph nichtorganische Beschwerden"* etwa gleich häufig in den 50er wie in den 80er Jahren verwendet wurden, während Begriffe wie *"Nervositas"* oder *"klimakterische Beschwerden"* mehr als 4mal so häufig in den 80er Jahren vorkommen. Unverändert ist jedoch die Tatsache, daß sowohl in den 50er als auch in den 80er Jahren Patientenbeschwerden mit solchen nach klinischen Begriffen *unscharfen* Diagnosen zu den häufigsten Behandlungsanlässen in einer Allgemeinpraxis überhaupt zählen. Dieser Befund ist von Mader und Bawidaman (1997) bestätigt worden.

Patienten gehen mit alltäglichen Gesundheitsstörungen wie

- Kopfschmerzen,
- Mißempfindungen in den unterschiedlichsten Körperregionen,
- Fieber,
- Husten,
- Schnupfen,
- Belastungsschmerz von Muskulatur, Bindegewebe und Gelenken

für gewöhnlich nicht gleich zum Arzt. Zunächst helfen sie sich selbst oder lassen sich durch Angehörige, Arbeitskollegen, Freunde oder auch nichtärztliche Heil- und Gesundheitsfachberufsangehörige helfen. Diese Tatsache hat vor ca. 25 Jahren schon Rudolf Schenda belegt (Schenda, 1976). Sie ist seither bis in jüngste Zeit immer wieder bestätigt worden, beispielsweise in empirischen Studien für Krankenkassen, Verbände oder die Kassenärztliche Bundesvereinigung. Nur ca. 20% der alltäglich neu auftretenden subjektiven Beschwerden führen zu einer ärztlichen Beratung (Abholz, 1992).

Tabelle 8.1. Beratungsergebnisse, hinter denen sich somatoforme Störungen verbergen können

1977-1980 Rang	o/oo	1954-1959 Rang	o/oo	Beratungsergebnis	Gesamtzahl	1977-1980 m	w	N	Z	P	Altersgruppen				
3	29,6	2	46,4	Myalgien, einfache	236	117	119	215	21	0	8	85	86	57
5	28,3	15	12,0	Neuralgien	225	77	148	192	32	1	1	75	72	77
7	22,1	13	13,3	Kreuzschmerzen	176	79	97	150	26	0	1	65	74	36
12	16,2	26	8,0	Vertigo	129	39	90	107	22	0	0	32	42	55
14	12,8	17	10,9	Beschwerden, wahrscheinlich polymorph nicht organisch	102	29	73	52	50	0	4	38	36	24
16	11,5	10	15,4	Kopfschmerz	92	36	56	57	35	0	5	35	33	19
22	9,5	145	1,6	Nervositas	76	18	58	33	43	0	4	21	37	14
24	8,6	27	7,6	Präcordialschmerzen	69	29	40	40	29	0	2	23	23	21
26	8,0	131	1,7	Klimakterische Beschwerden	64	0	64	22	42	0	0	1	60	3
32	6,7	90	2,8	Dysmenorrhoe, sonstige Regelanomalien	54	0	54	39	15	0	9	39	6	0
42	5,1	43	5,3	Chirobrachialgien, parästhetische	41	8	33	37	4	0	0	9	24	8
50	4,5	39	5,8	Krämpfe, abdominelle	36	17	19	27	9	0	4	14	6	12
59	3,7	80	3,2	Neuritiden, einfache	30	18	12	29	1	0	0	10	15	5
69	3,3	216	0,9	Psychosen, chronische	27	2	25	10	17	0	0	12	3	12
77	3,1	97	2,7	Hyperazidität, Sodbrennen	25	14	11	10	15	0	0	3	9	13
85	3,0	132	1,7	Kardiopathie, polymorphe	24	13	11	14	10	0	1	15	5	3
89	2,7	219	0,9	Meteorismus	22	8	14	9	13	0	0	3	8	11
90	2,7	201	1,0	Ohrensausen, Ohrenklingen, uncharakteristisch	22	12	10	18	4	0	0	7	9	6
102	2,3	325	0,6	Ossalgien ohne besondere Befunde	19	5	14	17	2	0	0	4	8	7

Somatoforme Störungen aus der Sicht der Allgemeinmedizin

				Symptom										
103	2,3	96	2,7	Parästhesien	6	13	16	3	0	0	4	5	10	
109	2,1	93	2,7	Otalgien ohne besondere Befunde	8	9	17	0	0	2	6	5	4	
120	2,0	128	1,8	Schwäche und Mattigkeit	8	8	16	0	0	1	4	4	7	
123	1,8	329	–	Augentränen, uncharakteristisches	3	12	14	1	0	1	3	6	5	
127	1,8	107	2,5	Tachykardien, anfallsweise	3	12	12	3	0	0	4	8	3	
135	1,7	288	0,5	Füße, kalte	3	11	11	3	0	1	5	2	6	
138	1,7	358	–	Reisekrankheit	3	11	12	2	0	5	6	1	2	
146	1,6	246	0,6	Migräne	4	9	9	4	0	0	8	5	0	
152	1,5	233	0,7	Hautnarben, schmerzende	4	8	10	2	0	0	5	5	2	
159	1,3	257	0,6	Erschöpfung, nervöse, akute	2	9	10	0	1	0	5	5	1	
171	1,2	207	0,9	Hyperhidrose, lokal	5	5	7	3	0	0	5	3	2	
181	1,1	135	1,7	Herzklopfen, anfallsweise	2	7	6	3	0	0	4	3	2	
199	1,0	172	1,2	Statische Beschwerden, sonstige	2	6	6	2	0	3	1	4	0	
201	1,0	227	0,7	Zungenbrennen	2	6	4	4	0	0	1	4	3	
202	0,8	273	0,5	Angstneurosen	1	6	6	1	0	1	4	1	1	
204	0,8	143	1,6	Anorexie, uncharakteristische	1	6	5	2	0	1	0	3	3	
209	0,8	366	–	Sexualprobleme, diverse (außer Antikonzeption)	4	3	7	0	0	0	6	1	0	
215	0,7	190	1,1	Algurie	1	5	6	0	0	1	3	2	0	
221	0,7	221	0,7	Myalgien, exogen nicht traumatisch	2	4	6	0	0	0	5	1	0	
222	0,7	177	1,2	Psychosen, akute	1	5	6	0	0	0	2	1	3	
228	0,6	212	0,9	Blutwallungen	0	5	1	4	0	0	0	0	5	
235	0,6	210	4,7	Globus	3	2	4	1	0	0	4	1	0	
240	0,6	357	–	Proktalgien	2	3	4	1	1	1	1	2	1	

Fortsetzung nächste Seite

Tabelle 8.1. (Fortsetzung)

1977–1980 Rang	1977–1980 o/oo	1954–1959 Rang	1954–1959 o/oo	Beratungsergebnis	Gesamtzahl	1977–1980 m	1977–1980 w	N	Z	P	Altersgruppen			
241	0,6	389	–	Raynaud-Krankheit	5	3	2	5	0	0	1	0	2	2
248	0,5	193	1,0	Erbrechen, über eine Woche dauernd	4	2	2	4	0	0	3	0	0	1
251	0,5	187	1,1	Hyperhidrose	4	2	2	2	2	0	0	1	3	0
259	0,5	249	0,6	Tarsalgie ohne besondere Befunde	4	2	2	3	0	1	1	2	2	0
260	0,5	232	0,7	Tic nerveuse	4	3	1	3	1	0	1	2	1	0
264	0,3	361	–	Kolitis	3	1	2	3	0	0	2	0	0	1
295	0,2	314	–	Doppelbilder	2	0	2	2	0	0	0	0	1	2
296	0,2	413	–	Dysrhythmien	2	0	2	1	1	0	0	0	0	1
300	0,2	262	0,4	Flatulenz	2	0	2	2	0	0	1	0	0	1
307	0,2	394	–	Hypotonie	2	0	2	2	0	0	0	2	0	0
311	0,2	174	1,2	Muskelkrämpfe	2	2	0	2	0	0	0	1	1	0
313	0,2	422	–	Nagelbeißen	2	2	0	2	0	0	2	0	0	0
324	0,1	431	–	Aerophagie	1	1	0	1	0	0	0	1	0	0
328	0,1	402	–	Augenschmerzen	1	1	0	1	0	0	0	0	1	0
356	0,1	438	–	Mamillenschmerz	1	0	1	1	0	0	0	1	0	0
366	0,1	330	–	Pillenberatung	1	0	1	0	0	1	0	1	0	0
367	0,1	171	1,2	Polyarthropathien, akute	1	1	0	1	0	0	0	0	0	1
368	0,1	429	–	Prämenstruelles Syndrom	1	0	1	1	0	0	0	0	1	0
371	0,1	398	–	Ruminieren	1	0	1	1	0	0	0	0	0	1
377	0,1	341	–	Sehschwäche, passagere	1	0	1	1	1	0	0	0	0	1
386	0,1	271	0,5	Übelkeit	1	0	1	1	0	0	0	0	1	0

Beratungsergebnisse der Jahre 1977–1980, aufgeschlüsselt nach Geschlecht, neuer oder alter Behandlungsfall und Altersgruppen im Vergleich zum Vierjahresmaterial der Jahre 1955–1959 aus derselben Praxis des Verfassers. *R* durchschnittlicher Häufigkeitsrang, *m* männlich, *w* weiblich, *N* Neue Fälle, *Z* Zustand (chronische Erkrankungen), *P* Prozeß (Gesundheitsstörungen, die bereits vor dem jeweiligen Statistikjahr ärztlich anbehandelt wurden). (Auszug aus Arbeiten von Mader, Institut für Praxisforschung PRAFO im BDA; s. auch Braun, 1986).

Sehr hoch ist bei vielen Patientenproblemen der Selbsthilfeanteil durch *Selbstmedikation*. So werden in den letzten Jahren ca. 80–90% der Schmerzmittel *Paracetamol* und *Acetylsalicylsäure* – dies sind die rezeptfreien *Analgetika* – ohne ärztliche Verordnung und ohne dokumentierbare ärztliche Mitwirkung direkt im Wege der Selbstmedikation vom Apotheker an den Patienten verkauft (Nord, 1995; Schenda, 1976). Folglich gibt die Prävalenz von Gesundheitsstörungen in Allgemeinpraxen keine Auskunft über ihre Häufigkeit in der Bevölkerung. Dies gilt auch für somatoforme Störungen. Wenn Patienten aber Ärzte aufsuchen, dann ist es zunächst der *Allgemeinarzt*, welcher bei alltäglichen Gesundheitsproblemen in Anspruch genommen wird. 75% der Patienten geben an, bei einem Arzt oder Krankenhausbesuch zuletzt beim Allgemeinarzt gewesen zu sein, 23% hatten sich direkt an einen Facharzt und 3% an ein Krankenhaus gewandt (EMNID, 1995). Von den Institutionen mit Fähigkeit und Bereitschaft zur Prävalenzforschung somatoformer Störungen erscheint die Allgemeinpraxis deshalb geeigneter als andere Institutionen im Gesundheitswesen, wie z. B. spezialisierte ambulante Einrichtungen oder Kliniken. Letztere verfügen über ein teilweise sogar hochselektiertes Klientel bzw. "Patientengut". Dies entsteht durch Überweisung von Patienten in eine spezifische Versorgungseinrichtung, wenn auf der vorher in Anspruch genommenen Versorgungsebene (beispielsweise in der Primärversorgung) Hilfe nicht oder nicht ausreichend möglich war.

Für somatoforme Störungen im Zusammenhang mit Angsterkrankungen (Kap. 4) werden immer wieder sehr lange "Bearbeitungszeiten" außerhalb kompetenter psychotherapeutischer Einrichtungen oder Behandlungsstellen berichtet, bevor der Patient einer wirksamen Hilfe zugeführt wird. Dieser Zeitraum kann nach Wesiack bis zu sieben Jahre betragen (Uexküll & Wesiack, 1988). Im Zusammenhang damit wird immer wieder eine reduktionistische technische Überdiagnostik von somatoformen Störungen in ambulanten Praxen und im Krankenhaus diskutiert. Diese führe zu sinnlosem Verbrauch der Mittel ohne Handlungskonsequenzen mit Problemlösungskraft. Diese Diskussion dauert schon Jahrzehnte und erreichte Mitte der 70er Jahre einen ersten Höhepunkt, als Ivan Illichs Kritik am Gesundheitswesen in den Industriestaaten erschien: "Die Nemesis der Medizin" (Illich, 1975).

! Ganz offensichtlich wird das Problem der somatoformen Störungen von der Medizin auf der Grundlage der klinischen Lehre bisher nicht bewältigt, weil die somatoformen Störungen mit Symptomen einhergehen, die für den Patienten zwar oft mit erheblichem Leidensdruck verbunden sind, aber in die üblichen klinisch-nosologisch und pathophysiologisch begründeten Diagnose- bzw. Klassifikationsschemata nicht einzuordnen sind.

Dies gilt zumindest für die spezialisierten Fächer, in denen sich alle Krankheitsbezeichnungen, die in einem Fach nicht gebräuchlich sind, unter Sammeldiagnosen wie *"vegetative Dystonie"*, *"funktionelle Störung"* oder *"neurotische Störung"* wiederfinden, was Ausdruck einer gewissen Ratlosigkeit ist.

8.2
Die Suche nach einer angemessenen Klassifikation als Handlungsbasis

Soweit sich die Allgemeinmedizin klinische Diagnostik und Therapieschemata zu eigen macht, hat sie das gleiche Klassifikationsproblem. Deshalb wurde schon früh der Versuch unternommen, die Medizin des Hausarztes auf eine umfassendere Grundlage zu stellen.

Bereits in den 50er Jahren hat R. N. Braun in Erkenntnis der diagnostischen und therapeutischen Defizite der klinischen Medizin ein Schema entwickelt, welches die Beschwerden der Patienten in der Praxis des Hausarztes nach *Symptomen*, *Syndromen* und *Diagnosen* klassifiziert.

Hierbei werden *Symptome* verwendet, wenn ein Problem nur in der Sprache des Patienten existiert und sich begründeten Bewertungsmöglichkeiten der Hausärzte entzieht. *Syndrombezeichnungen* werden gewählt, wenn zwar gewisse Verdachtsmomente und Hinweise auf eine Diagnose gegeben sind, diese aber nicht belegbar ist. *Diagnosen* schließlich zieht Braun nur heran, wenn diese im naturwissenschaftlich objektiven Begriffs- und Bezugssystem der Pathologie oder der klinischen Nosologie belegbar sind.

Diesem Krankheitsbeschreibungssystem werden standardisierte Maßnahmen zugeordnet, deren wesentliche Grundlage die Risikobeurteilung der Symptom-, Syndrom- oder Diagnosekonstellation ist. Neben Handlungsanweisungen für die allgemeinärztliche Intervention, z. B. zur Vermeidung eines abwendbar gefährlichen Verlaufes bei dem Symptom Bewußtlosigkeit, gibt es das Prinzip des "abwartenden Offenlassens" bei dem Symptom "Jucken am linken Ohrläppchen ohne Exanthem". Dies führt z. B. dazu, daß bei konsequentem allgemeinärztlichen Handeln nach der Braunschen Lehre passagere somatoforme Störungen keinerlei *Handlungskonsequenzen* haben, es sei denn, sie lassen sich spontan oder im weiteren Verlauf als Gefahr für den Patienten klassifizieren oder in einen klinisch-nosologisch bekannten Symptomkomplex oder in eine Diagnose einordnen.

Persistierende somatoforme Störungen ohne Beziehung zur klinischen Nosologie geraten über kurz oder lang in den Verdacht, Folge emotionaler Überlastung oder einer Neurose zu sein. In der Braunschen Lehre ist die Zuordnung somatoformer Störungen zu emotionalen oder neurotischen Problemen der Patienten ein Resultat der Langzeitbeobachtung. Dies mag eine der Ursachen sein, weswegen es oft längere Zeit dauert, bis Patienten mit solchen Störungen als Folge einer Neurose eine zutreffende Diagnose und eine hilfreiche Therapie bekommen. Dies ist ein hoher Preis dafür, daß nach der Braunschen Lehre sinnlose und teure technische Diagnostik vermieden wird, jedenfalls dann, wenn die Patienten einen größeren subjektiven Leidensdruck haben. Dieses aber ist zumindest für eine gewisse Zahl der Patienten anzunehmen, weil das Zahlenverhältnis zwischen selbstbehandelten und dem Arzt anvertrauten Problemen ca. 4:1 ist. Würde der Patient nicht erheblich subjektiv leiden, wäre er gar nicht erst zum Arzt gegangen. Denn dies ist auch in unserem System meistens mit Aufwand z. B. in Form von Zeitkosten verbunden.

8.3
Probleme bei der Behandlung somatoformer Störungen

Vor mehr als 30 Jahren etablierten sich in der ambulanten Versorgung hierzulande die *Benzodiazepine* als somatisch praktisch nebenwirkungsfreie, hochwirksame Arzneimittel gegen Angst. Es zeigte sich bald, daß sie auch gegen viele, aber nicht alle somatoformen Störungen helfen.

Benzodiazepine gehörten viele Jahre zu den am häufigsten verordneten Präparaten überhaupt. Die Wirksamkeit dieser Arzneimittel hat viel dazu beigetragen, daß in der allgemeinmedizinischen und auch in der spezialisierten ambulanten Praxis somatoforme Störungen nicht mehr als ein so drückendes Problem gesehen wurden, wie noch zwei Jahrzehnte zuvor zur Zeit Michael Balints. Sie verschwanden entweder nach kurzer Beobachtung von selbst oder sie wurden mit Benzodiazepinen "wegtitriert". Was immer an somatoformen Störungen auftrat, wie z.B.

- Kopfdruck,
- Ohrensausen,
- Zungenbrennen,
- Globusgefühl,
- Herzschmerzen,
- Beklemmungsgefühl,
- Gliederschwere,
- Magenschmerzen,
- Darmkneifen,
- Unterleibsschmerzen,
- nächtlicher Afterschmerz,
- Hautjucken,
- unruhige Beine,
- Wadenschmerzen,

wurde einer Therapie ex juvantibus mit Benzodiazepinen und später auch mit *Neuroleptika* oder *Antidepressiva* unterzogen, wenn man die Symptome nicht in ein klinisch definiertes Geschehen einordnen konnte. Blieb der Behandlungserfolg aus, konnte man ja weitersehen. Dann kam es sehr oft durch Überweisungsketten oder Wanderungsbemühungen der Patienten von Arzt zu Arzt zu jenen Karrieren, die sich in der Kasuistik der Analytiker und Verhaltenstherapeuten wiederfinden. Manche Kliniker sprachen bei den Diagnosen dieser Patienten auch respektvoll von "Koryphäenkillersyndrom".

Die Patienten mußten aber noch einen anderen Preis bezahlen: Die Zahl der *Benzodiazepinabhängigkeiten* in Deutschland nahm absolut zu, wenn auch manche Publikationen hierüber Übertreibungen darstellen. Besonders die Allgemeinärzte gerieten ins Schußfeld, weil sie zusammen mit den Internisten und Kinderärzten ca. 80% der Arzneimittelverordnungen im ambulanten Bereich tätigen (Schwabe & Paffrath, 1986-1996). Diese Kritik wird mittlerweile von den Allgemeinärzten sehr ernst genommen. Sie knüpfen an die alte

Tradition Michael Balints (Balint, 1957) an und bemühen sich um eine aktive Einordnung somatoformer Störungen möglichst vor umfangreicher technischer Diagnostik in die aus der Neurosenlehre bekannten Krankheitsbilder, sofern eine Symptomkonstellation nicht in die klinische Begriffswelt paßt. Zunehmend wird auch die Bedeutung der Patient-Arzt-Interaktion für die Ersttherapie, z. B. während der Wartezeit auf eine spezielle verhaltens- oder tiefenpsychologisch fundierte oder analytische Therapie, erkannt. Einfache, übende Verfahren wie das autogene Training sind in den Arztpraxen gebräuchlich.

Die Notwendigkeit kontinuierlicher Fortbildung – auch zur Verbesserung der Kooperation mit Fachtherapeuten, der Verhaltenstherapie und der analytischen Richtungen – wird gesehen. Beispielsweise hat der Berufsverband der Allgemeinärzte Deutschlands – Hausärzteverband – (BDA) e.V. schon vor ca. 15 Jahren eine durch die Hausärzte selbst finanzierte Akademie für Psychotherapie gegründet, in der sich mittlerweile mehr als 3.000 Ärzte erfolgreich zur Zusatzbezeichnung "Psychotherapie" und zum Facharzt für psychotherapeutische Medizin weitergebildet haben. Der niedersächsische Landesverband des BDA initiiert derzeit eine weitere Akademie mit verhaltenstherapeutischer Zielrichtung (Adressen s. Literaturverzeichnis). Die Balint-Bewegung hat bei den Hausärzten eine sehr breite Basis. In den letzten 20 Jahren wurden mehrere 100 Balint-Gruppen über wenigstens 25 Doppelstunden durch die Hausärzte in Anspruch genommen. Dennoch gibt es in bezug auf den Umgang mit somatoformen Störungen alte und neue ungelöste Probleme.

Die Einführung der Versichertenkarte nach dem deutschen Sozialrecht hat das Wandern der Patienten von Arzt zu Arzt erleichtert. Da die überwiegende Mehrzahl der Ärzte im ambulanten Bereich mit ihrem medizinischen Weltbild und ihren Wertungen auf den Naturwissenschaften des 19. Jahrhunderts aufbaut und das *biopsychosoziale Weltbild des Murrhardter Kreises* ablehnen, werden allein hierdurch Somatisierungstendenzen gefördert. Beispielsweise hat erst kürzlich das oberste Gremium der Universitätsmedizin, der Medizinische Fakultätentag, eine in Kooperation von Bund und Ländern erarbeitete Entwurfsfassung einer neuen ärztlichen Ausbildungsordnung abgelehnt, weil sie auf der Grundlage des biopsychosozialen Weltbildes unter breiter Stärkung der *sprechenden Medizin* formuliert war. An seine Stelle wurde eine *physikalisch orientierte* Ausbildungsordnung gesetzt, die den Forschungs- und Ausbildungsbetrieb an den Universitäten rigid nach somatischen Fächern gliedert und die Medizin als eine Kette monokausaler Erwägungen auffaßt.

Die Budgetierung des ärztlichen Honorars und der Arzneimittel führt bereits jetzt zu Rationierungseffekten. Kommt der Patient mit Problemen, die mit einem meßbaren pathophysiologischen Äquivalent verbunden sind, so gilt er als krank und wird behandelt. Es droht ein Circulus vitiosus. Wer mit seinen somatoformen Störungen in der Praxis nicht ernst genommen wird und aus Angst vor konsequenter Ausschlußdiagnostik und den Zeitkosten, die für die Abklärung der Lebenssituation eines Menschen nun einmal aufgewendet werden müssen, als "Fall, der Zeit hat" vertagt wird, verstärkt als gekränkter Patient seine Symptomatik, um ernst genommen zu werden bis zu jener somatischen Fixierung, die dann zur Berentung führt. Es ist zu erwarten, daß auch wegen der Budgetprobleme in der ambulanten Versorgung die "Rentenneurosen" zunehmen werden.

Die ökonomischen Probleme bringen es mit sich, daß Forschungsmittel für die Analyse der Probleme am unausgelesenen Patientengut nicht im erforderlichen Umfang zur Verfügung gestellt werden. So bleibt die Medizinentwicklung im allgemeinen und die der Allgemeinmedizin im besonderen auf der Strecke. Dies wiederum droht, die paradigmatischen Probleme zu verstärken. Es ist vergleichsweise einfach, in der naturwissenschaftlichen Medizin Fortschritte zu erzielen und diese den Menschen mit dem Zeitgeist des 20. und demnächst 21. Jahrhunderts zu vermitteln. Der Kommunikationsaufwand für Forschung, Entwicklung und Kommunikation in der sprechenden Medizin ist ungleich höher.

Die Ärzte selbst bezahlen für diese Tendenzen einen hohen Preis. Nichtmediziner wie die klinischen Psychologen, Gesundheitsfachberufe wie die zuwendungsintensiv tätigen und gut in Praxisorientierung geschulten Pflegekräfte übernehmen Aufgaben, die in der Vergangenheit Sache der Ärzte waren. Dies hilft dem Patienten nur solange, wie diese neuen Hilfsangebote verfügbar sind. Wegen der Einführung der Versichertenkarte gibt es aber massive Kommunikationsstörungen im aktuellen Gesundheitswesen, so daß das Miteinander von Ärzten und Gesundheitsfachberufen in keiner Weise sichergestellt ist. Vor diesem Hintergrund ist es bedrückend zu beobachten, daß sich in der Bevölkerung und in Teilen der Ärzteschaft und der medizinischen Fachberufe neue "Krankheitsbilder" etablieren, die eine Verbesserung der Prävalenzforschung und der sprechenden Medizin dringend erforderlich machen.

8.4
MCS – ein neues Krankheitsbild?

So haben beispielsweise das niedersächsische Umweltministerium und das niedersächsische Sozialministerium unter Leitung von Frau Ministerin Griefahn am 27. November 1996 ein Hearing zum Thema "Leiden unter MCS – Kann Politik helfen?!" durchgeführt.

"Seit mehr als anderthalb Jahrzehnten" – so Frau Ministerin Griefahn – "beschreibt die englische Fachliteratur ein offenbar umweltbezogenes Beschwerdebild bei Patienten, für das sich auch in Deutschland der Begriff "*Multiple Chemical Sensitivity (MCS)*" durchgesetzt hat. In den USA sind bereits mehr als 500 Publikationen über MCS veröffentlicht und eine Reihe interdisziplinärer Kongresse zu diesem Thema durchgeführt worden, wobei verschiedene Hypothesen über die Ursachen dieses Beschwerdebildes vorgetragen worden sind. In Deutschland hingegen wird MCS erst in jüngerer Zeit wissenschaftlich diskutiert.

MCS-Patienten leiden unter Symptomen, die alle Organe des Körpers betreffen können. Diese Symptome sind vielfältiger Art und können wechseln.

Die Beschwerden reichen von Kopf-, Glieder- und Muskelschmerzen über Übelkeit, Schwindel, Atemnot, Erschöpfungszustände, Magen-Darm-Störungen sowie Herz- und Kreislaufbeschwerden bis hin zu Depressionen. Die Vermutung besteht, daß diese Beschwerden durch kleinste Konzentrationen *chemischer Stoffe* ausgelöst werden können, die aber bei der überwiegenden Mehrzahl der Bevölkerung keinerlei erkennbare Wirkung zeigen. Ferner wird angenommen, daß bei bereits 1/1000stel der Konzentration, die bei einem durchschnittlich empfindlichen Menschen wirkt, bei einem MCS-Patienten derartige Beschwerden hervorgerufen werden. Auslösende Stoffe können beispielsweise *Lösungsmittel* und *Schädlingsbekämpfungsmittel* sein, aber auch *Chemikalien des täglichen Gebrauchs*, wie Kosmetika, Nahrungsmittelzusätze oder Hilfsstoffe aus Textilien. Der Arzt, an den sich diese Patienten wenden, steht ihnen oft ratlos gegenüber, zumal sich bei vielen dieser Patienten mit den üblichen klinischen Testmethoden keine Veränderungen in der Funktion ihrer Organe nachweisen lassen. Die Laborwerte sind in den meisten Fällen ohne Befund.

Dies erscheint mir als besonders schwieriges Problem: Wie erkennt man einen echten MCS-Erkrankten? Der oder die MCS-Betroffene konsultiert weitere Ärzte – 20 waren es in einem von FOCUS dokumentierten Fall, ohne daß eine Besserung eintritt. Für den Kranken beginnt der Alltagsstreß ein unüberwindbares Hindernis zu werden. Die Ausübung des Berufes fällt schwer oder wird gar unmöglich. Die Wohnung kann für ihn unbewohnbar werden. Häufig werden die MCS-Betroffenen als Ökochonder oder sogar Simulanten abgestempelt. Zu ihren finanziellen Belastungen kommt dann noch die gesellschaftliche Isolation.

Wir haben inzwischen gelernt, daß auch andere Ursachen als Chemikalien für gleiche oder ähnliche Beschwerdebilder in Frage kommen können. Die Weltgesundheitsorganisation (WHO), die sich ebenfalls schon mit diesem Problem befaßt und die hierzu bereits im Februar 1996 in Berlin ein MCS-Hearing veranstaltet hat, schlägt daher vor, künftig den umfassenderen Begriff der *idiopathischen*, d. h. ohne erkennbare Ursache entstandenen, *umweltbezogenen Unverträglichkeit (Idiopathic Environmental Intolerances) – (IEI)* zu verwenden, der die bisher mit MCS beschriebenen Störungen einschließt. Nach den Ergebnissen dieser WHO-Tagung gibt es Personen, die über zahlreiche, noch unerklärbare umweltbezogene Unverträglichkeiten berichten. Sie leiden tatsächlich und brauchen ärztliche Hilfe. "Solche Patienten sollten ganzheitlich untersucht werden; neben möglichen schädlichen Einwirkungen von Chemikalien ist auch ihr soziales Umfeld zu berücksichtigen." Soweit Frau Ministerin Griefahn.(Nach Cramer, 1997; Griefahn, 1996).

Nun gibt es also für den Hausarzt bereits ein neues Problemfeld. Bisher stellte sich die Frage, ob somatoforme Störungen in der Allgemeinpraxis in die bekannten Krankheitsbilder der klinischen Lehre oder in die Neurosenlehre einzuordnen sind. Künftig ist – wenn man denn die vielen Gruppen der Ökobewegung, der Umweltschutzbewegung, der ihnen verbundenen Politiker und der Wissenschaftler, die ihnen zuarbeiten, ernst nimmt (und man muß es ja als vorurteilsfreier Allgemeinarzt!), dann würde die dritte Säule der Diagnostik und Therapie somatoformer Störungen im Ausschluß von "Mikroallergien" und "Mikroidiosynkrasien" liegen. (Fast gewinnt man den Eindruck, als bemächtigten sich kleine, grüne Männchen aus einer anderen Welt der Allgemeinmedizin hierzulande. Auch wird man an Süßkinds Roman "Das Parfüm" erinnert, denn die Feinheit des Geruchssinnes läßt es denkbar erscheinen, daß MCS eine durch den Geruchssinn induzierte und aufrechterhaltene *Toxikophobie* ist.)

Die Ergebnisse des oben zitierten WHO-Workshops liegen nach einigen "Interventionen hinter den Kulissen" vor. Folgende Feststellungen und Empfehlungen wurden verabschiedet:

- Es gibt Patienten mit unerklärten Intoleranzen;
- es besteht ein hoher Leidensdruck;
- die Patienten benötigen professionelle, ärztliche Hilfe;
- der Begriff MCS sollte vermieden werden.

Stattdessen wird der deskriptive Begriff IEI: Idiopathische Umweltintoleranz vorgeschlagen, die sich definiert als

- erworbene Störung mit rekurrierenden Symptomen, assoziiert mit diversen Umweltfaktoren, die normalerweise toleriert werden (chemisch, biologisch, physikalisch, psychosozial);
- nicht erklärbar durch somatische oder psychiatrische Störungen.

Gleichzeitig wurde als Empfehlung ausgesprochen:

- Veranlassung einer sorgfältigen, klinischen und psychosozialen Differenzialdiagnostik,
- Vermeidung überinvasiver Diagnostik und Therapie,
- Forschungsbedarf.

Auf den Kongressen zu IEI hört man Aufschreie und Formulierungen, wie "chemisches AIDS", "Allergie gegen das 20. Jahrhundert", "totale Allergie".

Bisher haben noch nicht einmal alle Allgemeinärzte genug von der Neurosenlehre erfahren, um zu wissen, daß somatoforme Störungen Angstkrankheiten, Depressionen und emotionale Überlastungen repräsentieren können. Nun kommt ein neues Krankheitsbild, welches vom Denkansatz hervorragend in das *ausschließlich physikalische* Weltbild der Medizin paßt. Dieses Krankheitsbild IEI hat nur den einen Nachteil, es läßt sich mit den diagnostischen Methoden auf der Grundlage eben dieses physikalischen Weltbildes entweder gar nicht oder nur unvollständig nachweisen. Aber es wird Forschungsmittel binden, die anderen Feldern der wissenschaftlichen Medizin verlorengehen. Das Gebäude Medizin droht in der nächsten Generation wegen der begrenzten finanziellen Leistungskraft der Bauherren einzustürzen. Folglich wird nach wissenschaftlichen Kriterien bis auf weiteres offenbleiben, ob IEI eine Sonderform weltweit ubiquitärer, umweltbedingter schwer nachweisbarer Allergien ist oder ob es sich um ein kollektives Phantasiesystem handelt, welches sich aus der in den Industriestaaten immer mehr zunehmenden Zeitangst entwickelt. Vergiftung oder Angst vor Vergiftung, das ist in der Allgemeinpraxis des 21. Jahrhunderts die Frage, wenn ein

Patient mit somatoformen Störungen in der Praxis erscheint. Voller Sehnsucht denkt der Hausarzt an die gute alte Zeit der "Halbgötter in Weiß", als es ein zwar sehr begrenztes, gesichertes Wissen gab, aber hinreichend medizinische Koryphäen, die durch ihren Status beim Patienten und in der Fachwelt mit der Gepflogenheit akzeptiert wurden, medizinisches Nichtwissen zu kompensieren mit einer Meinung, die zwar nicht belegt, aber im Brustton der Überzeugung geäußert wurde und allein durch die Kraft des Glaubens der Patienten und der konsultierenden Ärzte eine Vielzahl von somatoformen Störungen zum Verschwinden brachte.

Literatur

Abholz, H. H. (1992). Epidemiologische und biostatische Aspekte der Allgemeinmedizin. In M. M. Kochen (Hrsg.), *Allgemeinmedizin*. Stuttgart: Hippokrates.
Balint, M. (1957). *Der Arzt, sein Patient und die Krankheit*. Stuttgart: Klett.
Braun, R. N. (1986). *Lehrbuch für Allgemeinmedizin. Theorie Fachsprache und Praxis*. Kirchheim, Mainz
Cramer, H. (1997). Ist das Fatigue-Syndrom nur eine Modekrankheit? *Ärztliche Praxis 53*.
EMNID (1995). *Meinungsumfrage des EMNID-Institutes Bielefeld 1995 im Auftrag der Hamburg-Mannheimer-Stiftung für Informationsmedizin e.V.*, Hamburg.
Griefahn, M. (1996). Leiden unter MCS – Kann Politik helfen? Hearing des Niedersächsischen Umweltministeriums und des Niedersächsischen Sozialministeriums im Ökumenischen Kirchenzentrum Hannover-Mühlenberg, 27.11.1996.
Illich, I. (1975). *Die Enteignung der Gesundheit. Medical nemesis*. Hamburg: Rowohlt.
Mader F.H. & Bawidaman (1997) *Auskunft des Instituts für Praxisforschung des Berufsverbandes der Allgemeinärzte Deutschlands – BDA e.V.* Nittendorf: BDA.
Mader, F. H. & Weißgerber, H. (1993). *Allgemeinmedizin und Praxis* (S. 4–13). Berlin: Springer.
Nord, N. (1995). *Pharmagipfel 1995, Arzneimittelversorgung in der GKV*, Zeno Executive Conferences, 30./31.10.1995, Berlin.
Schenda, R. (1976). Das Verhalten der Patienten im Schnittpunkt professionalisierter und naiver Gesundheitsversorgung. In M. Blohmke et al. (Hrsg.), *Sozialmedizin in der Praxis* (Handbuch der Sozialmedizin, Bd. 3). (S. 31ff). Stuttgart: Enke.
Schwabe, U. & Paffrath, D. (Hrsg.) (1986–1996). *Arzneiverordnungsreport*. Stuttgart: Fischer.
Uexküll v. Th. & Wesiack, W. (1988). *Theorie der Humanmedizin. Grundlagen ärztlichen Denkens und Handelns*. München: Urban & Schwarzenberg.
Weltgesundheitsorganisation – WHO (1991). *Klassifikation psychischer Krankheiten. Klinisch-diagnostische Leitlinien nach Kapitel V (F) der ICD-10*. Bern: Huber.

Berufsverbände

- Berufsverband der Allgemeinärzte Deutschlands – Hausärzteverband – (BDA) e.V., Theodor-Heuss-Ring 14, 50668 Köln
- Berufsverband der Allgemeinärzte Deutschlands, LV Niedersachsen, Berliner Allee 20, 30175 Hannover

9 Ätiologie, prädiktive Faktoren und Prävention der somatoformen Störungen

B. Buda

Inhaltsverzeichnis
9.1 Auswirkungen und Nutzen der neueren Klassifikationssysteme   130
9.2 Phänomenologische Betrachtung somatoformer Beschwerden   131
9.3 Die Ergebnisse der systematischen Diagnostik   132
9.4 Implikationen der Untersuchungsergebnisse   133
9.5 Überlegungen zur Prävention somatoformer Störungen   135
    Literatur   136

EINLEITUNG

Dieses Kapitel[a] stellt eine Auseinandersetzung mit den neuen Kriterien zur Klassifikation somatoformer Störungen nach den Klassifikationssystemen DSM-III, DSM-III-R, DSM-IV und ICD-10 dar. Der Verfasser kritisiert dabei den rein deskriptiven Ansatz dieser Klassifikationssysteme. Anhand seiner eigenen Erfahrungen und qualitativen Untersuchungen versucht er, das phänomenologische Bild der hier zugehörenden Symptomkomplexe zu erklären. Als prädiktiven Faktor für spätere somatoforme Störungen nennt er – neben der dauernden Streßbelastung – die frühere Sozialisierung zur Krankheitsrolle und die passive, hypochondrische Haltung gegenüber körperlichen Beschwerden und Symptomen sowie die Bereitschaft, medizinische Dienstleistungen in Anspruch zu nehmen. Die Prävention der späteren, strukturierten somatoformen Störungen liegt seines Erachtens in der frühen psychologischen Behandlung der Somatisierungstendenzen. Der Autor hält eine Revision der DSM-IV- und ICD-10-Kategorien für dringend erforderlich.

---

[a] Besonderer Dank gilt an dieser Stelle Frau Dipl.-Psych. Andrea Hähnel, die mir bei der sprachlichen Überarbeitung dieses Kapitels zur Seite stand.

9.1
Auswirkungen und Nutzen der neueren Klassifikationssysteme

Fast zwanzig Jahre nach "Abschaffung" des Neurosebegriffes kann man das Fazit ziehen, daß die konzeptuelle "Neuordnung" des amerikanischen Klassifikationssystems (DSM-III, APA, 1980; DSM-III-R, APA, 1987; DSM-IV, APA, 1995) bezüglich "funktioneller" Verhaltens- und Erlebnisstörungen die Unklarheiten und Widersprüchlichkeiten kaum behoben hat. Darüber hinaus hat dieser Schritt nichts zu den Entwicklungen auf den Gebieten der ätiologischen Untersuchung und der Therapie oder Prävention beigetragen. Kliniker und Forscher scheinen ihr Interesse von diesen Krankheiten abgewendet zu haben; man beschäftigt sich nur noch mit Symptomen (z.B. mit Angst oder mit Vermeidungsverhalten), und zwar meist in bezug auf Pharmakotherapie. Es ist nicht gelungen, wirklich operationale Diagnosekriterien zu finden. Dies ist kein Wunder, wenn man bedenkt, daß die Schwierigkeiten bei der Definition von herkömmlichen Neurosekategorien oder bei der Bestimmung und Messung der Symptome qualifizierte Forschung auf diesem Gebiet fast unmöglich gemacht haben. Eine Bewertung der Grundlagenliteratur des DSM-III (APA, 1980) zeigt, daß einzelne, zur Zeit der Vorbereitungen des DSM-III vorhandene und bekannte amerikanische Meinungen einen übergroßen Einfluß auf die Gestaltung der diagnostischen Kriterien ausgeübt haben. Dieser starke Einfluß blieb bis zum DSM-IV unüberprüft und schon zur Tradition geworden erhalten. So gehen z.B. die Kriterien von "Somatization Disorder" (F45.0 im DSM-IV, APA, 1995, S. 458f) fast ausschließlich auf einige Veröffentlichungen von Guze und seiner Arbeitsgruppe zurück (Mirsky, 1995). Das DSM-IV fordert die bedenkenlose Übernahme von Kriterien wie

- den Krankheitsbeginn vor dem 30. Lebensjahr,
- eine Krankheitsdauer von mehreren Jahren und
- die genaue Anzahl und Kombination der nötigen Symptome (z.B. 4 Schmerzsymptome, 2 gastrointestinale Symptome usw.).

Der alte Neurosebegriff hat zweifellos mit vielen Implikationen und synkretischen Bedeutungen gearbeitet. Der in dem jeweiligen Denksystem (wie z.B. der Psychoanalyse oder der Verhaltenstherapie) konzipierte Sinneskontext hat dabei allerdings auf ätiologische, prognostische und therapeutische Faktoren und Theorien hingewiesen, die eine (wenn auch wissenschaftstheoretisch begrenzte) Orientierung für Forscher wie für Praktiker ermöglichen. Seit Einführung der neueren Klassifikationssysteme scheinen die Orientierungspunkte völlig zu fehlen. Dabei ist der Falsifikationsgrad der durch DSM-III, DSM-III-R und DSM-IV festgelegten diagnostischen Kriterien kaum größer als derjenige von Konzepten der Psychoanalyse oder der Verhaltenstherapie.

Die Medizin hat inzwischen die Existenz von somatischen Klagen und Symptomen ohne organisch begründbare Ursachen weitgehend akzeptiert. So werden Patienten mit solchen Krankheitsbildern verstärkt an Psychiater und klinische Psychologen oder Psychotherapeuten weitergeleitet. Die Behandlung dieser Fälle geschieht entweder noch immer auf Grundlage der Theorien und Methodologie der großen Neuroselehren (z.B. Fenichel, 1946; Zielke & Sturm, 1994), ganz pragmatisch mit Hilfe von psychotherapeutischen Techniken (z.B. Gesprächspsychotherapie, Neurolinguistisches Programmieren/NLP, Hypnose) oder mit symptomorientierter Psychopharmakotherapie (z.B. mit anxiolytischen Medikamenten).

9.2
Phänomenologische Betrachtung somatoformer Beschwerden

Die folgenden Überlegungen sollen die diagnostischen Unsicherheiten sowie das vielseitige Erscheinungsbild der somatoformen Störungen verdeutlichen. Sie beruhen auf einer langjährigen Konsultations- und Liaisonarbeit in einer Abteilung für innere Medizin (100 Betten). Der Verfasser hat im selben Krankenhaus in Budapest, Ungarn, eine Abteilung für stationäre Psychotherapie und eine ambulante Dienststelle für Psychotherapie geleitet. Die Erfahrungen aus der Konsultations- und Liaisontätigkeit der Psychotherapeuten wurden zwischen 1990 und 1994 systematisch bewertet. Zwischen 1993 und 1994 wurde darüber hinaus eine zielgerichtete Untersuchung durchgeführt. 100 aufeinanderfolgende Fälle wurden sorgfältig diagnostiziert:

- gründliche Anamnese, wenn möglich Heteroanamnese,
- Analyse der Paar- oder Familiendynamik,
- psychologische Tests und Skalen.

100 aufeinanderfolgende Fälle, die durch den Liaisondienst eine psychologische Intervention erhalten hatten, wurden mit 100 weiteren Fällen verglichen, die keine Psychotherapie oder psychologische Beratung durchgeführt hatten. Kontroll- und Versuchsgruppe waren hinsichtlich wichtiger Einflußfaktoren wie Geschlecht, Alter, soziokultureller Status usw. vergleichbar. Die Kontrollgruppe erhielt keine psychologische Betreuung, es waren lediglich Medikamente oder Mitteilungen, Ermunterungen und Ratschläge durch die Internisten erlaubt. Die Besserungsrate der beiden Gruppen war nach Ende des Krankenhausaufenthaltes kaum unterschiedlich (die Gruppe, die psychologische Intervention erfahren hatte, hatte sich in Selbstratings symptomatisch etwas besser bewertet). Die zwei Gruppen sollten katamnestisch zwei oder drei Jahre später nochmals untersucht werden, was sich jedoch aufgrund der umfangreichen Umstrukturierungen im ungarischen Gesundheitswesen sowie in dem Krankenhaus, in dem die Untersuchung stattgefunden hatte, verschob.

! Ziel der genaueren Beobachtung der 100 Patienten, die einer gründlichen Diagnostik unterzogen worden waren, sollte nicht die Überprüfung der DSM-Kriterien sein; diese Kriterien kamen überhaupt nicht zum Einsatz. Es wurde vielmehr angestrebt, einen phänomenologischen Eindruck von Patienten mit somatisierenden und somatischen Klagen und Symptomen zu erhalten.

9.3
Die Ergebnisse der systematischen Diagnostik

Die diagnostischen Ergebnisse lassen sich wie folgt zusammenfassen: Die Patienten können in 6 Gruppen eingeteilt werden.

Gruppe 1. 5–7% echte Somatisierungsneurosen: typische Somatisierungssymptome, vegetative Labilität, Konversionssymptome. Im Hintergrund stehen Kontakt-und Kommunikationsschwierigkeiten in zwischenmenschlichen Beziehungen, Verbalisierungshemmungen bezüglich psychischer Probleme, Selbstwertstörungen verbunden mit Minoritäten- und Unterschichtzugehörigkeit.

Gruppe 2. 10% "echte" psychosomatische Störungen, meist gastrointestinaler Natur (colon irritabile, Übergewicht aufgrund fehlerhafter Eßgewohnheiten, seit vielen Jahren andauernde chronische Obstipation usw.). Unbedeutende organische Befunde, die die unmittelbaren Mechanismen der Symptombildung teilweise erklären können. Psychologische Befunde weisen auf Alexythymie und Schwierigkeiten bei der Affektverarbeitung und Streßbewältigung hin.

Gruppe 3. 35% weisen mehrere, häufig hinsichtlich Lokalisation, Schweregrad, psychodynamischer und subjektiver Bedeutung wechselnde Somatisierungssymptome und -klagen auf, zusätzlich eine sehr lange (meistens jahrzehntelange) Krankengeschichte mit vielen Diagnosen, laboratorischen und Röntgenuntersuchungen und Krankenhausaufenthalten sowie Anpassungsprobleme im beruflichen und privaten Bereich. Auffallend ist hier die lange Geschichte von Konflikten mit Ärzten und medizinischem Personal. Negativistisch gegenüber Ärzten und medizinischen Institutionen eingestellt, Spannungen mit den Versorgenden auch während der Beobachtungsperiode, mehrere Versuche, als "larviert Depressive" durch Antidepressiva (meist in ungenügenden Dosen und für kurze Zeitdauern) behandelt zu werden. In der Anamnese liegen viele eindeutige Iatrogenien (wie üblich in ihrer Objektivität unüberprüfbare, aber im subjektiven Erleben klare und wichtige Ereignisse) vor. Zu den Iatrogenien kann man die inadäquate "Psychiatrialisierung" der Symptomlage zählen.

DISKUSSION

Das ist heutzutage in Ungarn sehr häufig. Nach der politischen Wende ist das Land ein großer Markt für internationale Pharmakafirmen geworden; besonders antidepressive Medikamente kosten wenig und werden sehr aggressiv beworben, die Ärzte stehen unter dem Druck, sie so häufig wie möglich zu verwenden.

Diese Patienten weisen viele Kontakte mit Naturheilern auf und haben häufige Behandlungen der alternativen Medizin hinter sich.

Gruppe 4. 10% mit neurotischer Entwicklung von Kindheit an: Angstbereitschaft, Angstsymptomatik. Herausragende Bedeutung von Todesfällen unter

Familienmitgliedern, Verwandten oder Freunden; ungelöste, verdrängte Trauerarbeit. Die Todesfälle wirken als Trauma und verursachen tiefgehende Verunsicherung bei den Betroffenen. Die Rolle des spezifischen Traumas beobachtet man sehr häufig bei Patienten, die neurotische bzw. funktionelle Herzbeschwerden haben. Diese Fälle sind heute dem Paniksyndrom zugeordnet. In der älteren Fachliteratur wird eine auffallende Häufigkeit des Erlebens von Todesfällen beschrieben, wobei eine verdrängte "Identifizierung mit dem Verstorbenen" zu hypochondrischem Verhalten führen soll (Richter & Beckmann, 1969).

Gruppe 5. 10% mit funktionellen Symptomen und Beschwerden als unmittelbare Folgen der Fehlverarbeitung von Stressoren durch Medikamenten-, Alkohol-, Drogen-, Nikotin- und Koffeinmißbrauch sowie pathologische Eß-, Schlaf-und Bewegungsgewohnheiten. Diese Faktoren kommen durch Fragebogen, Tests und Skalen nicht zum Vorschein; sie werden nur durch klinische Interviews und eine Analyse des klinischen Gesamtbildes aufgedeckt. Bei diesen Patienten sind häufig vegetative Symptome, funktionelle Beschwerden, die früher der sog. *Neurasthenie* zugeordnet waren (Muskelschwäche, Hemmungen im Sexualbereich, Appetitstörungen usw.) zu beobachten, wie auch Schmerzen in der Herzgegend, Arrythmien, Pulsbeschleunigung und Schlafprobleme. Diese Patienten zeigen eine erhebliche Verbesserung ihrer Symptomatik, wenn der Mißbrauch von chemischen Stoffen oder die übertriebene Verhaltensgewohnheit beeinflußt werden können.

Gruppe 6. 28-30% der Patienten zeigen so etwas wie Somatisierungsprobleme; diese sind jedoch entweder eindeutig auf einige somatische Erkrankungen und ihre medikamentöse Behandlung oder auf neurologische Krankheiten bzw. schwere Persönlichkeitsstörungen (wie z.B. Borderline-Erkrankung) zurückzuführen. Somatisierungssymptome von Diabetikern, Hypertonikern, Tumorkranken oder älteren Menschen mit deutlicher zerebraler Arteriosklerose (von den Internisten oft als "Aggravationen" oder "Superpositionen" bezeichnet und als "neurotisch" etikettiert) erweisen sich in der Langzeitanalyse und bei eingehenderer psychiatrischer Untersuchung eher als somatisch begründet. Sie stellen z.B. Nebenwirkungen von Medikamenten dar und sind oft durch die Interaktion mehrerer Wirkstoffe hervorgerufen. Solche Nebenwirkungen werden in der Praxis durch Internisten und andere somatische Spezialisten häufig nicht in ausreichendem Maße als Erklärung für einige Symptome und Beschwerden in Betracht gezogen. Natürlich haben diese Patienten oft auch wirkliche neurotische Reaktionen, die aber kaum als entscheidend für die Diagnosestellung bewertet werden können.

9.4
Implikationen der Untersuchungsergebnisse

Die vorgestellte Studie ist lediglich eine *qualitative* Untersuchung von Somatisierungsproblemen. Meines Erachtens zeigen die Ergebnisse jedoch, daß die neuen Klassifikationssysteme nicht in der Lage sind, eine konzeptuelle Ordnung dieser Krankheitsformen zu bewirken oder empirische Annäherungsmöglichkeiten an diese vielgestaltige Störungsgruppe zu fördern. Es ist leider nicht möglich, eine Reanalyse dieser 100 Fälle (basierend auf der angesammelten Dokumentation) anhand der Kategorien des DSM-IV vorzunehmen, d.h. die 100 Fälle lassen sich nicht den entsprechenden Diagnosen aus der somatoformen Störungsgruppe zuordnen.

Klinische Erfahrungen mit somatisierenden Patienten sowie die Ergebnisse dieser kleinen Studie weisen jedoch auf einige Zusammenhänge hin, die im Sinne einer *Suche nach Forschungsansätzen* auf diesem Gebiet erwähnenswert wären.

Bei den chronischen somatisierenden Patienten erzeugt Streß (besonders dauerhafte Streßzustände) vegetative und körperliche Reaktionen. Diese entstehen zum Teil durch eine Wirkungskette aus Überbelastung, mangelnder Entspannung, Erschöpfung und dem Mißbrauch von verschiedenen chemischen Stoffen.

Somatisierungserscheinungen könnten Kristallisationspunkte für Ängste sein; die Krankenrolle würde dabei nicht nur eine Kanalisierung von Angst, sondern auch ein Mittel der Entlastung und zeitweiligen Veränderung des Streßbewältigungs- bzw. Copingstils darstellen.

In der Anamnese zeigt sich eine überdurchschnittliche Sozialisierung zur Krankenrolle: eine Bereitschaft, Medikamente und chemische Stoffe zur Änderung von Körpergefühlen und körperlicher Funktionsfähigkeit zu nutzen und eine Neigung, körperliche Symptome hypochondrisch zu erleben. Wiederholte klinische Untersuchungen, die Verwendung von Verlegenheitsdiagnosen und Scheintherapien, iatrogene Äußerungen von Ärzten und medizinischem Personal, als auch iatrogene diagnostische und therapeutische Eingriffe (unter ihnen Arzneimittel mit Nebenwirkungen) bahnen eine bestimmte Art von psychischer Störung, die durch

- eine große Inanspruchnahme medizinischer Dienste,
- ein charakteristisches Krankheitsverhalten und
- Abwehr von zwischenmenschlichen und intrapsychischen Problemen

mit Hilfe der Somatisierung charakterisiert ist.

Schon die erhöhte Inanspruchnahme von medizinischen Diensten, verbunden mit Hypochondrieneigung und Medikamentenmißbrauch, können als prädiktive Faktoren bewertet werden, die die Wahrscheinlichkeit von späteren, sozusagen "strukturierten" Somatisierungen erhöhen. Das Interesse dieser Patienten an Naturheilmitteln ist groß. Dies scheint ebenfalls ein prädiktiver Faktor für eine spätere "Neurose" zu sein: Diese Patienten fühlen sich sehr oft durch die Einnahme verschiedener Stoffe, durch Akupunktur oder Massagen angezogen und praktisch niemals durch eine Veränderung des Lebensstils, was von der alternativen Medizin oder der Naturheilkunde auch oft empfohlen wird (wie z.B. vegetarische Ernährung, Körperübungen, Vermeiden von Schadstoffen usw.). Krankheit, Heilung, Kuren, Diagnosen und Therapie haben bereits in der frühen Phase der "Krankheitskarriere" einen besonderen Stellenwert in der Phantomphantasie dieser Patienten. Diese Auffälligkeit könnte von den behandelnden Ärzten schon sehr früh wahrgenommen und zur Einleitung präventiver Maßnahmen genutzt werden. Natürlich können diese Eigenschaften von somatisierenden Patienten durch verschiedene Umstände wie z.B. Bildungsgrad, Alter, Geschlecht, Charakterzüge, eventuell psychopathologische Erscheinungen gefärbt oder verdeckt werden. In der Allgemeinpraxis sowie in Ambulanzen und stationären Einrichtungen der inneren Medizin werden dieses "überangepaßte" Krankheitsverhalten und die hypochondrische Bereitschaft dieser Patienten gern angenommen. Die Arzt-Patienten-Begegnungen verlaufen auf relativ festgefahrenen Bahnen und der Arzt nimmt sich kaum Zeit, die psychische Lage des Patienten in den Fokus der Aufmerksamkeit zu setzen. Psychische Probleme werden so kaum angesprochen.

9.5
Überlegungen zur Prävention somatoformer Störungen

Die Prävention von Somatisierungen könnte durch eine gezielte Gesundheitserziehung in Angriff genommen werden, aber auch durch ähnliche Programme, mit denen man heutzutage im Rahmen des sog. "minimal intervention approach" in der medizinischen Grundversorgung den Mißbrauch von Alkohol und Tabak zu bremsen versucht (Anderson, 1990; Heather, 1995). Eine Art "Sekundärprävention" stellt auch die frühe, fachgerechte psychologische Behandlung von Somatisierungstendenzen dar. Ärztliche Gespräche im Sinne von Gesprächspsychotherapie, Relaxationsmethoden, Techniken der kognitiven Therapie sowie der Verhaltenstherapie können gute Erfolge erzielen, da diese Patienten relativ gut kooperieren.

Der vergleichende Teil unserer Untersuchung zeigt darüber hinaus, daß bereits das Erleben von medizinischer Versorgung, die Erleichterung durch die günstigen Diagnosen und die Plazebowirkung der symptomorientierten Behandlung kurzfristig erhebliche Verbesserungen hervorrufen können. Es ist gerade die gute "compliance" dieser Patienten, die es den Ärzten erheblich erleichtert, sie unbemerkt und ungewollt aber effektiv zu iatrogenisieren und dadurch zu einer Entfaltung der somatoformen Erkrankungen wesentlich beizutragen. Diese Fragen werden auch in der Literatur zur "compliance" erörtert (z.B. Phillips, 1988).

Somatisierung und somatoforme Probleme treten in der Praxis nach wie vor sehr häufig auf und sind eine Last für das öffentliche Gesundheitswesen. Leider hat die neue Nosologie bzw. Klassifikation keine Entwicklung, sondern in gewisser Hinsicht eher neue Verwirrung hervorgerufen. Eine Neubesinnung wäre deshalb dringend nötig.

DISKUSSION

Das Ziel einer objektiven, deskriptiven Diagnose ist zur Zeit kaum erreichbar, die neuen Tendenzen in der Klassifikation sollten durch frühere Kriterien und Theorien ergänzt werden.

In der Fachliteratur wurde diese Ansicht schon seit längerer Zeit vertreten (z.B. Bayer & Spitzer, 1985; Schorr, 1993). Gleiches zeigen auch Problemübersichten wie etwa die Monographie von Mirsky (1995).

Literatur

American Psychiatric Association – APA (1980). *Diagnostic and Statistical Manual of Mental Disorders* (3rd ed.) (DSM-III). Washington DC: APA.
American Psychiatric Association – APA (1987). *Diagnostic and Statistical Manual of Mental Disorders* (3rd rev. ed.) (DSM-III-R). Washington DC: APA.
American Psychiatric Association – APA (1995). *Diagnostic and Statistical Manual of Mental Disorders* (4th ed.) (DSM-IV; International Version with ICD-10-Codes). Washington DC: APA.
Anderson, P. (1990). *Management of drinking problems.* Kopenhagen: WHO, Regional Office for Europe.
Bayer, R. & Spitzer, R. L. (1985). Neurosis, psychodynamics and DSM-III. *Archives of General Psychiatry, 42,* 187–196.
Fenichel, O. (1946). *The psychoanalytic theory of neuroses.* London: Routledge & Kegan Paul.
Heather, N. (1995). *Treatment approaches to alcohol problems.* Kopenhagen: WHO, Regional Office for Europe.
Mirsky, M. (1995). *The analysis of hysteria. Understanding conversion and dissociation* (2nd ed.). London: Gaskell.
Phillips, E. L. (1988). *Patient compliance. New light on health delivery systems in medicine and psychotherapy.* Toronto: Huber.
Richter, H.-E. & Beckmann, D. (1969). *Herzneurose.* Stuttgart: Thieme.
Schorr, A. (1993). Neurose. In A. Schorr. (Hrsg.), *Handwörterbuch der Angewandten Psychologie. Die Angewandte Psychologie in Schlüsselbegriffen.* Bonn: Deutscher Psychologen Verlag.
Zielke, M. & Sturm, J. (Hrsg.) (1994). *Handbuch Stationäre Verhaltenstherapie.* Weinheim: Beltz.

KAPITEL 10

10 Psychobiologische Aspekte somatoformer Störungen

R. Shaw

Inhaltsverzeichnis
10.1 Theoretische Überlegungen 138
10.2 Das psychophysiologische Modell von Sharpe und Bass 138
10.3 Methodisches Vorgehen: Ergebnisse einer empirischen Studie 140
10.3.1 Psychophysiologische und endokrine Parameter 140
10.3.2 Stressor 142
10.3.3 Ergebnisse 142
10.4 Diskussion und Ausblick 143
Literatur 146

EINLEITUNG

Somatoforme Störungen sind gekennzeichnet durch körperliche Beschwerden, die nicht oder nicht ausreichend durch organische Erkrankungen erklärt werden können (APA, 1994).
Dennoch können pathophysiologische Prozesse an der Entstehung und/oder Wahrnehmung derartiger Symptome beteiligt sein (Sharpe & Bass, 1992). Diese Schnittstelle zwischen psychobiologischen Vorgängen und somatoformen Symptomen bzw. Hypochondrie ist bislang nur sehr unzureichend untersucht worden. Im folgenden sollen nach einführenden theoretischen Überlegungen Ergebnisse einer eigenen Studie vorgestellt werden, die darauf hinweisen, daß sich bei Patienten mit somatoformen Störungen psychophysiologische und endokrinologische Besonderheiten finden lassen, die mit der Entstehung und/oder Aufrechterhaltung der Störungen zusammenhängen könnten (Rief, Shaw & Fichter, im Druck; Shaw, 1996). Im Anschluß werden die Ergebnisse in Beziehung zu anderen Befunden gesetzt.

10.1
Theoretische Überlegungen

Das Modell von Pennebaker (1982) beschreibt die Wahrnehmung körperlicher Signale in Abhängigkeit von dem Quotienten aus:

- der Intensität der internen Signale und
- der Intensität der externalen Stimulierung.

Sowohl die externale Stimulierung als auch die Intensität interner Signale unterliegen großen inter- und intraindividuellen Schwankungen. Es liegt nahe anzunehmen, daß bei einer erhöhten psychophysiologischen Reaktionsbereitschaft die interozeptiven Signale verstärkt sind. Folgt auf Belastungen eine erhöhte psychophysiologische Reaktion, könnte dies dazu führen, daß körpereigene Prozesse verstärkt wahrgenommen werden und damit die Gefahr einer Fehlbewertung steigt.

! Daraus läßt sich die Vermutung ableiten, daß für Menschen mit einer erhöhten psychophysiologischen Reaktionsbereitschaft bei Belastungen das Risiko größer ist, eine somatoforme Störung zu entwickeln. Neben autonomen Reaktionen gilt das Nebennierenrindenhormon *Kortisol* als einer der zentralen Indikatoren für eine Belastungsreaktion: Die Erfassung der Freisetzungsmuster von Kortisol kann als Indikator für die Streßreagibilität angesehen werden.

Das Kortisol, ein Hormon der Nebennierenrinde, stellt den größten Anteil der *Steroide*, die bei Streßreaktionen im menschlichen Körper zirkulieren und ist ein zentraler Parameter des *endokrinen Systems*. Aus diesem Grunde wurde es immer wieder mit psychischen und psychosomatischen Störungen in Verbindung gebracht: So scheint bei Patienten mit depressiven Störungen (z.B. Dinan, 1994; Krishnan, Manepalli, Venkataraman, France, Nemeroff & Carroll, 1988; Lesch, Laux, Schulte, Pfüller & Beckmann, 1988; Sachar, 1975) und zum Teil auch bei Patienten mit Angststörungen (z.B. Roy-Byrne, Uhde, Post, Galluci, Chrousos & Gold, 1986) eine chronische Erhöhung des Kortisolspiegels vorzuliegen. Wie Fehm-Wolfsdorf (1994) zeigen konnte, beeinflußt der Kortisolspiegel die Wahrnehmungsschwellen für verschiedene Sinnesempfindungen (auditives und olfaktorisches System; Schmerzempfinden). Es wäre denkbar, daß auch die Wahrnehmung von körperlichen Beschwerden bzw. interozeptiven Signalen durch den Kortisolspiegel beeinflußt wird.

10.2
Das psychophysiologische Modell von Sharpe und Bass

Sharpe und Bass (1992) stellten ein Modell für "*Somatisierung*" auf, das sowohl *psychische* als auch *physiologische* Faktoren berücksichtigt. Die Autoren gehen davon aus, daß physiologische und psychische Faktoren in interindividuell

Psychobiologische Aspekte somatoformer Störungen

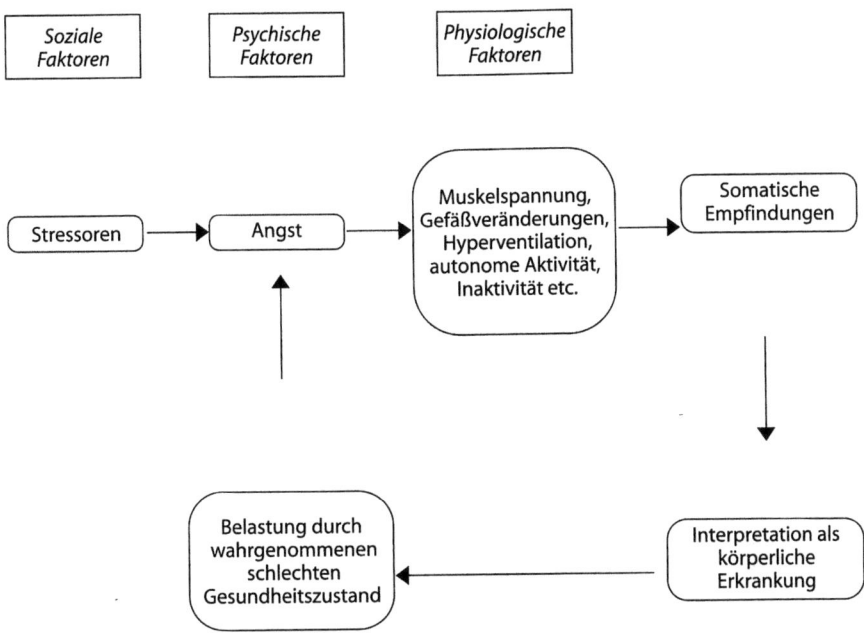

Abb. 10.1. Modell der Somatisierung. (Nach Sharpe & Bass, 1992)

unterschiedlichem Ausmaß auf die Entstehung somatoformer Beschwerden einwirken und bei einer chronischen Somatisierungsstörung im Sinne eines Teufelskreises die Symptome sowie die physiologischen Störungen aufrechterhalten (s. Abb. 10.1).

An den zentralen Somatisierungssymptomen könnten laut Sharpe und Bass (1992; s. Abb. 10.1) unterschiedliche pathophysiologische Mechanismen beteiligt sein. So deuten verschiedene Befunde darauf hin, daß zwischen chronischen Schmerzen und Muskelspannung ein Zusammenhang besteht: Flor, Turk und Birbaumer (1985) beispielsweise konnten zeigen, daß das Sprechen über emotional relevante Themen bei Patienten mit chronischen Rückenschmerzen zu einer erhöhten Muskelanspannung vor allem in den paravertebralen Muskeln führte, was bei gesunden Kontrollpersonen nicht der Fall war. Lynch, Bakal, Whitela und Fung (1991) untersuchten bei Panikpatienten mit häufigen Brustschmerzen die Muskelanspannung nach Inhalation von CO_2. Die EMG-Aktivität im Sternum (nicht aber Frontalis) war bei den Panikpatienten höher als bei den Kontrollpersonen. Eine allgemeine autonome Erregung könnte nach Sharpe und Bass (1992) ebenfalls mit somatischen Symptomen in Verbindung stehen: Wie Pennebaker und seine Mitarbeiter zeigen konnten, führt das Unterdrücken von Gedanken und Gefühlen bezüglich traumatischer Erlebnisse zu einer erhöhten autonomen Aktivität und akuten gesundheitlichen Problemen (Pennebaker & Susman, 1988); das Sprechen über solche Erlebnisse führt dagegen zu einer Reduktion autonomer Aktivität (Pennebaker, Hughes &

O'Heeron, 1987). Wenn auch die genauen Zusammenhänge noch nicht bekannt sind, die zwischen physiologischen Prozessen und somatoformen Symptomen bestehen, liegen doch erste Hinweise darauf vor, daß es derartige Verbindungen gibt.

10.3
Methodisches Vorgehen: Ergebnisse einer empirischen Studie

Ausgehend von diesen Überlegungen wurde in der verhaltensmedizinischen Klinik Roseneck eine umfassende Studie über psychologische und psychobiologische Faktoren bei somatoformen Störungen durchgeführt (Rief & Shaw, im Druck), von der hier nur die Ergebnisse in bezug auf psychobiologische Faktoren vorgestellt werden. Fragestellung war, ob sich bei Patienten mit somatoformen Störungen im Vergleich zu gesunden Kontrollpersonen unter Ruhe- oder Belastungsbedingungen Besonderheiten im Kortisolspiegel und/oder in psychophysiologischen Parametern finden lassen. Untersucht wurden Patienten mit multiplen somatoformen Beschwerden und Hypochondrie zu Beginn ihres Aufenthaltes in der Klinik. Die Diagnostik erfolgte mit Hilfe eines strukturierten Interviews, in dem anhand von Checklisten (Hiller, Zaudig & Mombour, 1994) die Diagnose einer somatoformen Störung und anhand des Mini-DIPS (Margraf, 1995) die Komorbidität erfaßt wurden.

Es wurden zwei Gruppen von Patienten gebildet: Patienten mit multiplen somatoformen Beschwerden mit (Gruppe 1: n=19) und ohne (Gruppe 2: n=28) zusätzliche Hypochondrie. Multiple somatoforme Symptome wurden definiert als Vorliegen von mindestens 4 somatoformen Symptomen bei Männern und mindestens 6 Symptomen bei Frauen über einen Zeitraum von mehreren Jahren (nach Escobar, Rubio-Stipec, Canino & Karno, 1989). Als Vergleichsgruppe wurden gesunde Kontrollpersonen ohne psychiatrische Diagnose herangezogen (Gruppe 3: n=18). Die drei Gruppen waren hinsichtlich Alter und Geschlecht miteinander vergleichbar (Altersmittelwert Gruppe 1: m=43,3; Gruppe 2: m=42,9; Gruppe 3: m=42,4; Anteil an Frauen Gruppe 1: 69%; Gruppe 2: 63%; Gruppe 3: 62%).

10.3.1
Psychophysiologische und endokrine Parameter

Als psychophysiologische Parameter wurden
- Herzfrequenz,
- peripheres Blutvolumen,
- Hautleitfähigkeit und
- Muskelspannung erfaßt.

Das *kardiovaskuläre System* gilt als Indikator für eine Vielzahl psychologischer Prozesse wie allgemeine Aktivierung, Emotionen, Aufmerksamkeit und Belastung. Die wichtigsten Kennwerte sind neben dem Blutdruck die Herzfrequenz und das periphere Blutvolumen. Die *Herzfrequenz* wird am häufigsten als Indikator für kardiovaskuläres Geschehen verwendet, da sie äußerst empfindlich auf Veränderungen des psychischen Zustandes reagiert. Bei Angst- oder Schmerzreizen nimmt die Herzfrequenz zu; bei Entspannung, Orientierungs- und Aufmerksamkeitsprozessen nimmt sie ab. Das *periphere Blutvolumen* (BVP) ist die Füllung peripherer Blutgefäße einer umgrenzten Körperregion mit Blut. Bei der Orientierungsreaktion erfolgt eine Vasokonstriktion der peripheren Blutgefäße. Bereits relativ geringe Änderungen im Aktivationsniveau können zu Veränderung der peripheren Durchblutung führen. Auch die *Muskelspannung* ist ein wichtiger Indikator für psychologische Vorgänge. Die quergestreifte Muskulatur unterliegt zwar der willkürlichen Steuerung, es finden sich aber auch unwillkürliche Reaktionen, z.B. im Zusammenhang mit psychischer Belastung. Die Muskelspannung steigt mit ansteigender psychophysiologischer Aktiviertheit an. *Elektrodermale Reaktionsmaße* gehören neben kardiovaskulären Indikatoren und der muskulären Aktivität zu den wichtigsten Parametern in der psychophysiologischen Forschung. Die Leitfähigkeit der Haut weist deutliche Zusammenhänge mit psychischen Prozessen auf und steigt bei autonomer Aktivierung an. Bei der Auswertung der kardiovaskulären Parameter wurden jene Patienten nicht berücksichtigt, die Herz-Kreislauf-wirksame Medikamente einnahmen.

Eine weitere Möglichkeit der Erfassung von Streßreaktivität ist die Messung von Veränderungen in den *endokrinologischen Parametern*, über die Gehirn und Körper miteinander in Verbindung stehen. Die Kortisolsekretion wird von der Hypothalamus-Hypophysen-Nebennierenrinden (=HHN)-Achse reguliert. Unter Belastungsbedingungen wird vom Hypothalamus *CRH (corticotropin-releasing-hormone)* ausgeschüttet, das zur Hypophyse transportiert wird und eine Freisetzung des *Adrenocorticotrophen-Hormons (ACTH)* bewirkt. ACTH wiederum stimuliert die Sekretion von Kortisol und anderen Steroiden in der Nebennierenrinde. Das im Blut zirkulierende Kortisol wirkt sich in Form einer negativen Rückkopplungsschleife hemmend auf die weitere Freisetzung von CRH und ACTH aus und dient somit der Homöostase des Körpers. Positive Rückkopplungsschleifen führen zu erhöhten ACTH-Spiegeln und somit einer erhöhten Kortisolsekretion, wie sie bei Patienten mit Morbus Cushing zu beobachten ist. Auch bei Patienten mit depressiven Erkrankungen werden wegen der ungewöhnlich hohen Kortisolspiegel Störungen der Rückmeldefunktion der HHN-Achse vermutet (Fehm-Wolfsdorf, 1994). Für psychobiologische Fragestellungen bietet sich insbesondere die Messung von Kortisol im *Speichel* an. Diese Methode bietet verschiedene Vorteile: Die Streßauslösung durch die Blutabnahme entfällt; die Messungen können problemlos in kurzen Intervallen oder über längere Zeit erfolgen; und die Messung kann unabhängig von medizinischem Personal, sogar vom Probanden alleine außerhalb des Labors durchgeführt werden. Die Messung des Kortisolspiegels selbst erfolgt mittels eines Radioimmunoassays (RIA). Der Kortisolspiegel wurde in unserer

Studie zum einen morgens direkt nach dem Aufwachen erfaßt, zum anderen im Rahmen des Belastungsexperimentes am Nachmittag. Ausgeschlossen wurden dabei Patienten, die zum Untersuchungszeitpunkt Medikamente einnahmen, die Einfluß auf den Kortisolspiegel haben könnten (Psychopharmaka, Aldosteronantagonisten oder Herz-Kreislauf-wirksame Medikamente). Alle Probanden wurden instruiert, 1 h vor der Untersuchung keine koffeinhaltigen Getränke zu sich zu nehmen und nicht zu rauchen; 30 min vor Beginn sollten sie keine feste oder flüssige Nahrung mehr zu sich nehmen, um die Ergebnisse nicht zu verfälschen. Wegen der zirkadianen Rhythmik des Kortisols wurde die Untersuchung bei allen Probanden zur gleichen Uhrzeit, nachmittags um 16 Uhr, durchgeführt.

10.3.2
Stressor

Als Stressor wurde eine mentale Belastungssituation gewählt, bei der die Probanden zweimal 3 Minuten lang eine Konzentrationsaufgabe am Computer durchführen mußten. Ihnen wurden 80 Worte in zwei Blöcken à 40 Wörtern präsentiert mit der Instruktion, möglichst schnell zu entscheiden, ob es sich dabei um ein Adjektiv oder ein Substantiv handelt.

10.3.3
Ergebnisse

Die Hypothese eines erhöhten psychophysiologischen Erregungsniveaus bei Patienten mit somatoformen Störungen bestätigte sich in unserer Untersuchung nur zum Teil. Die beiden Patientengruppen wiesen eine signifikant höhere kardiovaskuläre Aktivität auf mit einer erhöhten Herzfrequenz und einem erniedrigten Blutvolumenpuls. Dabei unterschied sich nur die Gruppe Somatisierungssyndrom ohne Hypochondrie signifikant von der Kontrollgruppe. Bezüglich der Reaktivität auf die mentale Belastung zeigte sich ein signifikanter Unterschied in der Herzfrequenz: Während die Herzfrequenz bei den Kontrollpersonen nach der Pause weiter absank, stieg sie bei beiden klinischen Gruppen wieder an. Diese Wechselwirkung könnte als Hinweis darauf interpretiert werden, daß sich bei den Kontrollpersonen auf der psychophysiologischen Ebene eine Habituation an die mentale Belastung einstellt, während die Patienten eine Dishabituation zeigen (s. Abb. 10.2).

Darüber hinaus war die Muskelspannung in den klinischen Gruppen erhöht; dieser Gruppenunterschied erreichte jedoch nicht die Signifikanzgrenze. Ebenso war der Kortisolspiegel in den beiden Patientengruppen höher als in der Kontrollgruppe, ohne daß der Gruppenunterschied jedoch signifikant wurde. Die Hautleitfähigkeit unterschied sich zwischen den Gruppen nicht. Bezüglich der Reaktivität der Hypophysen-Nebennierenrinde (Kortisolspiegel) fanden sich keine Unterschiede zwischen den Gruppen. Die Hypothese einer

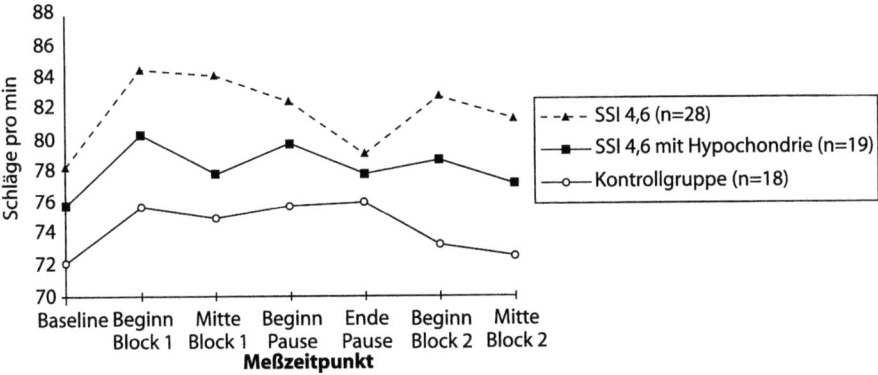

Abb. 10.2. Herzfrequenz

Tabelle 10.1 Morgenkortisol in nmol/l

	SSI 4,6 (n=22)	SSI 4,6 mit Hypochondrie (n=12)	Kontrollgruppe (n=18)	F	df	Einzel- vergleiche
Mittelwert (SD)	23,72 (9,16)	18,50 (6,98)	16,91 (7,30)	3,8*	2,51	1:3
Range	4,3–41,1	8,61–30,4	1,66–35,6			

*p<.05.

erhöhten endokrinen Reaktionsbereitschaft am Beispiel des Kortisolspiegels konnte somit nicht bestätigt werden. Bei den Patienten zeigte sich jedoch im Vergleich zu gesunden Kontrollpersonen ein signifikant erhöhter Kortisolspiegel am frühen Morgen, d.h. unabhängig von äußeren Einwirkungen. Statistisch signifikant war dabei nur der Unterschied zwischen der Patientengruppe mit Somatisierungssyndrom ohne Hypochondrie und der Kontrollgruppe (s. Tabelle 10.1). Dieser Gruppenunterschied blieb auch nach Kontrolle der Depressivität bestehen.

10.4
Diskussion und Ausblick

Bislang existieren bedauerlicherweise nur wenige Studien, die sich mit endokrinen oder psychophysiologischen Parametern bei Personen mit somatoformen Störungen auseinandersetzen. Dies steht in deutlichem Gegensatz zu anderen Störungsbildern wie Angststörungen und depressiven Erkrankungen. Eine Studie, deren Ergebnisse ebenfalls auf einen erhöhten Kortisolspiegel bei vermehrten körperlichen Beschwerden hinweist, stammt von Kugler und Kalveram (1989). Die Autoren untersuchten die Kortisolspiegel von 22 gesunden Versuchspersonen und verglichen Personen mit hohen vs. niedrigen Werten auf einer Liste psychosomatischer Symptome (Freiburger Beschwerdenliste FBL). Personen mit depressiven Merkmalen sowie solche, die mehr Schmerzen und mehr Symptome im Kopf-Nacken-Bereich und im Verdauungstrakt angaben, wiesen signifikant höhere Morgenkortisolspiegel auf als die anderen Versuchspersonen. Almay, Häggendahl, von Knorring und Oreland (1982) sowie Blumer, Zorick, Heilbronn und Roth (1982) untersuchten Patienten mit einer somatoformen Schmerzstörung und fanden sowohl eine Hyperkortisolämie als auch pathologische Werte beim Dexamethason-Suppressionstest.

Andererseits gibt es auch Befunde, die dem entgegenstehen. So kommen verschiedene Studien zu dem Schluß, daß bei Patienten mit dem verwandten Störungsbild des chronischen Erschöpfungssyndroms (chronic fatigue syndrome) eher erniedrigte Kortisolspiegel vorliegen: Poteliakhoff (1981) verglich die Plasmakortisolspiegel von Patienten einer Allgemeinarztpraxis mit und ohne chronischen Müdigkeitssyndrom. Er fand bei den Patienten mit chronischem Müdigkeitssyndrom einen erniedrigten Morgenkortisolspiegel. Demitrack, Dale, Straus, Laue, Listwak et al. (1991) fanden bei einer Stichprobe von Patienten mit chronischem Müdigkeitssyndrom im Vergleich zu gesunden Kontrollpersonen signifikant erniedrigte Abendkortisolspiegel (gemessen im Urin und im Blutplasma), jedoch erhöhte ACTH-Konzentration am Abend. Stimulationstests zeigten eine erhöhte Reaktivität auf die Gabe von ACTH, jedoch eine erniedrigte Reaktivität auf die Gabe von CRH.

Die Arbeitsgruppe um Hellhammer in Trier fand bei Patientinnen mit chronischen Unterbauchbeschwerden ebenfalls erniedrigte Kortisolspiegel (Ehlert, Locher & Hanker, 1994): Die Autoren untersuchten an Patientinnen mit chronischen Unterbauchbeschwerden unstimulierte Speichelkortisolspiegel zu drei verschiedenen Tageszeiten sowie die Reaktion auf einen CRH-Stimulationstest. Während sich am Nachmittag und am Abend die Kortisolspiegel der Patientinnen nicht von einer normalen Kontrollgruppe unterschieden, fanden sich beim Morgenkortisol signifikant erniedrigte Spiegel bei den Patientinnen. Vingerhoets, Ratcliffe-Crain, Jabaaij, Tilders et al. (1996) fanden ebenfalls tendenziell erniedrigte Kortisolspiegel bei Personen, die auf einer Selbsteinschätzungsskala über viele körperliche Symptome klagten.

Insgesamt liegen somit sowohl Befunde vor, die auf erhöhte Kortisolwerte bei Personen mit somatoformen Beschwerden hinweisen, als auch Studien, die eine erniedrigte Freisetzung von Kortisol in dieser Population nahelegen. In künftigen Studien sollte diesen Diskrepanzen weiter nachgegangen werden. Zu berücksichtigende Faktoren könnten dabei der Chronifizierungsgrad der Symptomatik sein oder Unterschiede in der Art der Symptomatik (multiple somatoforme Symptome vs. spezifische somatoforme Störung). Künftige Forschung sollte sich auch verstärkt mit den Mechanismen der Kortisolsekretion auseinandersetzen: Diskutiert werden beispielsweise bezüglich des bei Depressiven gefundenen Hyperkortisolismus vor allem eine

- erniedrigte Abbaurate (clearance) von Kortisol,
- erniedrigte Empfänglichkeit für kortisolbindendes Globulin,
- geringere Konzentration von Glucocorticoid-Rezeptoren.

Im Falle eines Defektes auf Rezeptorebene wäre eine verstärkte ACTH-Reaktion auf den CRF-Test zu erwarten. In zukünftigen psychobiologischen Studien zu somatoformen Störungen sollten daher auch Funktionstests wie der CRF-Test oder der DST-Test durchgeführt werden.

! Auch die Untersuchung physiologischer Prozesse bei Patienten mit somatoformen Störungen ist bislang sehr lückenhaft. Verschiedene Untersuchungen zu neurophysiologischen Abläufen deuten darauf hin, daß möglicherweise Störungen in der zentralnervösen Verarbeitung von Reizen an der Entstehung oder Aufrechterhaltung dieser Beschwerden beteiligt sind.

Sowohl bei Patienten mit "psychogenen Schmerzen" (Mushin & Levy, 1974) als auch bei Patienten mit einer Somatisierungsstörung (Gordon, Kraiuhin, Kelly, Meares & Howson, 1986; James, Gordon, Kraiuhin, Howson & Meares, 1990) finden sich erhöhte evozierte Potentiale bei der Darbietung von auditiven Reizen unterschiedlicher Intensität. Dies wird von den Autoren als Hinweis auf eine verstärkte Aufmerksamkeitszuwendung auf irrelevante afferente Reize interpretiert, die von gesunden Kontrollpersonen eher ignoriert werden können. Diese Annahme wird durch eine weitere Studie dieser Autoren unterstützt (James, Singer, Zurynski, Gordon, Kraiuhin et al., 1987), in der gezeigt wurde, daß Patienten mit einer Somatisierungsstörung im Vergleich zu gesunden Kontrollpersonen Abweichungen in evozierten Reaktionspotentialen bei der Darbietung auditiver Reize zeigen. Eine Interpretation dieser Befunde ist, daß die Patienten weniger in der Lage sind, ihre Aufmerksamkeit effizient zwischen relevanten und irrelevanten sensorischen Reizen aufzuteilen. Diese grundlegende Störung bei der Regulation sensorischer Reize könnte erklären, warum Patienten mit somatoformen Beschwerden so viele Symptome wahrnehmen und so zu der Entstehung oder Aufrechterhaltung somatoformer Störungen beitragen. Zu ähnlichen Resultaten kommt Marlowe (1995) bei Kopfschmerzpatienten. Bislang ist jedoch nicht geklärt, inwieweit dieses Phänomen der erhöhten evozierten Potentiale spezifisch für somatoforme Beschwerden ist, da es sich auch bei anderen psychischen Störungen wie z.B. depressiven Erkrankungen findet (Friedman & Meares, 1979).

Hinweise auf ein erhöhtes physiologisches Erregungsniveau liefert die Studie von Hanback und Revelle (1978), in der sich bei Patienten mit Hypochondrie eine erhöhte Wahrnehmungssensitivität (geringere Unterscheidungsschwelle für visuelle Lichtreize) fand. Diese erhöhte Sensitivität gilt als Indikator für ein erhöhtes physiologisches Erregungsniveau; es wurden in dieser Studie jedoch keine physiologischen Indikatoren direkt erhoben.

! Die in unserer Studie gefundenen Ergebnisse deuten darauf hin, daß dem sympatikotonen kardiovaskulären System eine besondere Bedeutung zukommt. Daher sollten zukünftige Studien weitere kardiovaskuläre Parameter berücksichtigen wie zum Beispiel eine kontinuierliche Blutdruckmessung. Weiterverfolgen sollte man auch den Aspekt der fehlenden Habituation. Sollte sich bestätigen, daß Patienten mit somatoformen Störungen eine erhöhte Reaktionsbereitschaft und fehlende Habituation auch in anderen psychophysiologischen Parametern zeigen, wären weitere Studien notwendig, um die vermittelnden Prozesse näher zu beleuchten. Nach dem Modell von Pennebaker (1982) sollte eine erhöhte interne Stimulation zu einer verbesserten Wahrnehmung körperlicher Symptome führen. Bislang vorliegende Studien über die Interozeptionsgenauigkeit bei Patienten mit somatoformen Störungen ergaben hierzu inkonsistente Befunde (Steptoe & Vögele, 1992; s. auch Kap. 3.4, Vögele, in diesem Buch).

Die Bestätigung eines psychobiologischen Erklärungsmodells für somatoforme Beschwerden wäre nicht nur für unser Verständnis dieser Störungsbilder wichtig, sondern hätte auch Implikationen für die Therapie. Zum einen würde auf dieser Grundlage die Bedeutung von Streß-Management-Training und Entspannungsverfahren mehr in den Vordergrund rücken und zum anderen könnte ein solches Erklärungsmodell von Patienten mit somatoformen Störungen, bei denen häufig ein somatisch orientiertes Krankheitsbild vorherrscht, leichter angenommen werden und so die Bereitschaft zur Mitarbeit erhöhen.

Literatur

Almay, B. G. L., Häggendahl, J., von Knorring, L & Oreland, L. (1982). 5-HIAA and HVA in CSF in patients with idiopathic pain disorders. *Biological Psychiatry*, 22, 403–412.
American Psychiatric Association (APA) (1980). Diagnostic and Statistical Manual of Mental Disorders (3rd ed.) (DSM-III). Washington DC: APA.
Blumer, D., Zorick, F., Heilbronn, M. & Roth, T. (1982). Biological markers for depression in chronic pain. *The Journal of Nervous and Mental Disease*, 170, 425–428.
Demitrack, M. A., Dale, J. K., Straus, S. E., Laue, L., Listwak, S. J., Kruesi, M. J. P., Chrousos, G. P. & Gold, P. W. (1991). Evidence for impaired activation of the hypothalamic-pituitary-adrenal axis in patients with chronic fatigue syndrome. *Journal of Clinical Endocrinology and Metabolism*, 73, 1224–1234.
Dinan, T. G. (1994). Glucocorticoids and the genesis of depressive illness. A psychobiological model. *British Journal of Psychiatry*, 164, 365–371.
Ehlert, U., Locher, P., & Hanker, J. (1994). Psychoendokrinologische Untersuchung an Patientinnen mit chronischen Unterbauchbeschwerden. In H. Kentenich et al. (Hrsg.), *Psychosomatische Gynäkologie und Geburtshilfe*. Berlin: Springer.
Escobar, J. I., Rubio-Stipec, M., Canino, G. & Karno, M. (1989). Somatic Symptoms Index SSI: A new and abridged somatization construct. *Journal of Nervous and Mental Disease*, 177, 140–146.
Fehm-Wolfsdorf, G. (1994). *Streß und Wahrnehmung. Psychobiologie der Glucocorticoide*. Bern: Huber.
Flor, H., Turk, D. C. & Birbaumer, N. (1985). Assessment of stress-related psychophysiological reactions in chronic back pain patients. *Journal of Clinical and Consulting Psychology*, 53, 354–364.
Friedman, J. & Meares, R. (1979). Cortical evoked potentials and severity of depression. *American Journal of Psychiatry*, 136, 1218–1220.
Gordon, E., Kraiuhin, C., Kelly, P., Meares, R. & Howson, A. (1986). A neurophysiological study of somatization disorder. *Comprehensive Psychiatry*, 27, 295–301.

Hanback, J. W. & Revelle, W. (1978). Arousal and perceptual sensitivity in hypochondriacs. *Journal of Abnormal Psychology, 87*, 523-530.
Hiller, W., Zaudig, M. & Mombour, W. (1994). *IDCL - Internationale Diagnose-Checklisten für ICD-10 und DSM-III-R*. Bern: Huber.
James, L., Gordon, E., Kraiuhin, C., Howson, A. & Meares, R. (1990). Augmentation of auditory evoked potentials in somatization disorder. *Journal of Psychatric Research, 24*, 155-163.
James, L., Singer, A., Zurynski, Y., Gordon, E., Kraiuhin, C., Harris, C., Howson, A. & Meares, R. (1987). Evoked response potentials and regional cerebral blood flow in somatization disorder. *Psychotherapy and Psychosomatics, 47*, 190-196.
Kirschbaum, C. & Hellhammer, D. H. (1989). Salivary cortisol in psychobiological research: An overview. *Neuropsychobiology, 22*, 150-169.
Krishnan, K. R. R., Manepalli, J. C., Venkataraman, S., France, R. D., Nemeroff, C. B. & Carroll, B. J. (1988). What is the relationship between plasma ACTH and plasma cortisol in normal humans and depressed patients? In A. J. Schatzberg & C. B. Nemeroff (Eds), *The hypothalamic-pituitary-adrenal axis: Physiology, pathophysiology, and psychiatric implications* (pp. 115-131). New York: Raven Press.
Kugler, J. & Kalveram, K. T. (1989). Is salivary cortisol related to mood states and psychosomatic symptoms? In H. Weiner, I. Florin, R. Murison & D. Hellhammer (Eds), *Frontiers of stress research* (pp. 388-391). Toronto: Hans Huber.
Lesch, K.-P., Laux, G., Schulte, H. M., Pfüller, H. & Beckmann, H. (1988). Abnormal responsiveness of growth hormone to human corticotropin-releasing hormone in major depressive disorder. *Journal of Affective Disorders, 14*, 245-250.
Lynch, P. L., Bakal, D. A., Whitelaw, W., & Fung, T. (1991). Chest muscle activity and panic anxiety: A preliminary investigation. *Psychosomatic Medicine, 53*, 80-89.
Margraf, J. (1994). *Diagnostisches Kurzinterview bei psychischen Störungen (Mini-DIPS)*. Göttingen: Testzentrale des BdP.
Marlowe, N. (1995). Somatosensory evoked potentials and headache: A further examination of the central theory. *Journal of Psychosomatic Research, 39*, 119-131.
Mushin, J. & Levy, R. (1974). Averaged evoked responses in patients with psychogenic pain. *Psychological Medicine, 4*, 19-27.
Pennebaker, J. W. & Susman, J. R. (1988). Disclosure of traumas and psychosomatic processes. *Social Science and Medicine, 26*, 327-332.
Pennebaker, J. W. (1982). *The psychology of physical symptoms*. New York: Springer.
Pennebaker, J. W., Hughes, C. & O'Heeron, R. C. (1987). The psychophysiology of confession: Linking inhibitory and psychosomatic processes. *Journal of Personality and Social Psychology, 52*, 781-793.
Poteliakoff, A. (1981). Adrenocortical activity and some clinical findings in acute and chronic fatigue. *Journal of Psychosomatic Research, 25*, 91-95.
Rief, W., Shaw, R. & Fichter, M. M. (im Druck). Elevated levels of psychophysiological arousal and cortisol in patients with somatization syndrome. *Psychosomatic Medicine*.
Roy-Byrne, P. P., Uhde, T. W., Post, R. M., Galluci, W. B. S., Chrousios, G. P. & Gold, P. W. (1986). The corticotropin-releasing hormone stimulation test in patients with panic disorders. *American Journal of Psychiatry, 143*, 896-899.
Sachar, E. J. (1975). Neuroendocrine abnormalities in depressive illness. In E. J. Sachar (Ed.), *Topics in Psychoneuroendocrinology*. New York: Grune & Stratton.
Sharpe, M. & Bass, C. (1992). Pathophysiological mechanisms in somatization. *International Journal of Psychiatry, 4*, 81-97.
Shaw, R. (1996). *Psychologische und psychobiologische Aspekte Somatoformer Störungen*. Unveröffentlichte Dissertation, Universität Marburg.
Vingerhoets, A. J., Ratcliffe-Crain, J., Jabaaij, L., Tilders, F. J., Moleman, P. & Menges, L. J. (1996). Self-reported stressors, symptom complaints and psychobiological functioning: Psychoneuroendocrine variables. *Journal of Psychosomatic Research, 40*, 191-203.

11 Kognitive und behaviorale Aspekte des Somatisierungssyndroms: Ergebnisse einer empirischen Untersuchung*

R. Lieb

Inhaltsverzeichnis

11.1 Methode 154
11.1.1 Untersuchungsmaterial 154
11.1.2 Ergebnisse 157
11.1.2.1 Kognitive Verzerrung 158
11.1.2.2 Somatisierungstypisches Verhalten 160
11.1.3 Diskussion 162
Literatur 165

*Die vorgestellte Studie wurde von der Autorin als Teil ihres Dissertationsprojektes im Rahmen ihrer wissenschaftlichen Tätigkeit an der Freien Universität Berlin durchgeführt.

EINLEITUNG

Körperliche Beschwerden können durch ganz unterschiedliche Ursachen hervorgerufen werden. Beispiele hierfür sind etwa:

- eine körperliche Schädigung (z.B. Beinbruch),
- spezielle pathophysiologische Mechanismen (z.B. Vasokonstriktion bei Migräne),
- Auswirkungen von Drogen- oder Medikamentenkonsum.

Neben solchen erklärbaren Beschwerden gibt es jedoch auch Symptome, die scheinbar eine körperliche Störung nahelegen, für die sich jedoch keine Befunde bzw. physiologischen Mechanismen nachweisen lassen, und bei denen nach dem derzeitigen Stand des medizinischen Wissens eine faßbare Ursache ausgeschlossen werden muß.

Körperliche Beschwerden, die sich nicht oder nicht hinreichend erklären lassen, werden "somatoforme Symptome" genannt. Leidet eine Person unter vielen verschiedenen solchen Beschwerden und haben diese eine klinische Relevanz, so liegt nach den beiden internationalen Klassifikationssystemen ICD-10 (Forschungskriterien, WHO, 1993; deutsche Bearbeitung: Dilling, Mombour, Schmidt & Schulte-Markwort, 1994) und DSM-IV (APA, 1994; deutsche Bearbeitung: Saß, Wittchen & Zaudig, 1996) eine Somatisierungsstörung vor.

In Kap. 3 wurde bereits angeführt, daß die Somatisierungsstörung, wie sie nach den beiden Klassifikationssystemen ICD und DSM operationalisiert wird, sehr selten auftritt. Andererseits weisen Umfragen in Arztpraxen darauf hin, daß Beschwerdebilder, die weniger als die von der ICD-10 bzw. DSM-IV zur Diagnose einer Somatisierungsstörung geforderte Symptomanzahl aufweisen, recht häufig vorkommen.

Da somatoforme Symptome nicht durch faßbare Ursachen erklärt werden können, erscheint es offensichtlich, daß psychischen Faktoren eine bedeutsame Rolle zukommt. Als *Risikofaktoren*, die derzeit als wesentlich für die Entstehung und/oder Aufrechterhaltung des Somatisierungssyndroms diskutiert werden, können

- kritische Lebensereignisse,
- neurobiologische Aspekte,
- Krankheitserfahrungen in der Kindheit,
- Persönlichkeitsmerkmale und
- Aufmerksamkeitsaspekte genannt werden.

Gesichertes Wissen zu all diesen Faktoren liegt allerdings so gut wie nicht vor. (Zur empirischen Befundlage vgl. Rief & Hiller, 1992; Rief, 1995; sowie Kap. 1). Darüber hinaus kann längst nicht hinreichend gut erklärt werden, wie es zur Entstehung des Somatisierungssyndroms kommt bzw. welche Bedingungen zu seiner Aufrechterhaltung beitragen.

Die folgende Studie untersucht, ob *kognitiven* und *behavioralen Aspekten* eine Bedeutung bei der Entstehung einer Somatisierungssymptomatik zukommen könnte. Um die Untersuchung dieser Aspekte auf einer theoretischen Basis durchführen zu können, wurde vorab ein kognitiv-behaviorales Arbeitsmodell erstellt, wobei hierzu auf die Hypochondriemodelle von Warwick und Salkovskis (1989, 1990) und Barsky und Klerman (1983), empirische Befunde zur Hypochondrie (Rief & Hiller, 1992) sowie klinische Beschreibungen (ICD-10, DSM-IV) zurückgegriffen wurde. Die Anlehnung an Modelle und Befunde der Hypochondrie erfolgte aufgrund der symptomatologischen Nähe der beiden Störungsbilder, die vermuten läßt, daß in beiden Störungen vergleichbare psychologische Faktoren von Bedeutung sind.

Bezüglich der Entstehung des Somatisierungssyndroms werden folgende Annahmen gemacht:

1. Körperliche Empfindungen können als Folge unterschiedlichster Ereignisse (z.B. erhöhte physiologische Erregung, Erkrankung, spezifische Informationen etc.) auftreten (s. Abb. 11.1).

Diese Annahme wurde aus den Hypochondriemodellen von Warwick und Salkovskis (1989, 1990) und Barsky und Klerman (1983) direkt übernommen. Angenommen wird, daß der Ausgangspunkt der Symptomatik nicht zwingend bereits bestehende pathologische Symptome sind, sondern daß ebenso ganz triviale und alltägliche Körperempfindungen die Symptomentwicklung initiieren können.

Kognitive und behaviorale Aspekte

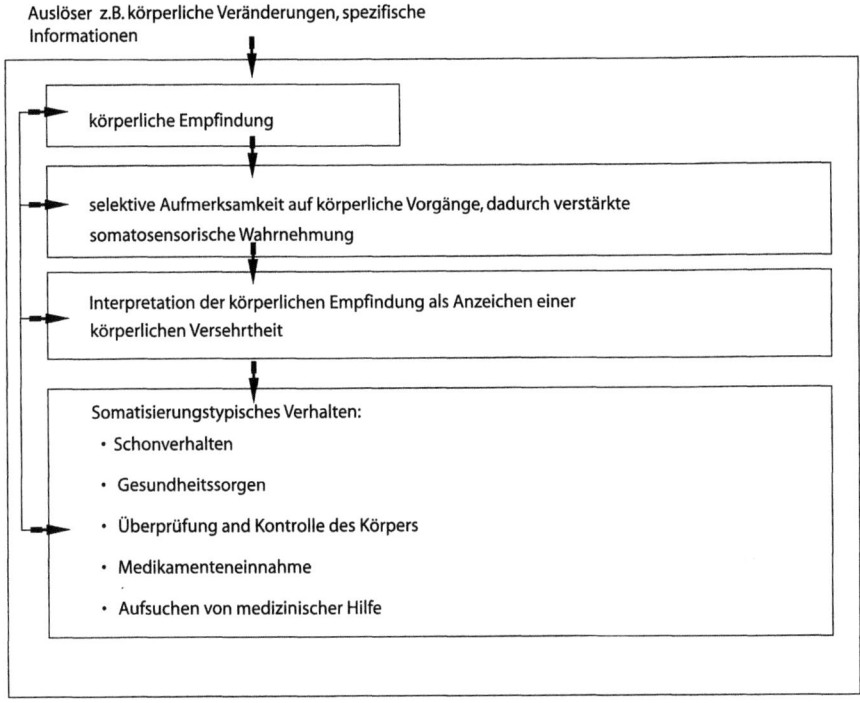

Abb. 11.1. Ein kognitiv- behaviorales Modell des Somatisierungssyndroms

2. Auf der Grundlage einer selektiven Aufmerksamkeit gegenüber körperlichen Vorgängen werden diese Empfindungen verstärkt bemerkt. Völlig normale physiologische Sensationen oder auch körperliche Veränderungen wie etwa Pulsschwankungen unterliegen so einer verstärkten somatosensorischen Wahrnehmung.

Barsky und Klerman (1983) sehen als eine zentrale Komponente der Hypochondrie eine erhöhte Sensitivität gegenüber körperlichen Empfindungen. Körperliche Vorgänge werden dadurch verstärkt wahrgenommen und vermehrt registriert ("somatosensorische Amplifikation"). Auch Warwick und Salkovskis (1989, 1990) formulieren als eine Störungskomponente eine Aufmerksamkeitsfokussierung auf den Körper. Denkbar ist, daß eine verstärkte Aufmerksamkeit gegenüber Körperempfindungen und ein hieraus resultierendes verstärktes Wahrnehmen dieser Empfindungen (also einer "somatosensorischen Amplifikation" nach Barsky und Klerman) auch bei der Somatisierungssymptomatik eine Rolle spielt. Auch empirische Befunde zu neurobiologischen Besonderheiten bei PatientInnen mit Somatisierungsstörung (z.B. Gordon, Kraiuhin, Meares & Howson, 1986; James et al., 1987; James, Gordon, Kraiuhin, Howson & Meares, 1990) weisen auf die Möglichkeit einer Bedeutung von Aufmerksamkeitsprozessen im Rahmen des Störungsbildes hin.

3. Die so wahrgenommenen Körpersensationen werden nun als Symptome einer körperlichen Indisposition oder Schwäche, im Sinne von "mit meinem Körper ist etwas nicht in Ordnung", interpretiert.

In den genannten Hypochondriemodellen wird postuliert, daß für die Hypochondrie eine ganz spezifische kognitive Evaluation (Interpretation) von körperlichen Empfindungen typisch ist. Danach interpretieren hypochondrische Personen pathologisch unauffällige Körpersensationen als Anzeichen einer schweren und bedrohlichen Erkrankung. Möglicherweise spielen solche kognitiven Verzerrungen im Sinne spezifischer Interpretationen körperlicher Empfindungen auch beim Somatisierungssyndrom eine Rolle. Nach klinischen Beschreibungen scheinen Personen mit einer Somatisierungsstörung Körperempfindungen jedoch nicht so sehr als Hinweis auf eine schwerwiegende und bedrohliche Erkrankung, sondern weniger katastrophal, nämlich als Anzeichen einer körperlichen Schwäche, zu interpretieren (vgl. auch Salkovskis, 1996). Möglich wäre, daß durch eine solche verzerrte kognitive Evaluation unbedenkliche Körperempfindungen in somatoforme Beschwerden "umgewandelt" werden.

4. Diese spezifische Interpretation veranlaßt die Person schließlich zu ganz typischen Verhaltensweisen, wie den Besuch eines Arztes oder einer Ärztin, ständiges Überprüfen des betroffenen Körperbereiches, Medikamenteneinnahme oder auch Schonverhaltensweisen, wie etwa Rückzug von sozialen Aktivitäten.

Warwick und Salkovskis (1989, 1990) und Barsky und Klerman (1983) nennen spezifische Verhaltensweisen, wie z.B. das häufige Aufsuchen ärztlicher Behandlungen, verstärktes Beobachten der vermeintlichen Symptomatik oder auch die Kontrolle des eigenen Körpers ("checking behavior"), die ganz typisch für die Hypochondrie sind und zu deren Aufrechterhaltung beitragen. Für die Somatisierungsstörung macht das DSM-IV die Vorgabe, daß zu ihrer Diagnosestellung die Symptomatik bei den Betroffenen zu einer Änderung der Lebensführung, zu häufigen Arztkonsultationen oder zu wiederholter Medikamenteneinnahme geführt haben muß. Auch klinischen Beschreibungen (z.B. Rief & Hiller, 1992) ist zu entnehmen, daß Betroffene dieser Störung die genannten behavioralen Charakteristika aufweisen. Das nach dem DSM-IV und den klinischen Beschreibungen genannte somatisierungstypische Verhalten scheint dem hypochondrietypischen Verhalten sehr ähnlich zu sein. Beide Störungsbilder scheinen auf der behavioralen Ebene durch ein intensives "Sich-Kümmern-um-die Symptomatik" charakterisierbar zu sein. Möglicherweise bildet sich im Rahmen einer Somatisierungssymptomatik dieses typische Verhalten nicht erst als Reaktion auf das Bestehen von somatoformen Symptomen heraus, sondern stellt einen Risikofaktor in der Hinsicht dar, daß es bereits vor dem Bestehen einer klinischen Symptomatik als Reaktion auf die Wahrnehmung trivialer und alltäglicher Körperempfindungen gezeigt wird und direkt (häufiges Abtasten einer Hautstelle führt zu Hautrötung) oder indirekt (Sich-kümmern führt zu einer Aufmerksamkeitserhöhung gegenüber Körperempfindungen) zur Herausbildung somatoformer Beschwerden beiträgt.

5. Es ist anzunehmen, daß sich die einzelnen Komponenten alle gegenseitig in der Art einer positiven Rückkoppelung beeinflussen.

Es wird angenommen, daß sich die beschriebenen Störungskomponenten gegenseitig beeinflussen. So kann etwa die Überprüfung des Pulses einen vermeintlichen Pulsanstieg zur Folge haben. Diese durch das Verhalten provozierten Körperempfindungen können nun wieder verstärkt wahrgenommen und somatisierungsspezifisch interpretiert werden. Im Rahmen des Modells wird somit angenommen, daß kognitive und behaviorale Faktoren die maßgeblichen und zentralen Größen im Rahmen von somatoformen Beschwerden sind. Die Beschwerden werden über diese Faktoren quasi konstruiert bzw. produziert. Die formulierten psychologischen Komponenten werden somit nicht ausschließlich als eine Reaktion oder Folge des Vorliegens somatoformer Symptome aufgefaßt, wie etwa im DSM-IV, in dem die Verhaltenskomponente explizit als Folge des Vollbildes der Somatisierungsstörung gesehen wird. Es wird vielmehr davon ausgegangen, daß die formulierten kognitiven und behavioralen Faktoren einer manifesten Symptomatik vorausgehen und zur Symptomentwicklung auf die beschriebene Art und Weise beitragen.

Im folgenden sollen die Ergebnisse zu zwei aus dem Arbeitsmodell ableitbaren Fragestellungen vorgestellt werden:

1. Liegt bereits bei Risikopersonen zur Herausbildung eines Somatisierungssyndroms eine spezifische Interpretation dahingehend vor, daß sie körperliche Vorgänge eher als Anzeichen einer körperlichen Erkrankung oder Schwäche interpretieren?

Die im Modell beschriebene kognitive Verzerrung unauffälliger Körperempfindungen soll unter dieser Fragestellung untersucht werden. Überprüft werden soll, ob bereits Risikopersonen eine Interpretationsneigung dahingehend aufweisen, daß sie alltägliche und nichtpathologische Körpersensationen, wie etwa Schwitzen oder Herzklopfen, als Anzeichen einer körperlichen Versehrtheit interpretieren. Falls sie dies tun, könnte es als Hinweis darauf gesehen werden, daß eine derartige kognitive Verzerrung ein Risikofaktor für die Herausbildung eines Somatisierungssyndroms darstellt.

2. Zeigen bereits Risikopersonen zur Herausbildung eines Somatisierungssyndroms nach der Wahrnehmung trivialer Körperempfindungen Verhaltensweisen, wie sie für Betroffene mit klinischer Symptomatik typisch sind?

Im Modell wird die Annahme gemacht, daß somatisierungstypische Verhaltensweisen im Umgang mit körperlichen Reaktionen nicht allein als Folge des Bestehens somatoformer Symptome zu sehen sind, sondern schon vor der Manifestation der Symptomatik von den betroffenen Personen gezeigt werden und wie beschrieben zur Entwicklung der Symptomatik beitragen. Über die Untersuchung von Risikopersonen könnten auch hier Hinweise darauf ermittelt werden, ob solche somatisierungstypischen Verhaltensweisen schon vor dem Bestehen einer klinischen Symptomatik gezeigt werden und für die Entwicklung des Somatisierungssyndroms bedeutsam sein könnten.

11.1
Methode

Stichprobe

An 1.200 Studierenden von Berliner Hochschulen wurde zunächst mit Hilfe des SOMS (Screening für somatoforme Störungen; Rief, Schäfer & Fichter, 1992; sowie Kap. 2) ein Screening durchgeführt. Der SOMS wurde explizit zur Grobdiagnose somatoformer Störungen erstellt. Personen, welche auf diesem Fragebogen mindestens vier Symptome ohne organische Ursachen angaben, wurden als "potentielle" Risikopersonen ausgewählt. Für die "potentielle" Kontrollgruppe wurden Studierende ausgewählt, die auf dem Screeninginstrument keine somatoformen Symptome angaben. Die so ausgewählten Studierenden wurden zu einer weiteren Untersuchung an das Institut für Psychologie der Freien Universität Berlin eingeladen.[a] Da aufgrund der Screeninginformationen nicht eindeutig auf das Vorliegen somatoformer Symptome geschlossen werden kann, wurde dort die Fragebogendiagnose mit Hilfe des DIPS (Diagnostisches Interview für Psychische Störungen; Margraf, Schneider & Ehlers, 1991) gegengetestet. Nur Versuchspersonen, die mindestens 4 somatoforme Symptome durch das DIPS bestätigt bekamen, wurden als Risikopersonen betrachtet und in die "Somatisierungsgruppe" aufgenommen. Die Symptomatik mußte noch nicht zu den in den DSM-Auflagen genannten Folgen wie Medikamenteneinnahme, Lebensbeeinträchtigung oder Arztbesuchen geführt haben (daher "Risikopersonen"). Als Kontrollperson wurde für jede Risikoperson eine alters- und geschlechtsgleiche Person ausgewählt, die im DIPS von keinem oder höchstens einem somatoformen Symptom berichtete. Es wurden somit gematchte Gruppen gebildet (pro Gruppe N=30, davon M=23 Frauen; mittleres Alter M=23 Jahre). Zusätzlich wurde durch das DIPS das Vorliegen körperlich erklärbarer Beschwerden erfaßt.

11.1.1
Untersuchungsmaterial

Zur Erfassung *kognitiver Verzerrung* von körperlichen Empfindungen wurde ein spezieller "Interpretationsfragebogen" entwickelt (Lieb, 1996; Lieb & Margraf, 1996). Dieser enthält zwei Skalen, wobei eine Skala aus Items besteht, die eine körperliche Empfindung beinhalten (Skala "IF-K"), und die andere Skala Items enthält, die Alltagssituationen beschreiben (Skala "IF-A").

Für jede körperliche Empfindung der Skala "IF-K" werden drei Erklärungsmöglichkeiten angeboten, die sich in ihrer Bedrohlichkeit unterscheiden:

---

[a] Die Durchführung der Studie wurde von der Christoph-Dornier-Stiftung für Klinische Psychologie finanziell gefördert.

Kognitive und behaviorale Aspekte

- eine somatisierungsuntypische Erklärungsmöglichkeit: Die Empfindung hat keine körperliche Ursache (geringste Bedrohlichkeit: Wert 0),
- eine eher somatisierungstypische Erklärungsmöglichkeit: Die Empfindung ist auf eine körperliche Schwäche zurückzuführen (mittlere Bedrohlichkeit: Wert 1),
- eine eher hypochondrietypische Erklärungsmöglichkeit: Die Empfindung wird als Hinweis auf eine schwere körperliche Erkrankung interpretiert (höchste Bedrohlichkeit: Wert 2).

Personen mit einer Somatisierungsstörung scheinen im Gegensatz zu Personen mit einer Hypochondrie körperliche Empfindungen nicht so sehr als Hinweis auf eine schwere und bedrohliche Erkrankung zu sehen, sondern eher als Anzeichen einer weniger bedrohlichen körperlichen Schwäche. Da eine empirische Bestätigung dieser behaupteten störungsspezifischen kognitiven Verzerrung noch aussteht, wurden in die Skala "IF-K" auch "hypochondrietypische" Erklärungsmöglichkeiten aufgenommen, um auch bedrohliche Erklärungsalternativen anbieten zu können.

> Beispielitem der Skala "IF-K": " Sie schwitzen mehr als üblich".
> Welche der drei Erklärungsmöglichkeiten würde Ihnen zuerst einfallen?
> a) Ich habe eine schlimme Herzkrankheit. (Höchste Bedrohlichkeit: Wert 2).
> b) Mein Organismus ist einfach nicht belastbar. (Mittlere Bedrohlichkeit: Wert 1).
> c) Die Außentemperatur ist ganz schön angestiegen. (Geringste Bedrohlichkeit: Wert 0).

BEISPIEL

Die Skala "IF-A" wurde als Kontrollskala konstruiert. Durch sie soll überprüft werden können, ob Risikopersonen nicht generell mehrdeutige Situationen als bedrohlicher interpretieren. Für jede Alltagssituation der Skala "IF-A" werden ebenfalls drei Erklärungsmöglichkeiten unterschiedlicher Bedrohlichkeit angeboten. Auch hier soll die subjektiv wahrscheinlichste Erklärungsmöglichkeit ausgewählt werden. Analog zur Skala "IF-K" wird auch hier der bedrohlichsten Interpretationsmöglichkeit der Wert 2 und der am wenigsten bedrohlichen Interpretationsmöglichkeit der Wert 0 zugeordnet.

> Beispielitem der Skala "IF-A": "Sie gehen nachts alleine durch eine dunkle Straße, und jemand kommt auf Sie zugesteuert".
> Welche der drei Erklärungsmöglichkeiten würde Ihnen zuerst einfallen?
> a) Ich werde gleich ausgeraubt. (Größte Bedrohlichkeit: Wert 2).
> b) Ich werde gleich dumm angemacht. (Mittlere Bedrohlichkeit: Wert 1).
> c) Ich werde mit einer anderen Person verwechselt. (Geringste Bedrohlichkeit: Wert 0).

BEISPIEL

Reliabilität und Validität. Die Reliabilität der Skalen wurde an einer studentischen (N=177, Alter M=27,4 Jahre), einer klinischen (N=109, Alter

M=50,3 Jahre, PatientInnen von psychosomatischen Kliniken) und einer gesunden Erwachsenenstichprobe (N=177, Alter M=35,3 Jahre) überprüft. Über die Stichproben hinweg zeigten sich für die Skala "IF-K" interne Konsistenzkoeffizienten (Cronbachs α) von .52 bis .72 und für die Skala "IF-A" Koeffizienten von .53 bis .65. Zur Prüfung der Retestreliabilität beantwortete eine Subgruppe der Studierenden (N=60) und der Erwachsenenstichprobe (N=42) den Fragebogen erneut nach einem Abstand von zwei Wochen. Es ergaben sich Spearman-Rangkorrelationskoeffizienten von .61 und .67 für die Skala "IF-K" und .74 für die Skala "IF-A" (zur Reliabilitätsprüfung vgl. Khan, 1994; Wittwer, 1994). Zur Prüfung der Validität wurden von N=24 klinisch und wissenschaftlich arbeitenden Diplom-PsychologInnen schriftliche Beurteilungen der Items eingeholt. Als Validitätshinweis ergaben sich hinreichend gute Beurteilungen der Items hinsichtlich Skalenzuordnung und A-priori-Einschätzung der gegebenen Erklärungsmöglichkeiten (vgl. hierzu Kieß, 1994).

Zur Erfassung *somatisierungstypischer Verhaltensweisen* wurde der "Fragebogen zum Verhalten bei körperlichen Reaktionen oder Veränderungen" entwickelt (Lieb & Margraf, 1995; Lieb, 1996). Dieser Fragebogen – im folgenden "Verhaltensfragebogen" genannt – will über sechs Skalen erfassen, wie sich eine Person nach der Wahrnehmung einer trivialen (also nichtpathologischen) körperlichen Reaktion/Empfindung verhält. Die Skalen lassen sich wie folgt beschreiben:

1. "Schonverhalten" (Skala "Schon"): Diese Skala soll erfassen, ob und wie stark eine Person nach der Wahrnehmung einer Körperreaktion Schonverhaltensweisen, wie z.B. die Vermeidung von Anstrengungen, zeigt.
2. "Medikamenteneinnahme" (Skala "Med"): Hier soll die allgemeine Tendenz zur Medikamenteneinnahme beim Bemerken einer körperlichen Empfindung erhoben werden.
3. "Sorge um die Gesundheit" (Skala "Sorge"): Diese Skala will erheben, inwieweit sich eine Person nach der Wahrnehmung einer Körperreaktion Sorgen um ihre gesundheitliche Verfassung macht.
4. "Arztbesuche" (Skala "Arzt"): Mit dieser Skala soll die Neigung erfaßt werden, nach der Wahrnehmung von trivialen körperlichen Reaktionen eine ärztliche Rückversicherung über den Gesundheitszustand einzuholen.
5. "Körperkontrolle" (Skala "Körper"): Hier soll die Neigung einer Person erfaßt werden, nach der Wahrnehmung einer körperlichen Reaktion systematisch den Körper nach weiteren körperlichen Veränderungen abzusuchen bzw. den weiteren Verlauf der wahrgenommenen Reaktion genau zu registrieren.
6. "Antisomatisierungsverhalten" (Skala "Antisoma"): Diese Skala enthält Verhaltensweisen, die als somatisierungsuntypisch gelten. So erhebt sie etwa die Neigung einer Person, auch trotz körperlicher Reaktionen weiterhin Alltagsaktivitäten nachzugehen und sich keine Sorgen über potentielle Folgen der Reaktion zu machen.

Kognitive und behaviorale Aspekte

Der Fragebogen enthält somit 5 Skalen mit somatisierungstypischen Verhaltensweisen und eine Skala mit somatisierungsuntypischen Verhaltensbeschreibungen. Jede Skala mit somatisierungstypischem Verhalten enthält 7 Items; die Antisomatisierungsskala enthält 14 Items. Bei der Itembeantwortung soll die Person für jedes Item auf einer sechsstufigen Skala angeben, ob sie sich "nach der Wahrnehmung einer körperlichen Reaktion" nie (0), selten (1), manchmal (2), öfter (3), meistens (4) oder immer (5) in der beschriebenen Art und Weise verhält.

Beispielitem

Wenn ich körperliche Reaktionen oder Veränderungen, wie z.B. Herzklopfen, Blähungen, Benommenheit, Kurzatmigkeit, verstärktes Schwitzen oder Schluckbeschwerden, wahrnehme, dann...
.... bleibe ich möglichst zu Hause. 0 1 2 3 4 5

Reliabilität und Validität. Die Reliabilitätsprüfung erfolgte an den gleichen Stichproben wie die Reliabilitätsprüfung des Interpretationsfragebogens. Über die Stichproben hinweg zeigten sich für alle Skalen gute bis sehr gute Konsistenzkoeffizienten (Cronbachs α: Schonverhalten .75 bis .86, Medikamenteneinnahme .85 bis .91, Sorge um die Gesundheit .89 bis .90, Arztbesuche .88 bis .93, Körperüberprüfung .88 bis .90 und Antisomatisierungsverhalten .86 bis .92). An zwei Stichproben (studentische und nichtklinische Stichprobe) konnten für einen vorgegebenen Zeitraum von zwei Wochen ebenfalls beachtliche Retestreliabilitäten ermittelt werden. Es zeigten sich über die Skalen und Stichproben hinweg Korrelationskoeffizienten von .72 bis .89 (zur Reliabilitätsprüfung vgl. Jacobi, 1994). Zur Prüfung der Validität wurde das Urteil der oben bereits genannten ExpertInnen herangezogen. Bei der Mehrzahl der Items bestätigten die ExpertInnen (mind. 75% Übereinstimmung) die Zuordnung der Items als "somatisierungstypisch" bzw. "somatisierungsuntypisch". Die Prüfung der faktoriellen Validität erfolgte mittels einer Hauptkomponentenanalyse mit Varimaxrotation. Hierdurch konnte die a priori festgelegte Skalenstruktur von sechs Skalen nicht vollständig bestätigt werden, da sich die Skalen "Sorge um die Gesundheit" und "Körperüberprüfung" auf einem Faktor abbilden. Hiervon abgesehen zeigten jedoch alle Items substantielle ($\geq$.30) Ladungen auf den Skalen, denen sie a priori zugeordnet waren.

11.1.2
Ergebnisse

Zur Prüfung der Annahmen wurden t-Tests für abhängige Stichproben gerechnet. Da begründete Annahmen überprüft wurden, wurde von einer α-Fehler-Adjustierung abgesehen (Bortz et al., 1990). Wurde global nach Zusammenhängen gefragt, erfolgte eine Bonferroni-Korrektur. In Anlehnung an Cohen (1977) wurden Effektgrößen über eine Relativierung der Differenz der Mittelwerte an der Streuung der Einzeldifferenzen bestimmt. Effektgrößen >.80 werden als groß, Effektgrößen zwischen .50 und .80 als mittel und Effektgrößen zwischen .20 und .50 als gering beurteilt.

11.1.2.1
Kognitive Verzerrung

Nach dem Arbeitsmodell wurde erwartet, daß Risikopersonen zur Herausbildung eines Somatisierungssyndroms alltägliche körperliche Empfindungen bedrohlicher interpretieren als risikolose Personen. Um zu überprüfen, ob ein derartiger Effekt nicht als Ausdruck einer generellen Neigung zu bedrohlicheren Interpretationen zu werten ist, die sich auch in der bedrohlicheren Evaluation von Körperempfindungen widerspiegelt, wurde die Skala "IF-A" eingesetzt. Da im Rahmen des Modells nicht von einer generellen Neigung zu bedrohlicheren Interpretationen ausgegangen wird, wurde auf dieser Skala kein Unterschied erwartet. Tabelle 11.1 zeigt die Mittelwerte (Standardabweichungen) der Somatisierungsgruppe und der Kontrollgruppe einschließlich der inferenzstatistischen Prüfung.

Wie der Tabelle zu entnehmen ist, zeigt die Somatisierungsgruppe auf beiden Skalen höhere Werte als die Kontrollgruppe. Allein der Gruppenunterschied auf der Skala "IF-K" erweist sich jedoch als statistisch signifikant.

! Die Somatisierungsgruppe zeigt im Vergleich zur Kontrollgruppe somit – wie erwartet – eine höhere Neigung, normale Körperempfindungen als Anzeichen einer körperlichen Schwäche oder Erkrankung zu interpretieren.

Die Berechnung der Effektstärke zeigt, daß der durchschnittliche Wert der Somatisierungsgruppe etwa eine Standardabweichung höher liegt als der Wert der Kontrollgruppe.

! Alltagssituationen werden hingegen von der Somatisierungsgruppe nicht bedrohlicher interpretiert als von der Kontrollgruppe.

Dies könnte ein Hinweis darauf sein, daß es sich nicht um eine Interpretationsneigung dahingehend handelt, daß generell mehrdeutige Situationen als bedrohlich interpretiert werden. Es scheint sich vielmehr um eine ganz *spezifische* Interpretationsneigung zu handeln, die sich alleine auf körperliche Empfindungen bezieht.

Tabelle 11.1. Mittelwerte (Standardabweichungen) der Untersuchungsgruppen auf den Skalen des Interpretationsfragebogens einschließlich Mittelwertsvergleiche (t-Tests für abhängige Stichproben)

Skala	Somatisierungsgruppe (N=29)	Kontrollgruppe (N=29)	Effektstärke	t-Wert	df	p
IF-A	.62 (.35)	.55 (.33)	.16	.88	28	.38
IF-K	.43 (.24)	.17 (.16)	1.14	6.29	28	.00*

*p<001 nach einseitiger Testung. Die Differenzen sind normalverteilt

Um angeben zu können, ob der höhere Mittelwert der Somatisierungsgruppe auf der Skala "IF-K" durch die Auswahl von "somatisierungstypischen" oder "hypochondrietypischen" bedrohlichen Erklärungsmöglichkeiten bedingt wird, wurde in einem weiteren Schritt zusätzlich die Antwortverteilung auf der Skala "IF-K" analysiert. Hierzu wurden entsprechend den vorgegebenen Erklärungsalternativen drei neue Skalen gebildet:

- eine Skala "IF-K-0", die angibt, wie häufig im Durchschnitt die unbedrohlichste Erklärungsmöglichkeit gewählt wurde;
- die Skala "IF-K-1", die angibt, wie häufig durchschnittlich die "somatisierungstypische" Erklärungsmöglichkeit gewählt wurde, und schließlich
- die Skala "IF-K-2", die angibt, wie häufig die "hypochondrietypische" Erklärungsalternative mit der höchsten Bedrohlichkeit gewählt wurde.

Für jede Skala wurde aufsummiert, wie häufig die Erklärungsmöglichkeit mit der jeweiligen Bedrohlichkeit ausgewählt wurde. Da die Skala "IF-K" aus acht Items besteht, kann sich der Mittelwert pro neu gebildeter Skala zwischen Null und Acht bewegen. Als Ergebnis zeigt sich für die Somatisierungsgruppe auf der Skala "IF-K-0" ein Mittelwert von 4.76 (SD=1.69), auf der Skala "IF-K-1" ein Mittelwert von 3.06 (SD=1.66) und auf der Skala "IF-K-2" ein Mittelwert von 0.13 (SD=0.50). Ein Vergleich dieser Mittelwerte läßt die Aussage zu, daß der höhere Mittelwert der Somatisierungsgruppe auf der Skala "IF-K" hauptsächlich durch die Auswahl von "somatisierungstypischen" Erklärungsalternativen bedingt ist.

Die Personen der Somatisierungsgruppe weisen im Vergleich zur Kontrollgruppe nicht nur mehr somatoforme Beschwerden, sondern auch mehr körperlich begründbare Symptome auf. Um den Einfluß dieser Variablen auf die Skalenunterschiede zu prüfen, wurden zunächst Produkt-Moment-Korrelationen zwischen den Skalen des Interpretationsfragebogens und der Anzahl an körperlich begründbaren Symptomen berechnet. Tabelle 11.2 zeigt die hierbei ermittelten Korrelationskoeffizienten. In der Tabelle sind ebenfalls ergänzend die Korrelationen zwischen den Skalen des Interpretationsfragebogens und der Anzahl an somatoformen Beschwerden angeführt.

Wie die Tabelle zeigt, korreliert die Skala "IF-K" wie erwartet signifikant positiv mit der Anzahl an somatoformen Symptomen. Der Anteil an gemeinsamer Varianz beträgt hier 25%. Ebenso zeigt sich allerdings auch eine positive Korrelation dieser Skala zu der Anzahl an körperlich begründbaren Sympto-

Tabelle 11.2. Pearson-Korrelationen zwischen den Skalen des Interpretationsfragebogens und der Anzahl an körperlich begründbaren oder somatoformen Symptomen

Skala	Anzahl körperlich begründbarer Symptome	Anzahl somatoformer Symptome
IF-A	−.007	.13
IF-K	.30*	.50**

*$p<.05$; **$p<.001$. Ebenfalls signifikant nach Bonferroni-Korrektur (Alpha=0.05/4=0.0125)

Tabelle 11.3. Mittelwerte (Standardabweichungen) der Untersuchungsgruppen hinsichtlich Anzahl an körperlich begründbaren Symptomen und der Skala"IF-K" nach Ausschluß von Personen mit mehr als 3 körperlich begründbaren Symptomen

Skala	SG (n=20)	KG (n=20)	Effektstärke	t-Wert	df	p
Anzahl köperlicher Symptome	1.38 (1.24)	.85 (.91)	0.36	1.67	20	.11
IF-K	.39 (.25)	.18 (.17)	1.00	4.35	19	.00*

Die Tabelle beinhaltet ebenfalls die Mittelwertsvergleiche (t-Tests für abhängige Stichproben) und Effektstärkeberechnungen. *SG* Somatisierungsgruppe, *KG* Kontrollgruppe; *p<.001 nach einseitiger Testung. Die Differenzen sind normalverteilt

men. Diese Korrelation verliert jedoch nach einer Bonferroni-Korrektur ihre statistische Signifikanz. Keine nennenswerten Korrelationen zeigt die Skala "IF-A" zu der jeweiligen Anzahl unterschiedlicher Beschwerden.

In einer weiteren Analyse wurden alle Personen mit mehr als drei körperlich begründbaren Symptomen aus den Gruppen ausgeschlossen und die Mittelwerte hinsichtlich der Anzahl an körperlich begründbaren Symptomen und "IF-K" neu berechnet. Tabelle 11.3 nennt die hierbei ermittelten Ergebnisse einschließlich ihrer statistischen Absicherung.

Nach Ausschluß von Personen mit mehr als 3 körperlich begründbaren Symptomen gehen noch 20 Paare in die Datenanalyse ein. Die Gruppen unterscheiden sich nun nicht mehr signifikant hinsichtlich ihrer mittleren Anzahl an körperlich begründbaren Symptomen. Bei einer Neuberechnung der Gruppenmittelwerte auf der Skala "IF-K" zeigt sich, daß die Somatisierungsgruppe auch in dieser Gruppenzusammensetzung einen höheren Mittelwert aufweist als die Kontrollgruppe. Die im Vergleich nun geringere Effektstärke deutet darauf hin, daß das Ausmaß des Unterschiedes geringer wurde.

11.1.2.2
Somatisierungstypisches Verhalten

Nach dem kognitiv-behavioralen Modell der Somatisierungsstörung sollten Risikopersonen im Vergleich zu risikolosen Personen häufiger somatisierungstypische Verhaltensweisen im Umgang mit unbedenklichen Körperempfindungen zeigen. Unter Heranziehung des Verhaltensfragebogens wurde erwartet, daß die Somatisierungsgruppe auf den Skalen mit somatisierungstypischen Verhaltensweisen (Skalen "Schon", "Med", "Sorge", "Arzt" und "Körper") höhere Werte aufweist als die Kontrollgruppe. Entsprechend wurde für die Somatisierungsgruppe ein niedrigerer Wert auf der Skala mit somatisierungsuntypischen Verhaltensweisen ("Antisoma") erwartet. Tabelle 11.4 zeigt die Mittelwerte der beiden Untersuchungsgruppen auf den sechs Skalen des Verhaltensfragebogens.

Wie der Tabelle zu entnehmen ist, weisen alle Skalen Unterschiede in den erwarteten Richtungen auf.

Kognitive und behaviorale Aspekte

Tabelle 11.4. Mittelwerte (Standardabweichungen) der Subskalen des Verhaltensfragebogens für die beiden Untersuchungsgruppen, einschließlich Mittelwertsvergleiche (t-Test für abhängige Stichproben)

Skala	SG	KG	Effektstärke	t-Wert	df	p
Schon	1.69 (.66)	1.34 (.67)	.36	1.92	27	.07*
Med	.93 (.80)	.50 (.69)	.42	2.30	29	.03*
Sorge	2.18 (1.11)	1.14 (.67)	.85	4.62	29	.00***
Arzt	1.14 (.87)	.61 (.51)	.47	2.54	28	.017**
Körper	2.18 (.92)	1.46 (.81)	.57	3.07	28	.005**
Antisoma	2.99 (.66)	3.53 (.86)	-.46	-2.49	29	.019**

SG Somatisierungsgruppe, KG Kontrollgruppe. Bei einseitiger Testung: *p<.05, **p<.01, ***p<.001. Die Differenzen sind normalverteilt

! Auf den Skalen "Schon", "Med", "Sorge", "Arzt" und "Körper" weist die Somatisierungsgruppe einen höheren Mittelwert auf als die Kontrollgruppe, auf der Skala "Antisoma" hingegen einen niedrigeren Mittelwert.
Bei einseitiger Testung zeigen sich alle Gruppenunterschiede als statistisch signifikant.

! Die Annahme, daß bereits Risikopersonen zur Herausbildung einer Somatisierungsstörung somatisierungstypische Verhaltensweisen im Umgang mit körperlichen Empfindungen zeigen, konnte somit bestätigt werden.

Bei der Betrachtung der ermittelten Effektstärken zeigt sich, daß die Größe der Effekte zwischen .36 und .85 liegt. Ein großer Effekt zeigt sich auf der Skala "Sorge", annähernd mittlere Effekte zeigen sich auf den Skalen "Med", "Arzt", "Körper" und "Antisoma". Nur ein geringer Effekt zeigt sich auf der Skala "Schon". In einer weiteren Analyse wurde hier ebenfalls der Einfluß der Anzahl körperlich begründbarer Symptome auf die Gruppenunterschiede betrachtet. Auch hier wurde zunächst ermittelt, welche Zusammenhänge zwischen den Skalen des Verhaltensfragebogens und der Anzahl körperlicher Symptome bestehen. Tabelle 11.5 gibt die ermittelten Pearson-Korrelationen. Ergänzend sind ebenfalls die Korrelationen zwischen den Fragebogenskalen und der Anzahl an somatoformen Symptomen angeführt.

Tabelle 11.5. Pearson-Korrelationen zwischen den Skalen des Verhaltensfragebogens und der Anzahl an körperlich begründbaren Symptomen

Skala	Anzahl körperlich begründbarer Symptome	Anzahl somatoformer Symptome
Schon	.12	.31*
Med	.06	.18
Sorge	.04	.44***
Arzt	.12	.27*
Körper	.05	.39**
Antisoma	-.11	-.41***

*p<.05; **p<.01; ***p<.001. Diese Zusammenhänge erweisen sich auch nach Bonferroni-Korrektur (Alpha=0.05/12=0.004) als statistisch signifikant

Tabelle 11.6. Mittelwerte (Standardabweichungen) der Subskalen des Verhaltensfragebogens für die beiden Untersuchungsgruppen nach Ausschluß von Personen mit mehr als drei körperlich begründbaren Beschwerden

Skala	SG	KG	Effektstärke	t-Wert	df	p
Schon	1.59 (.59)	1.28 (.57)	.32	1.41	18	.18+
Med	.95 (.73)	.53 (.78)	.40	1.81	20	.09*
Sorge	2.24 (1.22)	1.15 (.45)	.78	3.55	20	.002***
Arzt	1.31 (.92)	.62 (.52)	.58	2.61	19	.02**
Körper	2.20 (.95)	1.45 (.67)	.63	2.87	20	.01**
Antisoma	3.14 (.63)	3.48 (.84)	−.29	−1.30	20	.20+

In der Tabelle sind ebenfalls die Effektstärken und Mittelwertsvergleiche (t-Test für abhängige Stichproben) angeführt. SG Somatisierungsgruppe, KG Kontrollgruppe. Bei einseitiger Testung: +p<.10, *p<.05, **p<.01, ***p<.001. Die Differenzen sind normalverteilt

Es zeigen sich nur unbedeutende Zusammenhänge zwischen den einzelnen Skalen des Verhaltensfragebogens und der Anzahl an körperlich begründbaren Symptomen. Anscheinend wird nur ein sehr geringer Anteil der Varianz der jeweiligen Skalenwerte durch diese Variable mitbestimmt. Da die geringen Korrelationen jedoch durch die geringe Streuung der Werte auf der Variablen "Anzahl an körperlich begründbaren Symptomen" bedingt sein könnten, wurde auch hier in einer weiteren Analyse geschaut, ob sich die Unterschiede noch zeigen, wenn sich die Gruppen nicht mehr hinsichtlich der Anzahl körperlich begründbarer Symptome unterscheiden. Es wurden wiederum Personen mit mehr als drei Körpersymptomen aus den Gruppen ausgeschlossen und eine Reanalyse der Daten durchgeführt. Tabelle 11.6 enthält die diesbezüglichen Ergebnisse.

Nach Ausschluß von Personen mit mehr als 3 körperlich begründbaren Beschwerden verlieren die Mittelwertsunterschiede auf den Skalen "Schon" und "Antisoma" ihre statistische Bedeutsamkeit. Sie sind nur noch auf dem 10% Niveau signifikant. Allerdings muß hierzu angemerkt werden, daß durch den Ausschluß dieser Personen die Paaranzahl für die Datenanalyse um ca. 30% reduziert wurde, so daß sich nun evtl. aufgrund der geringen Teststärke für die ermittelten Unterschiede keine Signifikanzen mehr ergeben.

11.1.3
Diskussion

In der vorgestellten Studie konnte ermittelt werden, daß sich Risikopersonen zur Herausbildung eines Somatisierungssyndroms von risikolosen Personen dadurch unterscheiden, daß sie

- körperliche Empfindungen eher als Hinweis auf eine körperliche Schwäche oder Erkrankung interpretieren und
- im Umgang mit trivialen körperlichen Empfindungen somatisierungstypische Verhaltensweisen zeigen.

Wie im kognitiv-behavioralen Arbeitsmodell angenommen, könnten diese Befunde darauf hinweisen, daß eine derartige kognitive Verzerrung von Körperempfindungen und der spezifische Umgang mit ihnen eine pathogenetische Bedeutung in der Herausbildung somatoformer Beschwerden haben könnte.

Bei der Diskussion der Ergebnisse sollte zunächst danach gefragt werden, ob der ermittelte Effekt bzgl. kognitiver Verzerrung darauf zurückgeführt werden kann, daß die Somatisierungsgruppe allgemein mehrdeutige Situationen als bedrohlicher interpretiert. Es wurde versucht, diese Erklärungsmöglichkeit durch den Einsatz der Kontrollskala "IF-A" zu prüfen. Diese Skala enthält mehrdeutige Alltagssituationen ohne körperlichen Inhalt. Läge bei der Somatisierungsgruppe eine allgemeine Neigung zur bedrohlicheren Situationsinterpretation vor, müßte sich diese Neigung auf "IF-K" und auf "IF-A" abbilden. Nach den Ergebnissen zeigt die Somatisierungsgruppe zwar einen höheren Mittelwert auf "IF-A", dieser erweist sich allerdings nicht als statistisch signifikant.

! Demnach kann angenommen werden, daß es sich bei dem ermittelten Ergebnis um einen *spezifischen Effekt* handelt.

Die Somatisierungsgruppe weist nicht nur mehr somatoforme Symptome auf als die Kontrollgruppe, sondern berichtet auch von mehr körperlich begründbaren Beschwerden. Um den Einfluß von körperlich erklärbaren Symptomen zu kontrollieren, wurden zunächst Korrelationen zwischen den Einzelskalen und der Anzahl an körperlich begründbaren Beschwerden berechnet. Hier ergaben sich nach einer Bonferroni-Korrektur keine nennenswerten Zusammenhänge. In einem weiteren Schritt wurden aus beiden Untersuchungsstichproben Personen mit mehr als drei körperlich erklärbaren Symptomen ausgeschlossen und die Mittelwerte erneut statistisch geprüft. Abgesehen von den Unterschieden auf den Skalen "Schon" und "Antisoma", die lediglich eine statistische Tendenz auf dem 10%-Niveau zeigen, erweisen sich alle so ermittelten Mittelwertsunterschiede weiterhin als statistisch signifikant.

! Es kann somit angenommen werden, daß die Gruppenunterschiede auf den Skalen nicht wesentlich durch den Gruppenunterschied hinsichtlich körperlich begründbarer Symptome bedingt werden.

Die Ergebnisse weisen darauf hin, daß Personen mit somatoformen Beschwerden körperliche Empfindungen kognitiv verzerrt evaluieren.

Kognitive Verzerrungen von körperlichen Stimuli liegen jedoch auch bei der Hypochondrie vor. Auf der Skala "IF-K" wurden neben einer unbedrohlichen Erklärungsmöglichkeit zwei weitere Erklärungsmöglichkeiten unterschiedlicher Bedrohlichkeit angeboten: eine "eher somatisierungstypische" Erklärungsmöglichkeit mit mittlerer Bedrohlichkeit (das Symptom kann auf eine körperliche Schwäche zurückgeführt werden") und eine "eher hypochondrietypische" Erklärungsmöglichkeit mit hoher Bedrohlichkeit ("Das Symptom kann auf eine schwere Erkrankung zurückgeführt werden"). Es zeigte sich, daß die höhere Skalenausprägung der Somatisierungsgruppe auf "IF-K" durch die vermehrte Auswahl von "somatisierungstypischen" Erklärungsmöglichkeiten bedingt wird. Hieraus kann zunächst der Schluß gezogen werden, daß die Betroffenen körperliche Empfindungen weniger auf eine hoch bedrohliche körperliche Ursache zurückführen. Hypochondrische Personen hingegen scheinen Körperempfindungen eher als Anzeichen einer schwerwiegenden und hoch bedrohlichen Erkrankung zu sehen (Hitchcock & Mathews, 1992).

Das vorliegende Ergebnis könnte als erster empirischer Hinweis darauf gewertet werden, daß sich die kognitiven Verzerrungen von Personen mit einer Somatisierungssymptomatik und hypochondrischen Personen durch die Schwere der vermeintlichen körperlichen Störung unterscheiden (vgl. auch Salkovskis, 1996). Empirische Untersuchungen, die gezielt Unterschiede und Gemeinsamkeiten in den kognitiven Verzerrungen von hypochondrischen Personen und Personen mit einer Somatisierungsstörung untersuchen, fehlen jedoch bisher.

Doch wie ist die Stärke der Effekte zu beurteilen? Bei der Effektstärkenberechnung der Skala "IF-K" wurde ein Wert von 1.14 ermittelt. Nach Cohen (1977) kann eine Differenz ab 0.8 Sigma-Einheiten als groß bewertet werden. Es wurde somit ein beachtlicher Gruppenunterschied ermittelt. Es konnten ebenfalls nennenswerte Effekte auf den Skalen des Verhaltensfragebogens ermittelt werden. Diese müssen in der Mehrheit allerdings als gering bis mittel beurteilt werden. Auf der Skala "Schon" zeigte sich mit einer Effektstärke von .36 der geringste Effekt. Effektgrößen zwischen .42 und .57 ergaben sich auf den Skalen "Med", "Arzt", "Körper" und "Antisoma". Der größte Effekt zeigte sich mit .85 auf der Skala "Sorge". Die "kognitivste" Skala zeigt somit den stärksten Effekt.

Das Profil der ermittelten Effektstärken weist zusammenfassend darauf hin, daß sich Risikopersonen in nennenswerter Hinsicht in den untersuchten Variablen von risikofreien Personen unterscheiden, daß die größten Unterschiede jedoch kognitiver Art sind. Dies könnte darauf verweisen, daß kognitive Risikofaktoren in der Entstehung somatoformer Symptome größere Bedeutung haben als behaviorale Risikofaktoren.

Betrachtet man sich jedoch Tabellen 11.1 und 11.4, so fällt auf, daß die Mittelwerte beider Gruppen auf "IF-K" und den Skalen des Verhaltensfragebogens bei potentiellen "Ranges" von 0-2 bzw. 0-5 relativ niedrig liegen. Demnach scheinen die Werte beider Gruppen – also auch der Somatisierungsgruppe – in Relation zur jeweiligen Gesamtskala nicht sehr ausgeprägt zu sein. Diese Beobachtung könnte dadurch erklärt werden, daß es sich bei der Somatisierungsgruppe um eine nichtklinische Gruppen handelt und deshalb die Neigung, körperliche Empfindungen als Anzeichen einer körperlichen Schwäche oder Erkrankung zu interpretieren, oder die Neigung, auf eine Körperempfindung in einer bestimmten Art und Weise zu reagieren, nicht sehr stark ausgeprägt sind. Denkbar wäre, daß sich die untersuchten psychologischen Variablen in der Entwicklung der Somatisierungssymptomatik möglicherweise ändern und sich deshalb in der untersuchten Stichprobe "erst" geringe Ausprägungen zeigen.

Bei den in der Studie gewonnenen Daten handelt es sich um Querschnittsdaten. Schon deshalb kann den ermittelten kognitiven und behavioralen

Aspekten nicht zwingend eine pathogenetische Bedeutung zugesprochen werden. Auf der Basis des Untersuchungsdesigns wurde kein direkter Nachweis eines pathogenetischen Beitrages von spezifischen Kognitionen und Verhaltensweisen erbracht.

Die Studie zeigt lediglich, daß bereits Personen ohne klinische Symptomatik spezifische kognitive und behaviorale Aspekte im Umgang mit unbedenklichen Körperempfindungen aufweisen.

Dieses Ergebnis erhärtet die Annahme, daß diese psychologischen Faktoren mit an der Entwicklung somatoformer Symptome beteiligt sind. Einschränkend muß jedoch auch die Vermutung zugelassen werden, daß sich die ermittelte kognitive Verzerrung und das somatisierungstypische Verhalten bei der Risikogruppe als Reaktion auf ihre – wenn auch geringe und nichtklinische – Symptomatik herausgebildet haben könnte. Die Klärung der Frage, ob die untersuchten psychologischen Faktoren direkt in Bezug zur Entwicklung einer Somatisierungssymptomatik zu setzen sind, könnten alleine prospektive Studien bieten. In solchen Studien könnte untersucht werden, ob Personen, die triviale Körperempfindungen verzerrt evaluieren und sich nach deren Wahrnehmung "somatisierungstypisch" verhalten, eher somatoforme Störungen entwickeln als Personen, die diese Risikofaktoren nicht zeigen.

Die Ergebnisse können zusammenfassend als erste Hinweise darauf gewertet werden, daß spezifische Kognitionen und Verhaltensweisen im Rahmen einer Somatisierungssymptomatik bedeutsam sind und daß diese möglicherweise mit zur Entwicklung somatoformer Störungen beitragen. Sollte die Bedeutung dieser psychologischen Faktoren in weiteren Studien erhärtet werden, könnten schließlich spezifische psychologische Maßnahmen zur Prävention und Therapie somatoformer Symptome entwickelt werden, um Menschen, die aufgrund ihrer Symptomatik immer wieder medizinische Hilfemaßnahmen in Anspruch nehmen, adäquate Hilfe anbieten zu können.

Literatur

American Psychiatric Association – APA(1994). *Diagnostic and Statistical Manual of Mental Disorders* (4th ed.) (DSM-IV). Washington, DC.: American Psychiatric Association.
Barsky, A. J. & Klerman, G. L. (1983). Overview: Hypochondriasis, bodily complaints, and somatic styles. *American Journal of Psychiatry*, 140, 273–283.
Bortz, J., Lienert, G. A. & Boehnke, K. (1990). *Verteilungsfreie Methoden in der Biostatistik*. Berlin: Springer.
Cohen, J. (1977). *Statistical power analysis for the behavioral sciences* (rev. ed.). New York: Academic Press.
Dilling, H., Mombour, W., Schmidt, M. H. & Schulte-Markwort, E. (Hrsg.) (1994). *Internationale Klassifikation psychischer Störungen. ICD-10. Kapitel V (F). Forschungskriterien*. Bern: Huber.
Gordon, E., Kraiuhin, C., Meares, R., & Howson, A. (1986). Auditory evoked response potentials in somatization disorder. *Journal of Psychiatric Research*, 20, 237–248.
Hitchcock, P.B. & Mathews, A. (1992). Interpretation of bodily symptoms in hypochondriasis. *Behavior Research and Therapy*, 30, 223–234.
Jacobi, F. (1994). *Analyse eines Fragebogens zum Verhalten bei somatoformen Störungen*. Unveröffentlichte Diplomarbeit, Freie Universität Berlin, Institut für Psychologie.

James, L., Gordon, E., Kraiuhin, C., Howson, A. & Meares, R. (1990). Augmentation of auditory evoked potentials in somatization disorder. *Journal of Psychiatric Research, 24*, 155-163.
James, L., Singer, A., Zurynski, Y., Gordon, E., Kraiuhin, C., Harris, A., Howson, A., & Meares, R. (1987). Evoked response potentials and regional cerebral blood flow in somatization disorder. *Psychotherapy and Psychosomatics, 47*, 190-196.
Kellner, R. (1985). Functional somatic symptoms and hypochondriasis. *Archives of General Psychiatry, 42*, 821-833.
Khan, A. (1994). *Prüfung der Gütekriterien von Fragebögen zur Erfassung psychologischer Aspekte bei der Somatisierungsstörung*. Unveröffentlichte Diplomarbeit, Freie Universität Berlin, Institut für Psychologie.
Kieß, G. (1994). *Die Erfassung kognitiver Komponenten beim Somatisierungssyndrom. Prüfung der Gütekriterien eines Interpretationsfragebogens*. Unveröffentlichte Diplomarbeit, Freie Universität Berlin, Institut für Psychologie.
Lieb, R. (1996). *Psychologische Aspekte der Somatisierungsstörung*. Unveröffentlichte Dissertation, Freie Universität Berlin, Fachbereich Erziehungswissenschaft, Psychologie und Sportwissenschaft.
Lieb, R. & Margraf, J. (1995). *Der Fragebogen zur Erfassung somatisierungstypischer Verhaltensweisen*. Unveröffentlichtes Manuskript.
Lieb, R., & Margraf, J. (1996). *Der Fragebogen zur Erfassung somatisierungstypischer Kognitionen*. Unveröffentlichtes Manuskript.
Margraf, J., Schneider, S. & Ehlers, A. (1991). *Diagnostisches Interview bei psychischen Störungen: DIPS*. Berlin: Springer.
Rief, W. (1995). *Multiple somatoforme Symptome und Hypochondrie. Empirische Beiträge zur Diagnostik und Behandlung*. Bern: Huber.
Rief, W. (1996). Die somatoformen Störungen - Großes unbekanntes Land zwischen Psychologie und Medizin. *Zeitschrift für Klinische Psychologie, 25*, 173-189.
Rief, W. & Hiller, W. (1992). *Somatoforme Störungen. Körperliche Symptome ohne organische Ursachen*. Bern: Huber.
Rief, W., Schäfer, S. & Fichter, M. M. (1992). SOMS: Ein Screening-Verfahren zur Identifizierung von Personen mit somatoformen Störungen. *Diagnostica, 38*, 228-241.
Salkovskis, P. M. (1996). Somatoforme Störungen. In J. Margraf (Hrsg.), *Lehrbuch der Verhaltenstherapie*. (Bd. 2, S. 163-189). Berlin: Springer.
Saß, H., Wittchen, H. U. & Zaudig, M. (1996). *Diagnostisches und Statistisches Manual Psychischer Störungen. DSM-IV*. Göttingen: Hogrefe.
Warwick, H. M. C. & Salkovskis, P. M. (1989). Hypochondriasis. In J. Scott, J. M. G. Williams & A. T. Beck (Eds.), *Cognitive therapy in clinical practice* (pp. 78-102). London: Routledge.
Warwick, H. M. C. & Salkovskis, P. M. (1990). Hypochondriasis. *Behaviour Research and Therapy, 28*, 105-117.
Wittwer, S. (1994). *Die Somatisierungsstörung. Fragebögen zur Erfassung psychologischer Komponenten beim Somatisierungssyndrom: Überprüfung ihrer Gütekriterien anhand einer klinischen Stichprobe*. Unveröffentlichte Diplomarbeit, Freie Universität Berlin, Institut für Psychologie.
World Health Organization (WHO) (1993). *Tenth revision of the international classification of diseases. ICD-10. Chapter V (F): Mental and behavioural disorders. Diagnostic criteria for research*. Genf: WHO.

12 Die Interozeption körperlicher Empfindungen bei somatoform gestörten Patienten

C. Vögele

Inhaltsverzeichnis

12.1 Methoden zur Untersuchung interozeptiver Phänomene 169
12.2 Interozeption und psychische Störungen:
Panikstörung und somatoforme Störungen 172
12.3 Die Wahrnehmungsgenauigkeit körperlicher Symptome bei Patienten mit multiplem somatoformem Syndrom: eine experimentelle Untersuchung 175
12.3.1 Einleitung und Hypothesen 175
12.3.2 Methodik 176
12.3.3 Ergebnisse 178
12.3.4 Diskussion 180
Literatur 182

EINLEITUNG

Phänomene wie Atemnot, Muskelanspannung, Magen- und Darmtätigkeit, Übelkeit, Herzschlagen, Schmerzen, aber auch Hunger, Durst, Müdigkeit, sexuelle Sensationen und Harn- und Stuhldrang sind alltägliche Erfahrungen. Die genaue Wahrnehmung dieser körpereigenen Zustände und Prozesse erleichtert die Interpretation und Bewertung von Symptomen als neutral oder krankheitsrelevant, und ist somit eine wichtige Fähigkeit, um angemessen auf interne Zustandsänderungen reagieren zu können. Trotz der offensichtlichen Bedeutung interozeptiver Phänomene für Gesundheit und Krankheit ist dieser Forschungsbereich jedoch lange vernachlässigt worden. Ein Grund, der dafür ausschlaggebend gewesen sein könnte, liegt in der bis in jüngste Zeit verbreiteten Ansicht, daß die afferenten Fasern des vegetativen Nervensystems, welche die Viszera innervieren, keine (sensorische) Funktion besitzen. Ein weiterer Grund für das Desinteresse an interozeptiven Phänomenen lag vermutlich in der raschen Weiterentwicklung von diagnostischen Verfahren, die es erlaubten, physiologische Prozesse immer besser objektiv zu erfassen und zu quantifizieren. Damit wurde objektiven Meßdaten oft der Vorzug vor subjektiven Wahrnehmungsberichten gegeben.

Dieser reduktionistischen Sichtweise ist in den letzten Jahren jedoch widersprochen worden. Vor allem theoretische und praktische Entwicklungen in der Psychophysiologie haben zu der Erkenntnis beigetragen, daß physiologische Parameter nicht ersatzweise ("in vacuo") für subjektive Erfahrungsberichte eingesetzt werden können (Vögele, 1998). Beispielsweise haben Ergebnisse aus der Schmerzforschung gezeigt, daß die (subjektiv) empfundene Schmerzintensität in keinem linearen Zusammenhang mit der (objektiv zu erfassenden) Stärke des Schmerzreizes steht. Dies bedeutet, daß die subjektive Wahrnehmung von Schmerzreizen – wie auch anderer interozeptiver Phänomene – psychischen Prozessen unterliegt, die der Erforschung bedürfen.

Was ist Interozeption?

Die unterschiedlichen Wahrnehmungen aus dem Innern des Körpers werden üblicherweise nach ihrem Ursprung unterschieden: Viszerale Schmerzen werden dem Bereich der Nozizeption zugeordnet. Die Wahrnehmung von Signalen über Gelenkstellungen, Bewegungen, Muskelaktivität und ähnliche Vorgänge im Bewegungsapparat werden als Propriozeption bezeichnet. Wahrnehmungen aus dem Bereich der Viszera, des kardiovaskulären Systems und endokriner Aktivität werden als Viszerozeption oder Interozeption im engeren Sinne beschrieben. Trotz dieser differenzierenden Betrachtungsweise hat sich im wissenschaftlichen Sprachgebrauch jedoch der zusammenfassende Gebrauch des Begriffs Interozeption für die Wahrnehmung aller Phänomene, die sich im Innern des Körpers abspielen, durchgesetzt.

Interozeption bezeichnet die Wahrnehmung von Vorgängen innerhalb des Körpers und umfaßt die Viszerozeption und die Propriozeption.

Welche Faktoren beeinflussen die Interozeption?

Interozeptive Vorgänge unterliegen vermutlich den gleichen Verarbeitungsprozessen wie exterozeptive Reize. Da die Kapazität zur Verarbeitung von Wahrnehmungsinhalten begrenzt ist, hängt die Bewußtwerdung interner oder externer Signale von deren anteilmäßiger Anzahl ab: Überwiegen exterozeptive Reize, ist die Wahrscheinlichkeit geringer, daß auch interozeptive Phänomene wahrgenommen werden und vice versa. Dies ist die Kernaussage des "competition of cues"-Modells von Pennebaker (1982). Beispielsweise steigt in einer als bedrohlich empfundenen Situation sowohl der intero- als auch der exterozeptive Input an. Trotzdem kommt es häufig nicht zu einer deutlicheren Wahrnehmung interozeptiver Phänomene, da sich das Verhältnis von interozeptiven zu exterozeptiven Reizen nicht geändert hat. Nachdem die Gefahr vorüber ist, d. h. die äußeren Reize verschwunden sind, bleiben die vegetativen Erregungszustände oft noch erhalten, so daß jetzt Interozeptionen überwiegen und deutlicher wahrgenommen werden. Dies entspricht der Erfahrung, daß häufig erst *nach* aufregenden Ereignissen körperliche Reaktionen wie Herzschlagen oder schnelle Atmung bewußt werden.

Interozeptive und exterozeptive Reize konkurrieren um zentrale Verarbeitungskapazität (competition of cues).

> Kollenbaum (1994) weist darauf hin, daß dieses Phänomen auch durch andere Ansätze als das "competition of cues"-Modell erklärbar wäre: Beispielsweise könnte die stärkere Beachtung äußerer Reize in einer Gefahrensituation zur besseren Bewältigung der Gefahr beitragen und durch operante Prozesse verstärkt werden. Interozeption scheint jedoch auch noch in anderen Bereichen durch Lernprozesse veränderbar zu sein. Mechanic (1979) untersuchte in einer prospektiven Studie, wie sich die Aufmerksamkeit, die Eltern den körperlichen Veränderungen ihrer Kinder schenken, auf die Körperwahrnehmung der Kinder auswirkt. Dabei zeigte sich, daß das Verstärkungsverhalten der Eltern einen größeren Einfluß auf den Umgang mit körperlichen Symptomen hatte als beispielsweise die körperliche Konstitution der Kinder. Dieses Ergebnis weist darauf hin, daß eventuell schon im Kindesalter durch instrumentelles Lernen eine kognitive Orientierung im Sinne einer Hinwendung zu oder Abwendung von interozeptiven Reizen stattfindet. Dadurch könnten z. B. interindividuelle Unterschiede in der Wahrnehmungsgenauigkeit interozeptiver Phänomene erklärt werden. Ergebnisse von Untersuchungen an Fallschirmspringern lassen darauf schließen, daß interozeptives Lernen jedoch auch im Erwachsenenalter stattfindet (Pennebaker 1982). Unerfahrene Fallschirmspringer erleben kurz vor dem Absprung ein Maximum an Körpersymptomen bei gleichsinnig verlaufender physiologischer Erregung. Bei erfahrenen Fallschirmspringern ist zwar ein ähnlicher Anstieg in physiologischen Erregungsparametern festzustellen; im Gegensatz zu unerfahrenen Kollegen berichten sie jedoch zum selben Zeitpunkt (kurz vor dem Absprung) ein *Minimum* an Körpersymptomen. Routinierte Fallschirmspringer haben offensichtlich gelernt, die Wahrnehmung physiologischer Erregung zu unterdrücken.
> *Interozeption ist durch Lernen veränderbar.*

12.1
Methoden zur Untersuchung interozeptiver Phänomene

Interozeptive Phänomene werden untersucht, indem physiologisch meßbare Vorgänge apparativ erfaßt und deren Übereinstimmung mit Verhaltensmaßen des Individuums überprüft wird. Verhaltensmaße werden dabei entweder durch eine direkte Verhaltensregistrierung gewonnen oder durch Berichte über subjektives Erleben erhoben. Eine exakte Trennung dieser beiden Verfahren zur Erhebung von Verhaltensmaßen ist allerdings oft nicht möglich. Vielmehr scheint ein Kontinuum von Wahrnehmungsäußerungen zu bestehen, an dessen einem Ende subjektiv-verbal geäußerte Wahrnehmungen angesiedelt sind, während sich am anderen Ende motorisches Verhalten ohne äquivalente Repräsentation auf kognitiver oder sprachlicher Ebene befindet (vgl. Kollenbaum 1994). Trotz dieser Einschränkung lassen sich drei Ebenen der Erfassung von Wahrnehmungsäußerungen unterscheiden:

- Fragebogenverfahren,
- Abbildung der physiologischen Aktivität durch motorisches Verhalten (z. B. durch sogenannte Tracking-Verfahren),
- Einschätzung der physiologischen Aktivität auf Analog- oder Ratingskalen.

Fragebögen zielen darauf ab, die allgemeine Interozeptionsleistung zu erfassen. Sie bestehen meist aus einer Auflistung von körperlichen Symptomen, deren Häufigkeit auf mehrstufigen Skalen angegeben werden soll. Problematisch bei der Verwendung von solchen Fragebogenverfahren als Instrumente zur Bestimmung der Fähigkeit zur Interozeption ist der Befund, daß auf diese Weise erhobene interindividuelle Unterschiede wahrscheinlich eher Unterschiede im *Berichtverhalten* über körperliche Symptome abbilden als tatsächliche Wahrnehmungsunterschiede.

Bei Verfahren, bei denen das motorische Verhalten als Äquivalent der Symptomwahrnehmung herangezogen wird, besteht die Aufgabe darin, die Auftretenshäufigkeit eines physiologischen Ereignisses (z. B. die Herzfrequenz) einzuschätzen. Beispielsweise werden die Probanden gebeten, die Frequenz eines Stroboskops der Frequenz des wahrgenommenen Herzschlags anzupassen. Bei sogenannten *Tracking-Verfahren* wird ein Knopf entsprechend der selbst wahrgenommenen Herzfrequenz gedrückt. Mit diesen Verfahren können verifizierbare Angaben über die wahrgenommene physiologische Aktivität gewonnen werden, die nicht auf sprachlicher Ebene repräsentiert sein müssen. Beschränkt sind diese Methoden allerdings auf physiologische Vorgänge, die mit einer prinzipiell der Wahrnehmung zugänglichen Frequenz stattfinden. Die meisten uns bekannten Studien verwenden diese Verfahren deshalb lediglich zur Untersuchung der Interozeption der Herzaktivität.

Mit *Analog- und Ratingskalen* kann die Wahrnehmung von allen physiologischen Systemen untersucht werden, die prinzipiell der Interozeption zugänglich sind, d. h. auch von solchen, deren Aktivitätsänderung sich nicht unbedingt in einer Frequenzänderung widerspiegelt. So kann man z. B. die Wahrnehmung der Schweißdrüsenaktivität oder der Muskelanspannung überprüfen, indem die Probanden aufgefordert werden, die Aktivität des untersuchten physiologischen Systems einem Zahlenwert auf einer Skala zuzuordnen. Dabei werden die Ankerpunkte der Skala zumeist mit Begriffen wie "sehr trockene Hände/sehr entspannt" und "sehr feuchte Hände/sehr verspannt" gekennzeichnet. Die Aufgabe des Probanden besteht also nicht in der Angabe eines absoluten, verifizierbaren Wertes in physikalischen Einheiten (im gewählten Beispiel μS bzw. mV), sondern um die relative Einschätzung der physiologischen Aktivität.

"Relativ" bezieht sich bei dieser Verwendung von Ratingskalen auf das individuelle Bezugssystem des Probanden: Die Einschätzung dessen, was als "feuchte Hände" oder "verspannte Muskulatur" zu betrachten ist, kann sehr unterschiedlich sein. Dieses Problem ist eng mit der Wahl des experimentellen Designs verknüpft. Wie oben erwähnt impliziert die Untersuchung der

Interozeptionsfähigkeit die Überprüfung des Zusammenhangs von objektiv erfaßter und subjektiv empfundener physiologischer Aktivität. Die Prüfgrößen für die Interozeptionsfähigkeit sind also Korrelationskoeffizienten, die entweder inter- oder intraindividuell erhoben werden können. Bei *interindividuellen Versuchsplänen* werden bei einer größeren Zahl von Versuchspersonen die physiologischen Daten und die entsprechenden subjektiven Einschätzungen einmalig erhoben. Auf dieser Datenbasis wird als Maß für die Interozeptionsgenauigkeit die Korrelation zwischen den Meßwertpaaren über alle Probanden berechnet. Allerdings wird dieses Vorgehen aus mehreren Gründen als eine eher schwache Methode zur Beurteilung der Interozeptionsfähigkeit betrachtet (Pennebaker 1982):

- die Ratingskalen werden durch die Probanden unterschiedlich verwendet;
- die Begrifflichkeit der einzuschätzenden Symptome ist möglicherweise nicht eindeutig;
- Ausgangs- bzw. Ruhewerte können interindividuell stark variieren.

Die meisten dieser Nachteile interindividueller Korrelationsparadigmen zur Beurteilung der Interozeptionsfähigkeit können durch *intraindividuelle Versuchspläne* vermieden werden. Dabei werden physiologische Daten und deren subjektive Einschätzung wiederholt von denselben Personen (idealerweise über mehrere Aktivierungszustände) erhoben. Durch dieses Vorgehen ist gewährleistet, daß interindividuelle Unterschiede in Ausgangswerten und ein unterschiedlicher Gebrauch der Begrifflichkeiten keinen Einfluß auf die Höhe des Korrelationskoeffizienten haben, da Meßwertpaare *innerhalb* der Person gebildet werden. Ein methodisches Problem der auf diese Weise erhobenen Daten besteht in deren Abhängigkeit. Dies ist bei der Berechnung der intraindividuellen Korrelationskoeffizienten durch die Berechnung von Autokorrelationen zu berücksichtigen. Schließlich liegt ein möglicher praktischer Nachteil dieses intraindividuellen Ansatzes in dem experimentellen Aufwand, der mit der Testung von Personen in verschiedenen Aktivierungszuständen verbunden ist.

Die bisher dargestellten Ansätze zur Untersuchung interozeptiver Phänomene überprüfen die Übereinstimmung apparativ gemessener physiologischer Aktivität mit Verhaltensmaßen des Individuums. Da als Übereinstimmungsmaß in der Regel Korrelationskoeffizienten dienen, werden diese Untersuchungsansätze auch zusammenfassend als *Korrelationsparadigmen* bezeichnet. Eine weitere Möglichkeit, interozeptive Phänomene zu untersuchen, besteht in der Verwendung von sogenannten *Diskriminanzparadigmen*. Bei diesem Vorgehen besteht die Aufgabe darin, anzugeben, ob apparative Signale zeit- oder intensitätskongruent mit der eigenen Körperaktivität sind. Getestet wird also die Fähigkeit, zwischen Signalen unterscheiden zu können (zu diskriminieren), die mit der eigenen (wahrgenommenen) Körperaktivität zusammenhängen, oder nicht. Beispielsweise könnte eine Versuchsperson die Aufgabe erhalten, Lichtblitze, die zeitgleich mit der eigenen Pulsfrequenz dargeboten werden, von solchen zu unterscheiden, die nicht zeitgleich präsentiert werden. Am häufigsten wurden diese Verfahren zur Untersuchung der Interozeption der Herzaktivität eingesetzt. Ähnlich wie bei Tracking-Verfahren dürfte der Grund dafür in der Schwierigkeit zu suchen sein, experimentelle Versuchspläne zu entwickeln, die die Präsentation von anderen als ereignisbezogenen (frequenzabhängigen) Signalen erlauben.

12.2
Interozeption und psychische Störungen: Panikstörung und somatoforme Störungen

Interozeptive Prozesse sind in der Vergangenheit vor allem in der psychophysiologischen Grundlagenforschung untersucht worden. Bei diesen Arbeiten steht die Erforschung von Basisprozessen, z. B. die Untersuchung von Aufmerksamkeitseinflüssen auf die Wahrnehmungsgenauigkeit, und die Entwicklung von Methoden zur Messung interozeptiver Phänomene im Vordergrund des Interesses. In den letzten Jahren hat die Untersuchung der Wahrnehmung und Interpretation körperlicher Prozesse jedoch auch in der klinischen Psychologie einen breiteren Raum eingenommen. Bei vielen psychischen Störungen sind körperliche Mißempfindungen ein Teil der Symptomatik oder stehen sogar im Vordergrund der Beschwerden der Patienten. Besonders bei Störungen, bei denen körperliche Symptomberichte dominieren, könnte man vermuten, daß interindividuelle Unterschiede in der Interozeption von körperlichen Prozessen entweder zur Entstehung einer Störung beitragen oder bei der Aufrechterhaltung dieser Störungen eine wichtige Rolle spielen. Bei Patienten mit einer Panikstörung stellt das Herzrasen oder -klopfen beispielsweise eines der häufigsten Symptome dar, die während eines Panikanfalls berichtet werden (Margraf et al. 1987). Psychologischen Modellen des Paniksyndroms zufolge führt die Wahrnehmung einer Veränderung der Herzfrequenz bei Panikpatienten im Sinne eines positiven Rückkoppelungsprozesses zu größerer Angst und damit zu weiter ansteigender Erregung (Clark 1986; Ehlers & Margraf 1989; Margraf & Ehlers 1989). Wichtig für diese psychophysiologische Modellvorstellung zur Entstehung von Panikanfällen sind dabei drei voneinander unterscheidbare Annahmen:

- Patienten mit einem Paniksyndrom nehmen ihre Herzfrequenz besser wahr als gesunde Personen (Wahrnehmungsgenauigkeit);
- Patienten mit einem Paniksyndrom schenken körperlichen Symptomen mehr Aufmerksamkeit als gesunde Personen (selektive Aufmerksamkeit);
- Patienten mit einem Paniksyndrom interpretieren körperliche Symptome wie Herzschlagen im Sinne einer bevorstehenden gesundheitlichen Katastrophe (Assoziation von Körperempfindungen mit bevorstehender Gefahr).

Mittlerweile existieren zahlreiche Studienergebnisse, welche die Hypothesen der selektiven Aufmerksamkeit und der gedanklichen Assoziation von Körperempfindungen mit einer bevorstehenden Gefahr (z. B. eines Herzinfarkts oder der Befürchtung, verrückt zu werden) bei Panikpatienten bestätigen konnten (McNally 1990). Weniger eindeutig sind die Befunde zur Wahrnehmungsgenauigkeit: Ehlers und Breuer (1992) berichten über eine genauere Herzschlagwahrnehmung bei Panikpatienten verglichen mit gesunden Kontrollpersonen, während andere Arbeiten die Hypothese einer größeren Wahrnehmungsgenauigkeit bei Panikpatienten nicht bestätigen konnten (Rapee 1994). Möglicherweise sind diese diskrepanten Befunde dadurch zu erklären, daß die Studien unterschiedliche Methoden zur Erfassung der Wahrnehmungsgenauigkeit verwendeten. Selbst bei Verwendung ein und desselben Verfahrens können Ergebnisse durch unterschiedliche Instruktionen der Probanden deutlich beeinflußt werden: Ehlers et al. (1995) berichten beispielsweise über unterschiedliche Ergebnisse zur Interozeptionsgenauigkeit in Abhängigkeit davon, ob bei Verwendung des Tracking-Verfahrens die Probanden instruiert werden, jeden Herzschlag zu zählen, den man fühlt oder nur jeden Herzschlag zu zählen, dessen man sich sicher ist. Wünschenswert wäre deswegen für die zukünftige Forschung in diesem Bereich eine bessere Systematik und Vereinheitlichung der verwendeten Verfahren zur Beurteilung der Interozeptionsgenauigkeit.

Panikpatienten weisen im Vergleich zu gesunden Kontrollpersonen Besonderheiten in interozeptiven Prozessen auf.

Welche Rolle könnte eine veränderte Interozeption für die Entstehung oder Aufrechterhaltung von somatoformen Störungen spielen?

Wie an vielen Stellen im vorliegenden Band ausgeführt, umfassen somatoforme Störungen verschiedene Problembereiche, die durch vielfältige körperliche Symptome oder Beschwerden gekennzeichnet sind, für die aber keine organische Ursache gefunden werden kann. Ähnlich wie bei der Panikstörung dominieren körperliche Mißempfindungen das Beschwerdebild. Differentialdiagnostisch bedeutsam ist jedoch, daß die Symptome bei einer somatoformen Störung unabhängig von einem Panikanfall vorliegen müssen.

In Anlehnung an psychophysiologische Modelle zur Entstehung von Panikanfällen wird in kognitiv-behavioralen Modellen zur Entstehung und Aufrechterhaltung von somatoformen Störungen davon ausgegangen, daß auch bei dieser Störungsgruppe Besonderheiten in der Wahrnehmung und Interpretation körperlicher Prozesse eine wichtige Rolle spielen könnten (Warwick 1989; Salkovskis 1997). Insbesondere bei der diagnostischen Untergruppe der Hypochondrie/Gesundheitsangst wird vermutet, daß körperliche Symptome verstärkt wahrgenommen und als Zeichen einer bevorstehenden oder existierenden Erkrankung gedeutet werden. Diese Annahme bezieht sich also auf eine *verstärkte Wahrnehmung* körperlicher Symptome und deren *Fehlinterpretation* im Sinne einer gesundheitlichen Katastrophe.

Eine verstärkte Wahrnehmung und Fehlinterpretation körperlicher Prozesse kann dazu führen, daß mit erhöhter Aufmerksamkeit nach weiteren körperlichen Symptomen gesucht wird (*selektive Aufmerksamkeit*), diese verstärkt empfunden und als Bestätigung für die befürchtete Erkrankung interpretiert werden. Unterstützt wird dieser Teufelskreislauf durch eine wahrscheinlich erhöhte vegetative Erregung, die es wiederum wahrscheinlicher macht, daß körperliche Symptome (schneller Atem, Schwitzen, schneller Herzschlag) entdeckt werden. Obwohl dieses Modell hauptsächlich für die Hypochondrie/ Gesundheitsangst formuliert wurde, nehmen viele Autoren an, daß es in gleicher oder ähnlicher Weise auch für die anderen diagnostischen Untergruppen der somatoformen Störungen zutrifft.

Ähnlich wie beim Paniksyndrom wird vermutet, daß bei somatoformen Störungen körperliche Symptome verstärkt wahrgenommen und im Sinne schwerer Erkrankung fehlinterpretiert werden.

Gibt es empirische Belege für diese Annahmen?

In einer Übersichtsarbeit von Barsky und Klerman (1983) stellen die Autoren Ergebnisse zusammen, die dafür sprechen, daß hypochondrische Patienten normale körperliche Prozesse verstärkt wahrnehmen. In einer Untersuchung von Barsky und Wyshak (1990) wurden 177 Patienten mit Fragebögen untersucht. Die Fragen bezogen sich auf die Wahrnehmung von körperlichen Symptomen und andere hypochondrische Symptome. Dabei zeigte sich, daß ein Stil verstärkter Körperwahrnehmung deutlich mit hypochondrischen Symptomen zusammenhing. Dieser Zusammenhang war hoch signifikant und klärte mehr Varianz auf als Variablen wie Alter, Geschlecht und Familienstand.

Diese Ergebnisse liefern wichtige Hinweise für die Bestätigung der Annahme einer verstärkten Körperwahrnehmung bei somatoform gestörten Patienten. Einschränkend muß man zu dieser Studie jedoch bemerken, daß durch die Verwendung von Selbstberichtfragebögen nur Aussagen zum Körperwahrnehmungsstil im Sinne des Berichtverhaltens über körperliche Symptome möglich sind. Ob Patienten mit einer somatoformen Störung Körpersymptome tatsächlich anders wahrnehmen als gesunde Personen, kann nur in experimentellen Versuchsplänen geklärt werden. Solche Studien sind allerdings sehr selten. In der Literatur findet sich nur eine experimentelle Arbeit (Tyrer et al. 1980), in der die Herzschlagwahrnehmung von hypochondrischen Patienten, "Angstneurotikern" und Patienten mit phobischen Störungen untersucht wurde. Vergleiche der subjektiven Einschätzung der Pulsfrequenz mit EKG-Messungen beim Betrachten angstauslösender Filme ergaben bei Hypochondern und angstneurotischen Patienten signifikant höhere Korrelationen zwischen subjektiv empfundener und objektiv gemessener Pulsfrequenz als bei Patienten mit phobischen Störungen.

Dieses seither in der Literatur immer wieder zitierte singuläre Ergebnis wird oft als Beleg für die Hypothese einer verstärkten Wahrnehmung körperlicher Prozesse bei somatoform gestörten Patienten herangezogen. Kritisch ist anzumerken, daß diese Studie nur die Wahrnehmung der Pulsfrequenz untersuchte. Außerdem sind die Ergebnisse nur schwer im Sinne eines für somatoforme Störungen spezifischen Prozesses interpretierbar, da sich Hypochonder und Angstneurotiker nicht in ihrer Wahrnehmungsgenauigkeit unterschieden und kein Vergleich mit einer gesunden Kontrollgruppe stattfand. Schließlich sind seit Veröffentlichung dieser Studie fast zwei Jahrzehnte vergangen, so daß anzunehmen ist, daß zur Auswahl der Patienten die zu diesem Zeitpunkt gültigen diagnostischen Kriterien herangezogen wurden. Diese sind aber nicht ohne weiteres mit den heutigen Richtlinien vergleichbar. Wir können also nicht genau sagen, ob die in der Studie von Tyrer et al. (1980) untersuchten Patienten bei Verwendung der derzeit gültigen Kriterien ebenso die Diagnosen "Hypochondrie" oder "Angststörung" erhalten hätten.

12.3
Die Wahrnehmungsgenauigkeit körperlicher Symptome bei Patienten mit multiplem somatoformem Syndrom: eine experimentelle Untersuchung
(Unter Mitarbeit von A. Nanke und W. Rief)

12.3.1
Einleitung und Hypothesen

Hypothesen zu einer veränderten Wahrnehmung körperlicher Prozesse sind für kognitiv-behaviorale Modelle der somatoformen Störungen von zentraler Bedeutung. Auffälligkeiten in der Interozeption sind bei somatoform gestörten Patienten jedoch empirisch nicht gut belegt. Nur sehr selten wurden bisher die verschiedenen experimentellen Methoden zur Überprüfung der Interozeptionsleistung bei dieser Patientengruppe eingesetzt. In der hier vorgestellten Studie untersuchten wir deshalb die Wahrnehmung körperlicher Symptome bei somatoform gestörten Patienten. Dabei interessierten uns drei voneinander unterscheidbare Aspekte der Interozeption:

- Wahrnehmungsgenauigkeit körperlicher Symptome;
- Psychophysiologische Reaktivität bei psychischer Belastung;
- Generalisierung der Wahrnehmungsgenauigkeit zwischen unterschiedlichen körperlichen Symptomen.

Der erste Punkt betrifft die Frage, ob somatoform gestörte Patienten sich in ihrer Wahrnehmungsgenauigkeit körperlicher Symptome von gesunden Kontrollpersonen unterscheiden. Wenn dies der Fall wäre, könnte man annehmen, daß somatoform gestörte Patienten - ähnlich wie Panikpatienten - aufgrund der vermuteten *verstärkten* Körperwahrnehmung Symptome *genauer* wahrnehmen als Kontrollpersonen. Allerdings ist es auch möglich, daß es wegen der starken Beschäftigung mit körperlichen Symptomen zu einer verzerrten Wahrnehmung kommt, was sich vermutlich eher in einer *ungenaueren* Interozeptionsleistung zeigen sollte.

Wenn somatoform gestörte Personen Körpersymptome genauer wahrnehmen, wäre nicht auszuschließen, daß ein Grund dafür darin liegt, daß diese Patienten stärker auf psychische Belastungen reagieren als Kontrollpersonen.

Wie wir aus eigener Erfahrung wissen, sind körperliche Symptome bei größerer physiologischer Aktivierung der Wahrnehmung besser zugänglich: Ein rasender Herzschlag ist besser zu fühlen als ein ruhiger. Die zweite Frage, die wir in der vorliegenden Untersuchung beantworten wollten, betrifft deswegen die *psychophysiologische Reaktivität*: Reagieren somatoform gestörte Patienten stärker auf psychische Belastung als gesunde Kontrollpersonen?

Ein drittes Ziel dieser Untersuchung beschäftigt sich mit der (bisher wenig untersuchten) Frage, ob die akkurate Wahrnehmung eines körperlichen Symptoms (z. B. Herzschlag) gleichbedeutend ist mit einer genaueren Wahrnehmung auch anderer Symptome, oder ob eine genaue Körperwahrnehmung symptomspezifisch ist. In der Literatur wird diese Frage mit dem Begriff "*Generalisierung der Interozeption*" bezeichnet.

12.3.2
Methodik

Versuchspersonen

Nach DSM-IV besteht das gemeinsame Merkmal der somatoformen Störungen in körperlichen Symptomen, die eine körperliche Störung nahelegen, die jedoch weder durch einen generellen medizinischen Befund, noch durch direkte Substanzeinwirkung oder eine andere psychische Störung vollständig erklärt werden können (APA, 1994). Abgesehen von dieser Gemeinsamkeit, umfaßt die diagnostische Gruppe der "somatoformen Störungen" sehr unterschiedliche Untergruppen. Wir haben uns deshalb für die vorliegende Studie dazu entschlossen, uns auf die Untergruppe der Somatisierungsstörung zu konzentrieren. Zur Auswahl der Teilnehmer an der Untersuchung verwendeten wir dabei das erweiterte Konzept des Somatisierungsindex (Escobar et al., 1989), nach dem Frauen mindestens sechs und Männer mindestens vier somatoforme Symptome angeben müssen, um die Diagnose "multiples somatoformes Syndrom" zu erhalten (Rief, 1995). Im Unterschied zu Escobar et al (1989) wurde bei der Teilnehmerauswahl in der vorliegenden Untersuchung die aktualisierte Symptomliste der Somatisierungsstörung des DSM-IV zugrunde gelegt. Um eventuelle organische Ursachen der genannten Symptome auszuschließen, wurden die Angaben der Patienten mit den Aufzeichnungen der Krankenakte und den Vorbefunden verglichen. Weiterhin durfte keiner der Patienten in der somatoformen Störungsgruppe die Kriterien für eine Panikstörung erfüllen. Zur Vorauswahl wurde der Fragebogen "Screening für somatoforme Störungen" (SOMS 2, Rief et al. 1992) verwendet; Patienten mit einem Symptomscore von mehr als 4 (Männer) bzw. 6 (Frauen) wurden anschließend mit einem standardisierten klinischen Interview (Mini-DIPS, Margraf 1994), das um zwei Skalen zur Somatisierungsstörung und Hypochondrie erweitert wurde, diagnostiziert.

Wenn Besonderheiten in der Interozeption bei somatoform gestörten Patienten im Vergleich zu einer Kontrollstichprobe festzustellen wären, wäre noch nicht auszuschließen, daß diese Ergebnisse lediglich auf das Vorliegen einer psychischen Störung zurückzuführen sind. Um die Frage der Spezifität von eventuellen Interozeptionsauffälligkeiten für somatoforme Störungen untersuchen zu können, nahmen wir in die vorliegende Studie neben der alters- und geschlechtsparallelisierten gesunden Kontrollgruppe eine Gruppe von Patienten mit einer Panikstörung auf. Die Stichprobe umfaßte schließlich 21 Patienten mit multiplem somatoformen Syndrom, 21 Patienten mit einer Panikstörung und 20 Kontrollpersonen ohne klinische Diagnose. Die Gruppen unterschieden sich weder im Alter (mittleres Alter: 42,2 Jahre) noch in der Verteilung der Geschlechter (Somatisierungssyndrom: 10 Frauen, 11 Männer; Panikstörung: 12 Frauen, 9 Männer; Kontrollgruppe: 10 Frauen, 10 Männer).

Versuchsplan und Versuchsdurchführung

Um die Interozeption mehrerer Körpersymptome untersuchen zu können, verwendeten wir in der vorliegenden Studie ein intraindividuelles Korrelationsparadigma. Die Probanden nahmen an einem psychophysiologischen Laborexperiment teil, in dem sie abwechselnd Phasen der Ruhe und Phasen der psychischen Belastung (Kopfrechnen unter Zeitdruck, Stroop-Test) ausgesetzt waren. Während der gesamten Untersuchung wurden kontinuierlich und nicht-invasiv die Herzfrequenz, der systolische und der diastolische Blutdruck, die elektrodermale Aktivität, die Atemfrequenz und das integrierte EMG über dem oberen Anteil des M. trapezius abgeleitet. Um die subjektive Wahrnehmung dieser Parameter zu erfassen, wurden die Probanden gebeten, am Ende jeder experimentellen Phase auf Ratingskalen eine Zahl zwischen 0 und 100 anzugeben, die am besten die augenblickliche Aktivität des entsprechenden Bereiches widerspiegelte. Nach den beiden Belastungsphasen wurden die Versuchsteilnehmer zusätzlich gebeten, die maximale Aktivität während der Durchführung der Aufgabe anzugeben. Im einzelnen wurden die Versuchsteilnehmer gebeten, wiederholt (8mal) die folgenden Körpersymptome einzuschätzen: Schnelligkeit des Atems und des Herzschlags, Feuchtigkeit der Hände, Höhe des Blutdrucks und die Verspannung im Rücken-/Nackenbereich. Außerdem sollten die Probanden ihre subjektiv empfundene Belastung angeben.

Datenreduktion und statistische Analyse

Die Grundlage für die Beurteilung der Interozeptionsgenauigkeit bildeten intraindividuelle Korrelationskoeffizienten zwischen der registrierten Aktivität der physiologischen Parameter und deren jeweiliger subjektiver Einschätzung. Dazu wurden für jeden Probanden für jeden Parameter 8 Wertepaare gebildet und die Produkt-Moment-Korrelationskoeffizienten berechnet. Um diese

Korrelationskoeffizienten weiter statistisch auswerten zu können, wurden diese nach Fishers Z transformiert, und anschließend varianzanalytisch auf Gruppenunterschiede überprüft. Gruppenunterschiede in der psychophysiologischen Reaktivität wurden mit Kovarianzanalysen (Kovariate = Mittelwert der ersten Ruhephase) mit Meßwiederholungsfaktor (experimentelle Phase) überprüft.

12.3.3
Ergebnisse

Wahrnehmungsgenauigkeit körperlicher Symptome

In Tabelle 12.1 sind die mittleren Fishers-Z-transformierten Korrelationskoeffizienten für die drei Probandengruppen für jeden der untersuchten Symptombereiche aufgeführt. Zwischen den Gruppen waren keine statistisch bedeutsamen Unterschiede festzustellen.

Bildet man den Mittelwert über alle Symptombereiche, stellt der auf diese Weise errechnete Wert ein gemitteltes Maß für die globale Wahrnehmungsgenauigkeit dar. Für die Gruppe der somatoform gestörten Patienten ergab sich dabei ein Wert von Z=0.71, für die Gruppe der Panikpatienten ein Wert von Z=0.86 und für die Kontrollgruppe ein Wert von 0.80. Wie bereits bei der nach Symptombereichen getrennten Analyse, ergaben sich auch hier keine statistisch bedeutsamen Unterschiede. Um die Höhe des Zusammenhangs zwischen berichteter und objektiv registrierter physiologischer Aktivität besser interpretieren zu können, wurden die gemittelten Fishers-Z-Werte rücktransformiert. Dabei ergaben sich folgende mittlere Korrelationskoeffizienten: r=.61 für die somatoforme Störungsgruppe, r=.70 für die Panikpatienten und r=.66 für die Kontrollgruppe. Obwohl die beobachteten Unterschiede klein und statistisch nicht abzusichern sind, ist es unseres Erachtens interessant festzustellen, daß die Panikpatienten die höchste Übereinstimmung zwischen subjektiver Körperempfindung und objektiv registrierter, physiologischer Aktivität erzielen, während bei somatoform gestörten Patienten der niedrigste Zusammenhang festzustellen ist.

Tabelle 12.1. Mittlere Fishers-Z-transformierte Korrelationskoeffizienten zwischen subjektiver Einschätzung und tatsächlicher physiologischer Aktivität der Körpersymptome

Gruppe	Herzfrequenz	Blutdruck	Elektrodermale Aktivität	Atemfrequenz	Verspannung im Rücken-/Nackenbereich (EMG)
Somatoforme Patienten	.72	.79	.98	.58	.53
Panikpatienten	.84	.90	.88	.78	.83
Kontrollgruppe	.86	.93	.86	.74	.61

Psychophysiologische Reaktivität

Univariat durchgeführte Varianzanalysen über alle Probanden erbrachten signifikante Ergebnisse für den Meßwiederholungsfaktor "experimentelle Phase" für jeden der physiologischen Parameter. Wir können also davon ausgehen, daß die experimentellen Belastungsaufgaben zu einer mehr als zufällig zu erwartenden Änderung der physiologischen Aktivität in verschiedenen Körperbereichen führten. Allerdings waren keinerlei bedeutsame Gruppenunterschiede in der psychophysiologischen Reaktivität festzustellen, so daß davon auszugehen ist, daß die untersuchten Gruppen in gleicher Weise mit Erregungsanstiegen auf die Belastungsaufgaben reagierten.

Sehr ähnliche Ergebnisse waren in den Varianzanalysen der subjektiven Einschätzungen körperlicher Symptome festzustellen: Auf allen Ratingskalen stiegen die Werte während und unmittelbar nach den Belastungsaufgaben signifikant an, während nach den Ruhephasen die körperlichen Symptome geringer eingeschätzt wurden. Wie bereits bei den physiologischen Meßwerten waren auch hier keine Unterschiede zwischen den Gruppen festzustellen.

Generalisierung der Wahrnehmungsgenauigkeit zwischen unterschiedlichen körperlichen Symptomen

Schließlich interessierte uns die Frage, ob die von uns untersuchten Symptombereiche unterschiedlich gut wahrzunehmen sind. Dazu wurden die Fishers-Z-transformierten Korrelationskoeffizienten für jeden Symptombereich über die Gruppen gemittelt und mit T-Tests für abhängige Gruppen paarweise auf signifikante Unterschiede überprüft. Bis auf zwei Vergleiche (Atemfrequenz/Herzfrequenz und Herzfrequenz/elektrodermale Aktivität) ergaben alle paarweise durchgeführten T-Tests signifikante Unterschiede in der Einschätzungsgenauigkeit der unterschiedlichen Körpersymptome. Nach einer α-Fehler-Korrektur war allerdings nur noch der Paarvergleich elektrodermale Aktivität/EMG signifikant. Zentral ist unseres Erachtens jedoch, daß es bedeutsame Unterschiede in der Einschätzungsgenauigkeit verschiedener körperlicher Symptome gibt. In Tabelle 12.2 sind die rücktransformierten Korrelationskoeffizienten aufgeführt.

Tabelle 12.2. Rücktransformierte Korrelationskoeffizienten getrennt nach Symptombereichen über alle Probanden gemittelt

Gesamt-stichprobe	Herzfrequenz	Blutdruck	Elektrodermale Aktivität	Atemfrequenz	Verspannungen im Rücken/Nackenbereich (EMG)
n=55	.81	.88	.92	.70	.68

12.3.4
Diskussion

Das Hauptziel der hier vorgestellten Studie bestand in der Untersuchung der Wahrnehmungsgenauigkeit körperlicher Symptome bei somatoform gestörten Patienten. Um die Störungsspezifität eventueller Wahrnehmungsbesonderheiten beurteilen zu können, nahmen wir zusätzlich zu einer gesunden Kontrollgruppe eine klinische Kontrollgruppe (Patienten mit einer Panikstörung) in den Versuchsplan auf. Zur Überprüfung der Interozeptionsleistung verwendeten wir ein intraindividuelles Korrelationsparadigma. Dieses Verfahren hat gegenüber anderen Methoden zur Untersuchung interozeptiver Phänomene den Vorteil, daß die Wahrnehmung verschiedener, nichtfrequenzabhängiger Symptombereiche gleichzeitig untersucht werden kann. Im Vergleich mit interindividuellen Korrelationsparadigmen vermeiden intraindividuelle Versuchspläne den möglichen Einfluß interindividueller Unterschiede im Gebrauch von Begrifflichkeiten und Ratingskalen.

Patienten mit einer somatoformen Störung zeichneten sich gegenüber gesunden Kontrollpersonen und Panikpatienten durch eine geringere Wahrnehmungsgenauigkeit körperlicher Symptome aus. Panikpatienten hatten in Übereinstimmung mit einigen Ergebnissen aus der Literatur (Ehlers & Breuer 1992) eine bessere Wahrnehmungsgenauigkeit als Personen in der Kontrollgruppe. Die beobachteten Unterschiede in der Wahrnehmungsgenauigkeit sind jedoch klein und waren – entgegen unseren Erwartungen – statistisch nicht abzusichern.

FRAGE | **Welche Faktoren könnten dazu beigetragen haben, daß die beobachteten Unterschiede in der Wahrnehmungsgenauigkeit nicht signifikant wurden?**

Eine Möglichkeit besteht in der relativ leichten Durchschaubarkeit der verwendeten Belastungsaufgaben. Viele Personen würden vermutlich bei Befragung über die körperlichen Folgen der Durchführung einer Belastungsaufgabe wie Kopfrechnen oder des Stroop-Tests annehmen, daß ein Erregungs*anstieg* passiert. Wir können also nicht ausschließen, daß wir möglicherweise Korrelationen zwischen physiologischer Aktivität und dem was die Probanden *erwarteten*, wie sie körperlich reagieren würden, berechnet haben. Dies würde auch erklären, warum die Korrelationskoeffizienten im Vergleich mit anderen Studien relativ hoch liegen.

In einer Nachfolgestudie sind wir dieser Frage nachgegangen, und haben somatoform gestörte Patienten nach einem ähnlichen Experiment über ihre Erwartungen, wie sie wahrscheinlich körperlich bei der Bewältigung solcher Belastungsaufgaben reagieren, befragt. Dabei zeigte sich, daß zwischen 50 und 80% der somatoform gestörten Patienten angaben, keinerlei körperliche Veränderungen als Reaktion auf die Belastungsaufgaben zu erwarten. Wenn sich dieses Ergebnis in weiteren Stichproben somatoform gestörter Patienten bestätigen lassen sollte, könnte dies darauf hinweisen, daß die leichte Durchschaubarkeit von Belastungsaufgaben in einem solchen Experiment keinen Einfluß auf die Interozeptionsgenauigkeit hat. Zusätzlich zu dieser mehr forschungsorientierten Perspektive ist dieses Ergebnis auch von klinischer Bedeutung: Offensichtlich bringen somatoform gestörte Patienten subjektiv wahrgenommene körperliche Erregungsanstiege nicht mit äußeren Faktoren wie der Bewältigung einer Belastungsaufgabe in Verbindung. Dies könnte ein weiterer Hinweis für die Fehlinterpretation körperlicher Symptome im Sinne einer Erkrankung sein.

Patienten mit einer somatoformen Störung unterschieden sich nicht in ihrer psychophysiologischen Reaktivität von den anderen Gruppen. Eventuelle Unterschiede in der Interozeptionsleistung wären demnach nicht auf Erregungsunterschiede zurückzuführen. Bedeutsame Unterschiede waren in der Wahrnehmung der unterschiedlichen Körpersymptome festzustellen. Am besten war die Einschätzung der Feuchtigkeit der Hände gefolgt von der Wahrnehmung des Blutdrucks, der Herzfrequenz, der Atemfrequenz und schließlich der Muskelverspannung. Daß sich diese Körpersymptome unterschiedlich gut wahrnehmen lassen, ist nicht überraschend, da zur Interozeption verschiedener physiologischer Systeme recht unterschiedliche Rezeptoren, z.B. Mechano-, Chemo-, Thermo- und Volumenrezeptoren, zur Verfügung stehen. Die Feuchtigkeit der Hände ist möglicherweise durch haptische Prozesse besser wahrzunehmen als ein Verspannungszustand der Nackenmuskulatur, der nur indirekt über die Nozizeption erfahrbar ist.

Insgesamt betrachtet liefern die Ergebnisse der hier vorgestellten Studie Hinweise auf veränderte interozeptive Prozesse bei Patienten mit einer somatoformen Störung. Allerdings sollte in zukünftigen Studien zur Interozeptionsleistung die Wahrnehmungsgenauigkeit unter weitgehender Kontrolle situationaler Erwartungsschemata untersucht werden. Darüber hinaus sollten die für bestimmte diagnostische Untergruppen somatoform gestörter Patienten relevanten Symptome identifiziert und überprüft werden, ob sich interozeptive Auffälligkeiten bei diesen klinisch relevanten Symptomen deutlicher abbilden lassen. Schließlich sollte die Wahrnehmungsgenauigkeit auch im natürlichen Umfeld der Patienten untersucht werden. Bei Hypertonikern konnte gezeigt werden, daß ihre Wahrnehmungsleistung unter Laborbedingungen gleich gut wie diejenige von Normotonikern ausfiel, während sie im Feldexperiment deutlich schlechter war als die der Vergleichsgruppe. In Anlehnung an dieses Ergebnis ist denkbar, daß sich die Interozeptionsleistung von somatoform gestörten Patienten vor allem beim Auftreten alltäglicher Belastungen von der Wahrnehmung gesunder Personen unterscheidet.

Literatur

American Psychiatric Association – APA (1994). *Diagnostic and Statistical Manual of Mental Disorders.* (4th ed.), Washington DC: APA.
Barsky A. J. & Klerman G. L. (1983). Overview: hypochondriasis, bodily complaints, and somatic styles. *American Journal of Psychiatry, 140,* 273–283.
Barsky A. J. & Wyshak G. (1990). Hypochondriasis and somatosensory amplification. *British Journal of Psychiatry, 157,* 404–409.
Clark D. M. (1986). A cognitive approach to panic. *Behaviour Research and Therapy, 24,* 461–470.
Ehlers A. & Breuer P. (1992). Increased cardiac awareness in panic disorder. *Journal of Abnormal Psychology, 101,* 371–382.
Ehlers A. & Margraf J. (1989). The psychophysiological model of panic attacks. In: P. M. T. Emmelkamp, W. T. A. M. Everaerd, F. Kraaimaat & M. J. M. Van Son (Eds.), *Fresh Perspectives on Anxiety Disorders.* Amsterdam: Swets & Zeitlinger.
Ehlers A., Breuer P., Dohn D., Fiegenbaum W. (1995). Heartbeat perception and panic disorder: possible explanations for discrepant findings. *Behaviour Research and Therapy, 33,* 69–76.
Escobar J. I., Rubio-Stipec M., Canino G. & Karno M. (1989). Somatic symptom index (SSI): A new abridged somatization construct. Prevalence and epidemiological correlates in two large community samples. *Journal of Nervous and Mental Disease, 177,* 140–146.
Kollenbaum V. (1994). Interozeption und Symptomwahrnehmung. In: W. D. Gerber, H. D. Basler & U. Tewes (Hrsg), *Medizinische Psychologie.* München: Urban & Schwarzenberg.
Margraf J. (1994). *Mini-DIPS: Diagnostisches Kurz-Interview bei psychischen Störungen.* Berlin, Springer.
Margraf J., Ehlers A. (1989). Etiological models of panic – psychophysiological and cognitive aspects. In: R. Baker (Hrsg), *Panic Disorder: Research and Therapy.* London: Wiley.
McNally R. J. (1990). Psychological approaches to panic disorder: A review. *Psychological Bulletin, 108,* 403–419.
Mechanic D. (1979). Development of psychological distress among young adults. *Archives of General Psychiatry, 36,* 1233–1239.
Pennebaker J. W. (1982). *The psychology of physical symptoms.* Springer, New York.
Rapee R. M. (1994). Detection of somatic sensations in panic disorder. *Behaviour Research and Therapy, 32,* 825–831.
Rief W. (1995). *Multiple somatoforme Symptome und Hypochondrie – Empirische Beiträge zur Diagnostik und Behandlung.* Huber, Bern.
Rief W., Schaefer S., Fichter M. M. (1992). SOMS – ein Screening-Verfahren zur Identifizierung von Personen mit somatoformen Störungen. *Diagnostika, 38,* 228–241.
Salkovskis P. M. (1997). Somatoforme Störungen. In K. Hahlweg, & A. Ehlers (Hrsg), *Enzyklopädie der Psychologie* (Bd. 2: Klinische Psychologie, Psychische Störungen und ihre Behandlung). Göttingen: Hogrefe.
Tyrer P., Lee A. & Alexander J. (1980) Awareness of cardiac function in anxious, phobic and hypochondriacal patients. *Psychological Medicine, 10,* 171–174.
Vögele C. (1998) Klinische Psychophysiologie: Psychophysiologische Methoden in der Diagnostik und Therapie psychischer und psychophysiologischer Störungen. In F. Rösler (Hrsg), *Enzyklopädie der Psychologie* (Bd. 5: Ergebnisse und Anwendungen der Psychophysiologie) 5. 573–618. Göttingen, Hogrefe.
Warwick H. M. C. (1989). A cognitive-behavioural approach to hypochondriasis and health anxiety. *Journal of Psychosomatic Research, 33,* 705–710.

13 Somatoforme Störungen und Dissoziation

H. J. Freyberger, C. Spitzer

Inhaltsverzeichnis

13.1 Erhebungsinstrumente 185
13.2 Hysterie, somatoforme Störungen und Dissoziation 186
   Literatur 188

EINLEITUNG

Das Konstrukt der *Dissoziation* beschreibt einen Spaltungsprozeß, der die integrativen Funktionen des Bewußtseins, des Gedächtnisses, der Identität oder Wahrnehmung der Umwelt umfassen kann.
  Im Gegensatz zum DSM-III-R (APA, 1987) und DSM-IV (APA, 1994), die diese Definition zugrunde legen, weitet die ICD-10 (Dilling, Mombour & Schmidt, 1993; Dilling, Mombour, Schmidt & Schulte-Markwort, 1994; WHO, 1991, 1993) das Merkmal des *Integrationsverlustes* auf die Sensorik, Sensibilität und Motorik aus (Freyberger & Stieglitz, 1996). Nach klassischem Verständnis wird ein Integrationsverlust in diesen Bereichen dem Konzept der *Konversion* zugerechnet.
  Die Ursprünge des Dissoziationsbegriffes reichen bis in das vergangene Jahrhundert zurück. So formulierte Janet (1907) im Kontext der Neurologie des 19. Jahrhunderts (Spitzer, Freyberger & Kessler, 1996; Veith, 1965; Wölk, 1992) als erster das Grundkonzept der Dissoziation oder Abspaltung bestimmter Erlebnisanteile aus dem Bewußtsein.
  Die dissoziierten Vorstellungs- und Funktionssysteme entziehen sich danach dem Bewußtsein, bleiben jedoch weiterhin aktiv und sind so für die dissoziativen Phänomene verantwortlich.
  Auch Freud und Breuer (1895) betonten die Wichtigkeit der Dissoziation für die Entstehung hysterischer Phänomene. Das von ihnen formulierte *Konversionsmodell* wurde zwar in der Folgezeit innerhalb der psychodynamischen Theoriebildung verändert (Übersicht bei Hoffmann, 1986; Hoffmann & Hochapfel, 1995; Mentzos, 1986), blieb jedoch für das Verständnis der *Hysterie* lange bestimmend (*Spitzer et al., 1996; Wölk, 1992*). Daher geriet das Dissoziationskonzept nach einer anfänglichen Hochphase zu Beginn des Jahrhunderts in Vergessenheit (*Nemiah, 1988*), um in den letzten 10–15

Jahren dann im Zuge der Einführung operationaler Diagnosensysteme wiederentdeckt zu werden (Freyberger & Spitzer, 1996). Zu dieser Entwicklung haben eine Reihe weiterer Faktoren beigetragen (*Spitzer et al., 1996*):

1. das zunehmende Interesse an den psychischen Auswirkungen körperlicher und vor allem sexueller Realtraumatisierungen (Chu & Dill, 1990; Terr, 1991) und die damit zusammenhängende zunehmende theoretische und empirische Konzeptualisierung der *Posttraumatischen Belastungsstörung* (Übersicht bei *Spiegel & Cardena, 1991*);
2. die wachsende Anzahl von Berichten über die sogenannte *multiple Persönlichkeit* (Erkwoh & Saß, 1993; Loewenstein, 1991; Ross, 1989) sowie
3. die Renaissance der *Hypnose* vor allem in den USA (Frankel, 1990; Frischholz, Lipman, Braun & Sachs, 1992).

Die Konzepte dissoziativer Störungen sind aufgrund unterschiedlicher Entwicklungen im europäischen und nordamerikanischen Raum allerdings uneinheitlich (vgl. dazu auch *Spiegel & Cardena, 1991*; Stieglitz & Freyberger, 1996).

So bleiben die zugehörigen diagnostischen Kategorien im DSM-III-R und DSM-IV lediglich dissoziativen Phänomenen vorbehalten, die sich auf der psychisch-kognitiven Ebene manifestieren. Pseudoneurologische Körpersymptome werden in der davon abgetrennten Kategorie der Konversionsstörungen abgebildet. Die ICD-10 hingegen nähert diese beiden phänomenologisch unterschiedlichen Störungsbilder einander an, indem sie sie unter derselben diagnostischen Gruppe subsumiert. Daher werden in der ICD-10 die Termini der *dissoziativen Störungen* und der *Konversionsstörungen* auch nahezu synonym verwandt. Trotz dieser "nomenklatorischen Verwirrung" (Hoffmann & Hochapfel, 1995) stellt diese Annäherung einen Fortschritt dar, da Dissoziation als "integrierender und basaler Pathomechanismus" bei den dissoziativen und Konversionsstörungen eine wichtige Rolle spielt (Freyberger & Spitzer, 1996; Hoffmann, 1986; Nemiah, 1988).

Im Gegensatz zu der Entwicklung in den USA ist es im europäischen Raum "seltsam still" (Pfeiffer, Brenner & Spengler, 1994) um die dissoziativen Störungen geblieben, vor allem um ihre Extremform, die multiple Persönlichkeit. Dies hängt u.a. mit der beträchtlichen Skepsis gegenüber dieser umstrittenen Diagnose zusammen (Erkwoh & Saß, 1993; Merskey, 1992), aber wahrscheinlich auch mit den oben skizzierten unterschiedlichen Konzeptionen von DSM-III-R, DSM-IV und ICD-10 (*Spitzer et al.; 1996*). Einen weiteren wichtigen Grund für das geringere Interesse stellt möglicherweise auch das Fehlen gut einsetzbarer diagnostischer Instrumente dar. Dabei sind im nordamerikanischen Raum eine Reihe von Selbst- und Fremdbeurteilungsverfahren sowohl zum Screening als auch zur Diagnostik dissoziativer Störungen entwickelt worden (Übersicht bei *Spitzer et al., 1996*), die im folgenden kurz vorgestellt werden sollen.

13.1
Erhebungsinstrumente

Das *Composite International Diagnostic Interview* (CIDI; Wittchen & Semler, 1992; WHO, 1992) und die *Schedules for Assessment in Neuropsychiatry* (SCAN; WHO, 1996) als diagnostische Interviews für den gesamten Bereich psychischer Störungen enthalten Module zu dissoziativen Störungen, mit denen sich kategoriale Diagnosen reliabel stellen lassen.

Speziell für die *Diagnostik* dissoziativer Störungen wurden zudem Instrumente in den USA entwickelt. Die beiden vorliegenden *Fremdbeurteilungsverfahren* (DDIS, SCID-D) orientieren sich an der Klassifikation des DSM-III-R, so daß pseudoneurologische Konversionsstörungen nicht diagnostiziert werden. Deutsche Übersetzungen liegen in veröffentlichter Form bisher nicht vor. Sowohl das *Dissociative Disorder Interview Schedule* (DDIS; *Ross, Heber, Norton, Anderson, Anderson* & Barchet, 1989) als auch das *Structured Clinical Interview for DSM-III-R* (bzw. DSM-IV) *Dissociative Disorders* (SCID-D; Steinberg, Rounsaville & Cicchetti, 1990; Steinberg, 1993; Steinberg, Kluft, Coons, Bowman, Fine, Rounsaville & Cicchetti,, 1989–1993) sind strukturierte Interviews, die bereits in vielen amerikanischen Untersuchungen eingesetzt wurden und befriedigende Reliabilitäts- und Validitätsparameter aufweisen. Beide Verfahren setzen unterschiedliche Schwerpunkte:

SCID-D. Das SCID-D, das von der Amerikanischen Psychiatrischen Vereinigung (APA) herausgegeben und empfohlen wird, exploriert in fünf Abschnitten (Amnesie, Derealisation, Depersonalisation, Identitätskonfusion und Identitätswechsel) sehr detailliert die entsprechenden Symptome. Nach dem Interview beurteilt der Interviewer, ob der Patient während der Befragung eine für dissoziative Störungen typische Verhaltensauffälligkeit geboten hat, z.B. spontane Regression oder tranceähnliche Zustände.

DDIS. Das DDIS hingegen konzentriert sich neben der exakten Erfassung der Dissoziativen Störungen auf ihre *Differentialdiagnosen* wie Schizophrenie, Major Depression, Störungen durch Substanzmißbrauch und Borderline-Persönlichkeitsstörungen. Darüber hinaus wird nach körperlichen Beschwerden, früheren psychischen Störungen, Symptomen 1. Ranges nach Schneider und kindlichem Mißbrauch gefragt, von denen angenommen wird, daß sie in Zusammenhang mit dissoziativen Störungen, v.a. mit multiplen Persönlichkeiten, stehen.

Die beiden bisher entwickelten *Selbstbeurteilungsverfahren* ermöglichen eine Quantifizierung typischer dissoziativer Symptome:

Questionnaire of Experiences of Dissociation. Der QED (Riley, 1988) umfaßt 26 Items, die der Patient/Proband als für ihn zutreffend oder nicht zutreffend einschätzt. An einer Stichprobe von n=561 Teilnehmern wurden Normwerte ermittelt. Normwerte existieren ebenso für verschiedene Gruppen psychiatrischer Patienten. Obwohl der QED als kurzes Instrument sehr leicht einsetzbar erscheint, hat er wenig Aufmerksamkeit und wissenschaftliche Anwendung gefunden.

Dissociative Experience Scale. Im Gegensatz dazu steht die weit verbreitete DES (Carlson & Putnam, 1993), die bereits in vielen Studien eingesetzt und testtheoretisch umfassend überprüft wurde (Bernstein & Putnam, 1986; Carlson & Putnam, 1993). Die Reliabilitätsparameter sind als sehr befriedigend einzuschätzen. Ebenso wurden Untersuchungen zur Validität und Faktoranalysen durchgeführt, die einerseits zeigen konnten, daß die DES hoch signifikant Patienten mit dissoziativen Störungen von anderen Patientengruppen diskriminiert und andererseits belegten, daß das Konstrukt der Dissoziation sich aus drei Dimensionen, nämlich der dissoziativen Amnesie, "absorption and imaginative involvement" und Depersonalisation/Derealisation, zusammensetzt. Zusammenhänge zwischen dissoziativen Symptomen, früheren Mißbrauchserlebnissen, posttraumatischen Belastungsstörungen und der "Hypnotisierbarkeit" konnten im amerikanischen Raum mit der DES empirisch nachgewiesen werden (Chu & Dill, 1990). Für die deutschsprachigen Länder liegt inzwischen eine autorisierte Übersetzung und Bearbeitung vor (Fragebogen zu Dissoziativen Symptomen, FDS; Freyberger, Spitzer & Stieglitz, im Druck; Freyberger, Spitzer, Stieglitz, Kuhn, Magdeburg & Carlson., im Druck; Kuhn, Freyberger, Spitzer & Magdeburg, 1996), die um verschiedene Items ergänzt wurde, um auch pseudoneurologische Konversionssymptome, wie sie in der ICD-10 beschrieben werden, zu erfassen.

13.2
Hysterie, somatoforme Störungen und Dissoziation

Die neue diagnostische Kategorie der dissoziativen Störung (Konversionsstörung) in der ICD-10, dem DSM-III-R und dem DSM-IV läßt sich nur vor dem Hintergrund der Veränderungen im Hysterieverständnis erklären. Dabei ist die "klassische Hysterie" wahrscheinlich diejenige psychische Störung, die den fundamentalsten Konzeptwandel in den vergangenen 10–15 Jahren erfahren hat (*Hoffmann* & Hochapfel, 1995). Aufgrund psychodynamischer Beobachtungen als auch empirischer Untersuchungen mußte die anfängliche Überzeugung eines einheitlichen Störungskonzepts aufgegeben werden. Eine phänomenologische Orientierung am Symptom bzw. Syndrom führte zu einer neuen Unterteilung in verschiedene Störungsgruppen (vgl. Tabelle 13.1).

Selbst wenn ein rein beschreibender Gebrauch von Dissoziation und dissoziativen Störungen erreichbar wäre, so ist doch eine fundamentale Schwierigkeit nicht zu übersehen: Hinter der gleichen Terminologie verbergen sich zum Teil unterschiedliche Störungen in der ICD-10 und dem DSM-III-R bzw. DSM-IV. (vgl. Tabelle 13.1). Dieses erhebliche Problem hat weitreichende Konsequenzen, denn die Vergleichbarkeit von verschiedenen Studien, die sich

Somatoforme Störungen und Dissoziation

Tabelle 13.1. "Hysterie" in der ICD-10, dem DSM-III-R und dem DSM-IV

ICD-10-Klassifizierung	Bezeichnung	DSM-III-R- und DSM-IV-Klassifizierung	Bezeichnung
F44 *Dissoziative Störungen*		*Dissoziative Störungen*	
F44.0	Dissoziative Amnesie	300.12	Psychogene Amnesie
F44.1	Dissoziative Fugue	300.13	Psychogene Fugue
F44.2	Dissoziativer Stupor		
F44.3	Dissoziative Trance- und Besessenheitszustände		
F44.4	Dissoziative Bewegungsstörungen	300.11	Konversionsstörung (gehört zu den somatoformen Störungen)
F44.5	Dissoziative Krampfanfälle		
F44.6	Dissoziative Sensibilitäts- und Empfindungsstörungen		
F44.7	Dissoziative Störungen, gemischt		
F44.8	Andere		
F44.80	Ganser-Syndrom		
F44.81	Multiple Persönlichkeit	300.14	Multiple Persönlichkeitsstörung
F44.88	Andere näher Bezeichnete		
F44.9	Nicht näher Bezeichnete	300.15	Nicht näher Bezeichnete
F45 *Somatoforme Störungen*		*Somatoforme Störungen*	
F45.0	Somatisierungsstörung	300.81	Somatisierungsstörung
F45.1	Undifferenzierte Somatisierungsstörung	300.70	Undifferenzierte somatoforme Störung

einerseits an der ICD-10, andererseits an dem DSM-III-R orientieren, ist damit keinesfalls gewährleistet.

Dieser Mangel an Vergleichbarkeit macht sich besonders bei epidemiologischen Untersuchungen, Komorbiditätsstudien, aber auch bei Verlaufsuntersuchungen sowie Therapiestudien bemerkbar. Diese unterschiedliche Konzeptionalisierung ist wahrscheinlich ein Grund, warum im deutschsprachigen Raum insgesamt wenig Daten zu dissoziativen Störungen publiziert worden sind (Freyberger, Drescher, Dierse & Spitzer, 1996; Spitzer, Haug & Freyberger, 1997). Eine weitere Ursache für das vergleichsweise geringe Interesse an dieser Störungsgruppe liegt möglicherweise auch an den fehlenden Screeningmethoden und gut einsetzbaren diagnostischen Instrumenten. Dabei ist jedoch ebenfalls kritisch zu beachten, daß die bisher entwickelten Verfahren von den unterschiedlichen Diagnosensystemen bestimmt werden.

Wie in verschiedenen Studien gezeigt werden konnte, kommt den dissoziativen Symptomen und Störungen eine viel größere epidemiologische Bedeutung zu als bisher angenommen (*Saxe, van der Kolk, Berkowitz, Chinman, Hall, Lieberg* & Schwartz, 1993) Dabei bleibt festzuhalten, daß eine relevante dissoziative Symptomatik nicht ausschließlich bei dissoziativen Störungen, sondern ebenfalls in anderen diagnostischen Gruppen zu finden ist (Chu & Dill, 1990; Terr, 1991). Daher sollte dem Zusammenhang dissoziativer Symptome mit anderen psychopathologischen Merkmalen mehr Aufmerksamkeit gewidmet werden, wobei hierzu für den Bereich somatoformer Störungen bislang keine ausreichenden empirischen Befunde vorliegen und damit die Zusammenhänge zu diesem polysymptomatischen Typ der Hysterie nicht geklärt sind. Auch in Komorbiditätsstudien, die die Zusammenhänge zu somatoformen Störungen auf kategorialer Ebene zu klären haben, sollten dissoziative Störungen als potentielle komorbide Störungen nicht vernachlässigt werden.

Literatur

American Psychiatric Association – APA (1987). *Diagnostic and Statistical Manual of Mental Disorders* (3rd rev. ed.) (DSM-III-R). Washington DC: APA.
American Psychiatric Association – APA (1994). *Diagnostic and Statistical Manual of Mental Disorders* (4th ed.) (DSM-IV). Washington DC: APA.
Bernstein, E. M. & Putnam, F. W. (1986). Development, reliability and validity of a dissociation scale. *Journal of Nervous and Mental Disease, 174,* 727-735.
Carlson, E. B. & Putnam, F. W. (1993). An update on the Dissociative Experience Scale. *Dissociation, 6,* 16-27.
Chu, J. A. & Dill, D. L. (1990). Dissociative symptoms in relation to childhood physical and sexual abuse. *American Journal of Psychiatry, 147,* 887-892.
Dilling, H., Mombour, W. & Schmidt, M. H. (Hrsg.) (1993). *Internationale Klassifikation psychischer Störungen: ICD-10 Kap. V (F), Klinisch-diagnostische Leitlinien* (2.Aufl.). Bern: Huber.
Dilling, H., Mombour, W., Schmidt, M.H. & Schulte-Markwort, E. (Hrsg.) (1994). *Internationale Klassifikation psychischer Störungen: ICD-10 Kap. V (F), Forschungskriterien*. Bern: Huber.
Erkwoh, R., & Saß, H. (1993). Störung mit multipler Persönlichkeit: Alte Konzepte in neuem Gewande. *Nervenarzt, 64,* 169-174.
Frankel, F. H. (1990). Hypnotizability and dissociation. *American Journal of Psychiatry, 147,* 823-829.
Freyberger, H. J., & Stieglitz, R. D. (1996). Neurotische, Belastungs- und somatoforme Störungen. In H. J. Freyberger & R. D. Stieglitz (Hrsg.), *Kompendium der Psychiatrie und Psychotherapie* (S. 169-184). Basel: Karger.
Freyberger, H. J., Drescher, S., Dierse, B. & Spitzer, C. (1996). Psychotherapeutic outcome of inpatients with neurotic and personality disorders with and without a benzodiazepine dependence syndrome. *European Addiction Research, 2,* 53-61.
Freyberger, H. J. & Spitzer, C. (1996). Psychoanalytische Therapie dissoziativer Störungen. In W. Senf & M. Broda (Hrsg.), *Praxis der Psychotherapie*. Stuttgart: Thieme.
Freyberger, H. J., Spitzer, C. & Stieglitz, R. D. (1998). *Fragebogen zu dissoziativen Symptomen (FDS). Deutsche Adaptation der Dissociative Experience Scale* (DES). Bern: Huber.
Freyberger, H. J., Spitzer, C., Stieglitz, R. D., Kuhn, G., Magdeburg, N. & Bernstein-Carlson, C. (im Druck). Der Fragebogen zu Dissoziativen Symptomen (FDS): Deutsche Adaptation, Reliabilität und Validität der amerikanischen Dissociative Experience Scale (DES). *Psychosomatik, Psychotherapie und Medizinische Psychologie.*
Freud, S. & Breuer, J. (1895). Studien über Hysterie. *Gesammelte Werke, 1,* 75-312.
Frischholz, E. J., Lipman, L. S., Braun, B. G. & Sachs, R. G. (1992). Psychopathology, hypnotizability, and dissociation. *American Journal of Psychiatry, 149,* 1521-1525.

Hoffmann, S. O. (1986). Psychoneurosen und Charakterneurosen. In K. P. Kisker, H. Lauter, J. E. Meyer, C. Müller & E. Strömgren (Hrsg.), *Psychiatrie der Gegenwart* (Bd. 1: Neurosen, Psychosomatische Erkrankungen, Psychotherapie). Berlin: Springer.
Hoffmann, S. O. & Hochapfel, G. (1995). *Einführung in die Neurosenlehre und Psychotherapeutische Medizin* (4.°Aufl.). Stuttgart: Schattauer.
Janet, P. (1907). *The major symptoms of hysteria*. New York: Macmillan.
Kuhn, G., Freyberger, H. J., Spitzer, C. & Magdeburg, N. *Test-Retest-Reliabilität des Fragebogens zu Dissoziativen Symptomen* (FDS). Klinik für Psychiatrie und Psychotherapie der Medizinischen Universität Lübeck: Unveröffentlichtes Manuskript.
Loewenstein, R. J. (Hrsg.) (1991). Multiple personality disorder. *Psychiatric Clinics of North America, 14*.
Mentzos, S. (1986). *Hysterie*. Frankfurt: Fischer.
Merskey, H. (1992). The manufacture of personalities. The production of multiple personality disorder. *British Journal of Psychiatry, 160*, 327–340.
Nemiah, J. C. (1988). Dissoziative Störungen. In A. M. Freedman, H. I. Kaplan, B. J. Sadock & U. H. Peters (Hrsg.), *Psychiatrie in Praxis und Klinik* (Bd.°4. Psychosomatische Störungen). Stuttgart: Thieme.
Pfeifer, S., Brenner, L. & Spengler, W. (1994). Störung mit multipler Persönlichkeit. *Nervenarzt, 65*, 623–627.
Riley, K.C. (1988). Measurement of dissociation. *Journal of Nervous and Mental Disease, 176*, 449–450.
Ross, C. A. (1989). *Multiple personality disorder. Diagnosis, clinical features, and treatment*. New York: Wiley.
Ross, C. A., Heber, S., Norton, G.R., Anderson, D., Anderson, G. & Barchet, P. (1989). *The dissociative disorder interview schedule: A structured interview*. New York: Wiley.
Saxe, G. N., van der Kolk, B. A., Berkowitz, R., Chinman, G., Hall, K., Lieberg, G. & Schwartz, J. (1993). Dissociative disorders in psychiatric inpatients. *American Journal of Psychiatry, 150*, 1037–1042.
Spiegel, D. & Cardena, E. (1991). Disintegrated experience: The dissociative disorders revisited. *Journal of Abnormal Psychology, 100*, 366–378.
Spitzer, C., Freyberger, H. J. & Kessler, C. (1994). Der "Fragebogen zu Dissoziativen Symptomen (FDS)" – ein Screeninginstrument für dissoziative Störungen in der Neurologie und Psychiatrie. *Aktuelle Neurologie, 21* (Suppl.°1), 21–22.
Spitzer, C., Freyberger, H. J. & Kessler, C. (1996). Hysterie, Dissoziation und Konversion. Eine Übersicht zu Konzepten, Klassifikation und diagnostischen Erhebungsinstrumenten. *Psychiatrische Praxis, 23*, 63–68.
Spitzer, C., Haug, H. J. & Freyberger, H. J. (1997). Dissociative symptoms in schizophrenic patients with positive and negative symptoms. *Psychopathology*.
Steinberg, M., Rounsaville, B. & Cicchetti, D. V. (1990). The structured clinical interview for DSM-III-R dissociative disorders: Preliminary report on a new diagnostic instrument. *American Journal of Psychiatry, 147*, 76–82.
Steinberg, M. (1993). *The structured clinical interview for DSM-IV dissociative disorders* (SCID-D). Washington, DC: APA.
Steinberg, M., Kluft, R. P., Coons, P. M., Bowman, E. S., Fine, C. G., Fink, D. L., Hall, P. E., Rounsaville, B. J. & Cicchetti, D. V. (1989–1993). *Multicenter field trials of the structured clinical interview for DSM-IV dissociative disorders* (SCID-D). New Haven, CT: Yale University School of Medicine.
Stieglitz, R. D. & Freyberger, H. J. (1996). Klassifikation und diagnostischer Prozeß. In H. J. Freyberger & R. D. Stieglitz (Hrsg.), Kompendium der Psychiatrie und Psychotherapie (S.°24–45). Basel: Karger.
Terr, L. C. (1991). Childhood traumas: An outline and overview. *American Journal of Psychiatry, 148*, 10–20.
Veith, I. (1965). *Hysteria. The history of a disease*. Chicago: University of Chicago Press.
Wittchen, H. U. & Semler, G. (1992). *Composite international diagnostic interview* (CIDI). Weinheim: Beltz.
Wölk, W. (1992). Vergangenheit und Zukunft des Hysteriekonzepts. *Nervenarzt, 63*, 149–156.
World Health Organisation (1991). *Tenth Revision of the International Classification of Diseases, Chapter V (F): Mental and Behavioural Disorders, Clinical Descriptions and Diagnostic Guidelines*. Geneva: WHO.
World Health Organization (1992). *Composite international diagnostic interview* (CIDI). Geneva: WHO.

World Health Organization (1993). *Tenth Revision of the International Classification of Diseases, Chapter V (F): Mental and Behavioural Disorders, Diagnostic Criteria for Research* (DCR). Geneva. WHO.

World Health Organization *(1996)*. *Schedules* for clinical assessment in neuropsychiatry (SCAN). Geneva: WHO. (Deutsche Übersetzung: Gülick-Bailer, M. & Maurer K. (Unveröffentliches Manuskript). Mannheim: Zentralinstitut für seelische Gesundheit.

14 Somatoforme Störungen: Konzeptuelle und methodologische Kritik und ein Plädoyer für die funktionale Analyse des Krankheitsverhaltens

M. Myrtek, J. Fahrenberg

Inhaltsverzeichnis

14.1	Konzeptuelle Kritik 192	
14.1.1	Innere Medizin, Psychosomatische Medizin 193	
14.1.2	Differentielle Psychologie 193	
14.1.3	Psychophysiologische Grundlagenforschung 194	
14.1.4	Psychologie der Selbstauskünfte über körperliche Beschwerden 195	
14.2	Methodologische Kritik 196	
14.2.1	Unzureichende Operationalisierung 196	
14.2.2	Fehlen einer rationalen Assessmentstrategie 197	
14.3	Krankheitsverhalten 199	
14.3.1	Definition von Krankheitsverhalten 199	
14.3.2	Bedingungen des Krankheitsverhaltens 200	
14.3.3	Persönlichkeitsdimensionen 201	
14.3.4	Psychosozialer Streß 201	
14.3.5	Kausale Attributionen 201	
14.3.6	Soziales Lernen und Krankheitsgewinn 202	
14.3.7	Chronizität 202	
14.3.8	Sozioökonomische Faktoren 203	
14.3.9	Gesundheitssystem 204	
14.3.10	Zur Diskrepanz zwischen Befund und Befinden 204	
14.4	Schlußfolgerungen – auch im Hinblick auf die Modifikation des Krankheitsverhaltens 205	
	Literatur 207	

EINLEITUNG

Körperliche Beschwerden ohne ausreichende körperliche Erklärungsmöglichkeiten bilden ein überdauerndes Thema der Fachliteratur, und die weitgehende Rat- und Hilflosigkeit der Fachwelt sind offenkundig. Dieser Sachverhalt ist an der breiten Auswahl unspezifischer und polypragmatischer Behandlungsangebote und an den terminologischen Moden zu erkennen. So ist auch der neuen Nomenklatur "somatoforme Störung" und "Somatisierungsstörung" mit großer Skepsis zu begegnen. Es sind kritische Prüfungen angezeigt, ob hier tatsächliche, empirisch begründete

Fortschritte aufweisbar sind. Haben die an der Revision der Manuale DSM und ICD beteiligten Arbeitsgruppen vielleicht nur alte Konzepte wie *Neurasthenie* oder *vegetative Dystonie* unter anderem Namen wiederentdeckt? Ein aktuelles Beispiel solcher Redundanzen ist das chronische Erschöpfungssyndrom (CES). Welchen Anforderungen hinsichtlich Forschungslogik und repräsentativer empirischer Basis sollten die propagierten Vorschläge genügen? Ist neben psychiatrischen Vorstellungen der Stand der anderen, hier relevanten Forschungsrichtungen angemessen berücksichtigt?

In diesem Grenzgebiet verschiedener Fächer ist es besonders wichtig, sich an die lange Begriffsgeschichte zu erinnern. Körperliche Beschwerden, die nach Häufigkeit, Intensität und Dauer in einem auffälligen Mißverhältnis zu den objektivierbaren Befunden stehen, bilden natürlich ein lange bekanntes Phänomen, das vielfältige Namensgebungen und Erklärungsversuche angeregt hat. Hypochondrie, Hysterie, Nervosität und Neurasthenie, Organneurose, psychosomatische Störung, vegetative Dystonie, vegetative Depression, psychovegetative Syndrome, funktionelle Störungen – dies sind einige der zeitweilig favorisierten, dann in den Hintergrund getretenen und gelegentlich wieder aktualisierten Bezeichnungen (zur Begriffsgeschichte s. u.a. Schultz, 1928; Delius & Fahrenberg, 1966; Fahrenberg, 1966; Kellner, 1986; Lupke, 1994).

14.1
Konzeptuelle Kritik

Hinsichtlich der Beschwerdenkataloge, also nach der Symptomatologie, überlappen sich die aufgezählten Begriffe zwar weitgehend, doch enthalten die älteren und neueren Bezeichnungen – ohne sehr prägnant zu sein – besondere Konnotationen, ätiologische Vermutungen und – bei genauerer Betrachtung – auch grundlegende Annahmen über psychophysische Korrelationen oder Wechselwirkungen. Auffällig gehäufte Beschwerden ohne organische Befunde sind demnach:

- Zeichen einer einheitlichen Regulationsstörung mit erhöhter Sensibilität und Reaktivität psychischer und physischer Systeme oder
- Folgen einer ungewöhnlichen Bewertung und Fehlinterpretation allgemein vorkommender körperlicher Funktionsunregelmäßigkeiten und Mißempfindungen oder
- Folgen einer neurotisch-konflikthaften Lebenssituation, die "psychogenetisch" zu funktionellen körperlichen Störungen führten.

In diesen monistischen, dualistischen und interaktionistischen Sichtweisen scheinen jene älteren Ideen von Nervosität, Hypochondrie und Hysterie (bzw. Organneurose und psychosomatischer Störung) fortzuleben (zur weiteren Diskussion s. Rief, 1995; Rief & Hiller, 1992).

Neuerdings von "somatoformen" Störungen zu sprechen, ist eine sehr unglückliche Wortwahl, wenn mit dem Hinweis auf das Briquet-Syndrom für diesen gesamten Störungsbereich eine Beziehung zur Hysterielehre der französischen Psychiatrie hergestellt wird. Selbst wenn dies nur oberflächlich geschieht, wird hier ein von vornherein belasteter Begriff eingeführt. Seit Whytt (1766) gehört es zu den Einsichten, daß die körperlichen Beschwerden sehr oft mit ebenso vieldeutigen und veränderlichen psychischen Befindlichkeitsstörungen assoziiert sind. Dies ist eine wesentliche definitorische Aussage, die in den Bezeichnungen wie "Psychovegetative Syndrome", "Psychosomatische Störung", "Funktionelles Syndrom" mehr oder minder explizit enthalten ist. Der wesentliche Anteil psychischer Auffälligkeiten und (Bewertungs-) Prozesse ist *sprachlich* in den Begriffen "somatoform" und "Somatisierung" nicht mehr enthalten, statt dessen wird der Eindruck erweckt, daß hier der somatische Aspekt wesentlich ist und – implizit – auch die Konversion ins Körperliche (im Sinne der alten Vorstellungen über Hysterie und Konversionshysterie).

! Die hier eingeführten Begriffe enthalten damit eine einseitige Akzentuierung, welche offensichtlich durch den Stand der Forschung nicht gerechtfertigt ist. Für auffällige körperliche Beschwerden ohne ausreichenden Befund den Begriff "Somatisierungsverhalten" einzuführen, ist sachlich unnötig und wegen der vage enthaltenen Konversionsidee mißverständlich.

14.1.1
Innere Medizin, Psychosomatische Medizin

! Der Begriff *"funktionell"* wird in der internationalen Medizinsprache für an sich reversible Funktionsstörungen ohne einen anatomisch erkennbaren Befund verwendet.

! Der Begriff ist jedoch mehrdeutig: es bleibt offen, ob er auf objektiv registrierbare Regulationsstöungen begrenzt ist oder ebenso auch nachhaltige körperliche Beschwerden einschließen kann. Außerdem gibt es Nebenbedeutungen, die von "psychisch verursacht" bzw. "psychisch unterhalten" bis zu "unecht" reichen. Bestimmte Syndrome sind unter verschiedenen Bezeichnungen immer wieder beschrieben worden, u.a. auf gastroenterologischem und kardiovaskulärem Gebiet sowie allgemein als "vegetative Dystonie" (Wichmann, 1934). Es existiert zumindest in der deutschen Literatur eine differenzierte Darstellung und Systematik dieser psychovegetativen Syndrome (siehe Thiele, 1958; Delius & Fahrenberg, 1966) bzw. funktionellen Syndrome (v. Uexküll, 1960; v. Uexküll & Köhle, 1990).

14.1.2
Differentielle Psychologie

Umfangreiche Erhebungen über körperliche Beschwerden haben gezeigt, daß die Anzahl und Häufigkeit der Beschwerden in der Durchschnittsbevölkerung ein relativ konsistentes und relativ stabiles Persönlichkeitsmerkmal bilden.

Solche Fragebogenstudien haben außerdem ergeben, daß die Summe körperlicher Beschwerden eine bemerkenswert hohe Korrelation in der Größenordnung von .50 mit Fragebogenwerten der Dimension *Emotionalität* (Emotionale Labilität, Neurotizismus sensu Eysenck) aufweist. Whytts (1766) Beobachtung enger Zusammenhänge zwischen der Klagsamkeit körperlicher Beschwerden und psychischen Auffälligkeiten, Stimmungsschwankungen usw. ist auf diese Weise gut bestätigt worden. Beispiele neuerer Untersuchungen über die Assoziation von Beschwerdenhäufigkeit und Persönlichkeitsmerkmalen bzw. Persönlichkeitsstörungen geben u.a. Bass und Murphy (1995), Costa und McCrae (1987), Tyrer (1995) sowie Wicki und Angst (1992).

14.1.3
Psychophysiologische Grundlagenforschung

Während auf der Ebene von Fragebogen, d.h. in den Selbstbeurteilungen, ein substantieller Zusammenhang zwischen Beschwerdenhäufigkeit und Emotionalität gesichert ist, muß Eysencks weitergehende Hypothese beim gegenwärtigen Forschungsstand zurückgewiesen werden. Eysenck (1967) hatte als biologische Basis der emotionalen Labilität eine Disposition zu *vegetativer Labilität*, d.h. zu schnellen, intensiven und anhaltenden Reaktionen des vegetativen Systems behauptet. Die ausgedehnte psychophysiologische Persönlichkeitsforschung konnte Eysencks Annahme *nicht* bestätigen (siehe Fahrenberg, 1992; Myrtek, 1980).

Eine Metaanalyse von Untersuchungen zur psychophysiologischen Persönlichkeitsforschung (Myrtek, 1998 b) hat außerdem gezeigt, daß auch hinsichtlich anderer psychophysiologischer Eigenschaftsbegriffe eine kritische Bilanz gezogen werden kann. Konsistente, deutlich reproduzierbare Korrelationen zwischen Testwerten aus Persönlichkeitsfragebogen und Meßwerten vegetativer und endokriner Funktionen sind beim gegenwärtigen Forschungsstand nicht oder höchstens in geringfügiger, inkonsistenter Weise vorzuweisen.

Psychophysiologische Aktivierungsforschung hat erkennen lassen, daß auch aktuell, d.h. während bestimmter belastender Aufgaben unter Laborbedingungen in der Regel kein verläßlicher Zusammenhang zwischen Selbsteinstufungen von Befindlichkeit, Beanspruchung, Körperwahrnehmungen und den vegetativen, endokrinen und neuromuskulären Aktivierungsparametern besteht (z.B. Fahrenberg, Walschburger, Foerster, Myrtek & Müller, 1983). Diese Schlußfolgerung wird durch die Ergebnisse psychophysiologischer Monitoringstudien unter Alltagsbedingungen gestützt. Ein erheblicher Anteil von Herzpatienten kann das Auftreten von Arrhythmien oder von ischämischen Episoden nicht wahrnehmen oder behauptet umgekehrt deren Auftreten, ohne daß dies tatsächlich der Fall ist (z.B. Burckhardt & Hoffmann, 1989; Kinne, 1997; zusammenfassend: Myrtek, 1998 a).

Experimentelle Untersuchungen über die Interozeption von körperlichen Funktionen, z.B. kardiovaskulären Reaktionen, sprechen trotz einiger interessanter Beobachtungen (siehe Pennebaker, 1982) dafür, daß nur relativ wenige

Personen einigermaßen zutreffende "Körperwahrnehmungen" haben (siehe Vaitl, 1996; Vaitl & Schandry, 1995). Statt um Interozeption wird es sich bei vielen Körperwahrnehmungen eher um situationsabhängige, kontextuelle Inferenzen und Attributionen handeln (s. Abschn. 14.3). Nach dem gegenwärtigen Stand der Forschung ist es sehr unwahrscheinlich, daß für die Patienten mit somatoformen Störungen ätiologisch relevante psychophysiologische Merkmale existieren. Gelegentlich berichtete Befunde sind eher als Zufallsbefunde anzusehen.

14.1.4
Psychologie der Selbstauskünfte über körperliche Beschwerden

Geäußerte körperliche Beschwerden sind als *multireferentielle Konstruktionen* aufzufassen, welche auf eine Vielfalt von möglichen physiologischen und psychologischen Bedingungen verweisen. Die Informationsverarbeitung wird in ihren Schritten kaum genau analysiert, sondern nur in ihren wichtigsten Prozeßkomponenten beschrieben werden können (siehe auch Pennebaker, 1982). Hierzu gehören u.a.:

- Afferenzen der viszerozeptiven, propriozeptiven, nociceptiven Systeme;
- zentralnervöse Aktivierungssysteme und inhibitorische Prozesse;
- Interozeption, Selbstbeobachtung und pathisches Erleben von Körperfunktionen;
- assoziative und evaluative Prozesse mit Kategorisierungen, Vergleichsurteilen, Bewertungen, Kausaldeutungen und Schlußfolgerungen;
- Verbalisierungen mit semantischen Entscheidungen u.a. hinsichtlich Formulierung der Beschwerden, Terminologie und Quantoren von Häufigkeit, Intensität und Dauer sowie Modi der Lokalisation und der speziellen Qualität, Verlaufsgestalt, Verkettung usw.

Der Prozeß der Urteilsbildung ist hier von herausragendem psychologischen Interesse. Für die Kategorisierung interozeptiver Afferenzen werden auch individuelle Vorerfahrungen und Dispositionen eine Rolle spielen, sicher auch Schemata bzw. implizite Konzepte, die aus erworbenem medizinischen Wissen oder vermeintlichem Wissen und Annahmen über körperliche Funktionen stammen. Schemata über körperliche Funktionen, über die Lokalisation, Ursache und Bedeutung, insbesondere die mögliche Relevanz als Krankheitszeichen, werden eine große interindividuelle Varianz zeigen. Eine genauere Analyse müßte hier innerhalb solcher impliziten Konzepte zwischen individuellen, d.h. stärker von körperlicher Individualität und von eigenen Erfahrungen und eigenen Schlußfolgerungen abhängigen Komponenten, und den mehr konventionellen und stereotypen Komponenten, wie etwa dem allgemeinen Streßkonzept als ätiologischem Schema (Angermeyer, 1991; Weber, 1987) und verschiedenen "Patiententheorien" (Zenz, Bischof & Hrabal, 1996) zu differenzieren versuchen.

Maßgeblich für die Äußerung von Beschwerden werden außerdem Urteilsprozesse sein, welche einen Vergleich zu früheren Funktionsstörungen oder zu einem als "normal" angesehenen Zustand vornehmen. Außer individuellen Unterschieden dieses Bezugssystems wird der aktuelle Kontext der Beschwerdenäußerung einen u.U. entscheidenden Einfluß auf die Formulierung von Inhalt und Modus der Verbalisierung haben. Diese Urteilsprozesse haben vor allem im Zusammenhang mit der *hypochondrischen Neurose* klinisches Interesse gefunden, weil hier selektive Körperwahrnehmungen, Unterschiede der Selbstbeobachtung (high vs. low monitors) und Fehlinterpretation von Körperfunktionen auffällig sind (Barsky & Klerman, 1983; Lloyd, 1986; Miller, Summerton & Brody, 1988; Rief & Hiller, 1992). Zur Semantik und Skalierung von Beschwerdenäußerungen gibt es methodisch interessante Untersuchungen und Überlegungen, welche für die Konstruktion von Beschwerdenitems und Beschwerdenlisten wichtig sind (siehe Fahrenberg, 1994).

Die neuere, sehr umfangreiche Forschungsliteratur über kognitive und motivationale Prozesse bei der Äußerung körperlicher Beschwerden betrifft die Validität der Anamneseerhebung und der differentialdiagnostischen Urteilsbildung. Diese Forschung über die Vieldeutigkeit von körperlichen Beschwerden und die damit verbundenen Zweifel an der psychologischen Gültigkeit einfacher psychosomatischer Deutungen sind auch in den Lehrbüchern der Psychosomatik noch kaum rezipiert. Im Zusammenhang mit den somatoformen Störungen im DSM und in der ICD scheint die *differentielle Psychologie der körperlichen Beschwerden* im Bezugsrahmen des *Krankheitsverhaltens* sogar weitgehend ignoriert worden zu sein.

14.2
Methodologische Kritik

14.2.1
Unzureichende Operationalisierung

Im DSM und der ICD werden Symptomlisten mitgeteilt und eine Mindestzahl von Symptomen (DSM-III-R: 13 von 35; ICD-10: 6 von 14) für eine positive Diagnose verlangt. Diese Listen scheinen nach einem Konsens-Verfahren festgelegt worden zu sein, jedenfalls nicht als Ergebnis bestimmter empirischer Untersuchungen.

Aus den USA, England u.a. Ländern sind einige große epidemiologische Studien bekannt, in denen kurze oder relativ kurze Symptomlisten verwendet wurden. Bevölkerungsrepräsentative Erhebungen mit mehr als 50 Items umfassenden Listen gibt es in der deutschen Literatur (Gießener Beschwerdenbogen GBB, Brähler & Scheer, 1983; Freiburger Beschwerdenliste FBL-R, Fahrenberg, 1994). Einige der gegenwärtig verwendeten Beschwerdenfragebogen (u.a. B-L, SCL-90-R, SOMS) haben einen zu kleinen oder einseitig ausgewählten Itempool. Außer den – ebenfalls nur kurzen – angloamerikanischen Hypochondriefragebogen (z.B. Whiteley-Index) gibt es inzwischen ein psychometrisch überlegenes, mehrdimensionales, deutsches Inventar zur Hypochondrie und Hysterie (Süllwold, 1995).

Die Symptomlisten nach DSM-III-R und ICD-10 überlappen sich nur in neun Items, wobei noch deutliche Unterschiede in der Formulierung bestehen. In der Liste des DSM-III-R stehen, wenn die bevölkerungsrepräsentative Erhebung mittels FBL-R als Vergleich gewählt wird, ungewichtet nebeneinander: sehr häufige Symptome (z.b. Kreuzschmerzen) und zweifellos sehr seltene Symptome (z.b. Amnesie, Taubheit, Blindheit, die deswegen in der FBL-R fehlen; siehe auch Rief, 1995). Die größte Kategorie mit 12 Items bilden die sog. *konversions-* oder *pseudoneurologischen* Symptome, von denen 9 Items als typische Vertreter des alten Konzepts der *Konversionshysterie* gelten können. Dieser Bias fehlt in der Liste des ICD-10, jedoch gibt es auch hier Ungereimtheiten, u.a. im Mißverhältnis von sechs *gastrointestinalen* zu zwei *kardiovaskulären* Symptomen.

In beiden Symptomlisten fehlen bestimmte Items, die z.T. schon seit Whytt als typisch für funktionelle Störungen gelten und in bevölkerungsrepräsentativen Studien häufig genannt wurden, u.a.:

- chronische Schlafstörungen,
- Mattigkeit und reduzierte Leistungsfähigkeit,
- körperliche Anspannung und Reizbarkeit,
- Kopfschmerzen,
- Hautempfindlichkeit,
- Kälteempfindlichkeit und
- Wetterfühligkeit.

Nun kann selbstverständlich infrage gestellt werden, ob diese Beschwerden zum Syndrom gehören. Aber es ist genau diese Frage, welche rational *und* empirisch von den Autoren des DSM-III-R und ICD-10 hätte beantwortet werden müssen, als sie ihre Auswahl trafen.

! Die sog. *Symptomlisten* machen den Eindruck einer willkürlichen Auswahl, die im Falle des DSM-III-R durch die hier inadäquaten Vorstellungen über Konversionshysterie belastet ist. Die Operationalisierung ist theoretisch und methodisch unzureichend; die Defizite sind offensichtlich.

14.2.2
Fehlen einer rationalen Assessmentstrategie

In der Psychologie ist die herkömmliche Diagnostik durch Methodenkritik und durch das Vordringen moderner Konzepte der empirischen Forschungslogik wesentlich verändert worden. Es genügt nicht mehr, die begriffliche und inhaltliche Validität und die Reliabilität einer Methode zu prüfen, sondern es wird eine *Assessmentstrategie* mit genauer Mittel-Ziel-Analyse verlangt. Hier geht es um den Entscheidungsnutzen, um die Prozesse der klinischen und sozialen Urteilsbildung, um konvergente und diskriminante Validität, um multimodale Methodik, Aggregation und Symmetrie in repräsentativen Designs, um die kritische Betrachtung der falsch Positiven/Negativen und um weitere Prinzipien der Evaluation

Weder die Selektion der Symptome, die faktisch – wohl ungewollt – durch ihre Erwartungswerte gewichtet sind, noch die abstrakt festgelegten kritischen Anzahlen lassen eine rationale und empirische Assessmentstrategie erkennen.

Das Schema (s. Abb. 14.1) soll die Aufgabe verdeutlichen, Itemlisten und andere Variablen zu finden, welche zwischen Personen mit körperlichen Beschwerden ohne hinreichende körperliche Befunde diskriminieren. Dieses Schema ist zwar eine extreme Vereinfachung der Sachverhalte, doch scheint diese elementare Konzeption u.a. im Hinblick auf falsch-negative Entscheidungen, d.h. beschwerdefreie, aber behandlungsbedürftige Personen, noch kaum Allgemeingut geworden zu sein, wie das noch schwach entwickelte Forschungsinteresse in diesem Bereich anzeigt. Die Selektion und Gewichtung der u.U. in eine Symptomliste aufzunehmenden Items und die Festlegung eines kritischen Wertes erfordern eine valide empirische Untersuchung. Die Aussagekraft und generelle wissenschaftliche Qualität einer solchen Untersuchung hängt u.a. davon ab, ob eine irreführende Präselektion der Personen und eine Konfundierung von Prädiktoren und Kriterien vermieden werden können. Natürlich muß ein methodisch hinreichend zuverlässiger Ausschluß von somatischen Ursachen der Beschwerden (mit einer Katamnese zur Kontrolle eventuell später entdeckter Befunde, d.h. von Fehldiagnosen) erreicht sein. Eine solche Untersuchung ist noch nicht bekannt geworden.

! *Zwischenbilanz*

Eine konzeptuell sehr fragwürdige terminologische Neuerung, die einseitig an der alten Lehre von Konversionshysterie orientiert ist, wurde eingeführt. Dies geschah offensichtlich ohne angemessene Berücksichtigung des Forschungsstandes und der z.T. wesentlich differenzierteren Auffassungen in anderen relevanten Arbeitsrichtungen auf diesem Gebiet, das einen interdisziplinären Horizont erfordert. Die Operationalisierung dieses Konzepts somatoformer Störungen ist völlig unzureichend; ein Nachweis für die empirische Validität

		Körperlicher Befund	
		Vorhanden	Nicht vorhanden
Körperliche Beschwerden	Vorhanden	„Normale" Kranke	Problempatienten
	Nicht vorhanden	Scheinbar Gesunde	Gesunde

Abb. 14.1. Vierfelderschema mit Kreuzklassifikation nach Vorkommen bzw. Fehlen von körperlichen Beschwerden und Befunden. (In Anlehnung an Brähler & Scheer, 1983; Myrtek, 1980)

der irreführend so genannten "diagnostischen Kriterien" aufgrund einer methodisch adäquaten Assessmentstrategie fehlt bisher.

Die Evaluation von körperlichen Beschwerden und die Verwendung einer Symptomliste mit einem kritischen Wert zum Zweck der *Differentialdiagnostik*, speziell für die Abgrenzung funktioneller (nervöser, psychovegetativer usw.) Syndrome ohne ausreichende somatische Befunde, muß, insbesondere bei chronischen Störungen, im Rahmen des *Krankheitsverhaltens* vorgenommen werden. Die Einsicht, daß die individuellen Aussagen über körperliche Beschwerden multireferentielle Konstruktionen sind, verlangt eine entsprechende funktionale Analyse von Beschwerden und Krankheitsverhalten in psychologischer, medizinischer, sozialer und ökonomischer Hinsicht.

14.3
Krankheitsverhalten

14.3.1
Definition von Krankheitsverhalten

Der Begriff Krankheitsverhalten wurde von Mechanic (1962) eingeführt. Er versteht darunter die Art und Weise, in der Individuen Symptome unterschiedlich wahrnehmen, bewerten und darauf reagieren. Dabei ist der Begriff, anders als bei den somatoformen Störungen, nicht nur auf den psychopathologischen Bereich eingeengt, sondern bezieht sich generell auf alle Krankheitszustände, unabhängig davon, wieviele und welche körperlichen Symptome vorhanden sind. Entscheidend für das Krankheitsverhalten ist dabei nur die *Diskrepanz* zwischen den körperlichen Beschwerden und den somatischen Befunden. Die nur bedingte Brauchbarkeit des Begriffs "somatoforme Störungen" zeigt sich auch darin, daß es Bestrebungen gibt, die im DSM-III-R festgelegten Regeln aufzuweichen, um die Diagnose praktischen Bedürfnissen anzunähern (Escobar, Burnam, Karno, Forsythe & Golding, 1987).

Weiterhin bezieht sich der Begriff "somatoforme Störungen" nur auf den einen Aspekt des "abnormen Krankheitsverhaltens" (Pilowsky, 1978, 1986), nämlich auf die Klage von körperlichen Beschwerden ohne organische Grundlagen, welche die Beschwerden erklären könnten. Außer acht wird dabei der zweite Aspekt des Krankheitsverhaltens gelassen, nämlich der, daß es auch Individuen gibt, die bei ernsten organischen Befunden nicht über körperliche Beschwerden klagen und in der Regel nicht oder zu spät behandelt werden, wie Screeninguntersuchungen an der "gesunden" Bevölkerung zeigen (Böck, Rommel & Schröder, 1979; Robra, van der Heyden & Machens, 1982; Rommel, Steinhardt & Überla, 1976). Dieser Aspekt spielt in der Medizin nur eine untergeordnete Rolle und wird in der Regel übersehen, da wegen des Fehlens, der nicht erfolgten Wahrnehmung oder der Nichtäußerung von körperlichen Beschwerden keine Arztkonsultationen erfolgen. Schließlich regt der

Somatisierungbegriff kaum zu einer funktionalen Analyse des Krankheitsverhaltens an, die aber im Rahmen der Gesundheitsversorgung dringend notwendig wäre (zusammenfassend Myrtek, 1998 a).

Zur Operationalisierung des Krankheitsverhaltens sind sowohl Informationen über den somatischen Befund (Diagnosen, Beurteilungen der Leistungsfähigkeit und der Behinderung, Feststellung des Schweregrades von Organläsionen) als auch Informationen über das subjektive Befinden (Listen zur Erfassung von körperlichen Beschwerden und Behinderungen, Inventare zur Messung von Persönlichkeitsfaktoren) notwendig.

! Die Diagnose eines unangemessenen Krankheitsverhaltens beruht auf dem Vergleich der geklagten körperlichen Beschwerden bzw. der subjektiven Behinderungen mit den Parametern des objektiven Gesundheitszustandes und wird dann gestellt, wenn sich eine Diskrepanz zwischen Befund und Befinden ergibt.

14.3.2
Bedingungen des Krankheitsverhaltens

Eine Voraussetzung für die Entstehung des Krankheitsverhaltens ist die *ungenaue Wahrnehmung von Körpervorgängen (Interozeption),* die in zahlreichen Laboruntersuchungen nachgewiesen werden konnte (Jones, Jones, Cunningham & Caldwell, 1985; Pennebaker & Hoover, 1984; Myrtek & Brügner, 1996; Schandry, 1981). Dabei zeigte die Genauigkeit der Interozeption auch keinen Unterschied zwischen Gesunden und Patienten (Infarktpatienten, Patienten mit funktionellen Störungen). Nach Pennebaker (1982) werden körperliche Symptome nach denselben Regeln wahrgenommen, wie sie auch für die Wahrnehmung von äußeren Ereignissen gelten. Da der Mensch nur eine begrenzte Menge an Information aufnehmen kann, kommt es zu einer Konkurrenz von internen und externen Reizen. Bei hoher externer Informationsdichte sinkt daher die Wahrscheinlichkeit, Symptome wahrzunehmen und diese zu äußern. Van Vliet, Everaerd, van Zuuren, Lammes, Briet et al. (1994) konnten in ihrer Untersuchung diese Hypothese stützen. Von noch größerer Bedeutung für das Krankheitsverhalten ist jedoch die Hypothese, daß Symptome im Rahmen von kognitiven Schemata bzw. Hypothesen organisiert und interpretiert werden (Pennebaker, 1982). Hierzu gibt es eine Reihe von Untersuchungen, die diese Ansicht belegen (Baumann & Leventhal, 1985; Fahrenberg, Franck, Baas & Jost, 1995; Myrtek, 1998 a; Ring & Brener, 1996; Windmann, Schonecke, Fröhlig & Moldenar, in press). Nach der Literatur und den eigenen Untersuchungen (Myrtek, 1998 a) wird Krankheitsverhalten vor allem von den folgenden Bedingungen determiniert:

- Persönlichkeit,
- psychosozialer Streß,
- kausale Attributionen (naive Kausalerklärungen, subjektive Krankheitstheorien),
- soziales Lernen und Krankheitsgewinn,

- Chronizität,
- sozioökonomische Faktoren (Alter, Geschlecht, soziale Verhältnisse),
- Faktoren des Gesundheitssystems.

14.3.3
Persönlichkeitsdimensionen

Metaanalytisch läßt sich nachweisen, daß zwischen körperlichen Beschwerden einerseits und emotionaler Labilität (Neurotizismus), Depression und Lebenszufriedenheit andererseits ein enger Zusammenhang besteht (Myrtek, 1998 a, b). Emotional labile und unzufriedene Probanden klagen häufiger über körperliche Beschwerden mit entsprechenden Auswirkungen auf das Krankheitsverhalten (Arztbesuche, Einnahme von Medikamenten, Fehlzeiten, etc.). Die verschiedenen Dimensionen (emotionale Labilität, Zufriedenheit, körperliche Beschwerden) stellen dabei nur Nuancierungen einer großen Varianzquelle dar, die man als "schlechtes Befinden" ("psychological distress") beschreiben kann. Das schlechte Befinden hat zwar wenig oder gar nichts mit dem objektiven Gesundheitszustand zu tun, trägt aber wesentlich zur Inanspruchnahme des Gesundheitssystems und der sozialen Sicherungssysteme bei.

14.3.4
Psychosozialer Streß

Die krankmachende Wirkung psychosozialer Stressoren, vor allem beim Herzinfarkt, wird zwar immer behauptet, aber die prospektiven Untersuchungen zu diesem Thema können diese Auffassung nicht belegen (Myrtek, 1981, 1985, 1993). Besser belegt dagegen ist die Annahme, daß akute psychosoziale Belastungen bei *bestehender* KHK zu Arrhythmien und Durchblutungsstörungen des Herzmuskels führen können (Barry, Selwyn, Nabel, Rocco, Mead et al., 1988; Freeman, Nixon, Sallabank & Reaveley, 1987; Reich, 1985; Voridis, Mallios & Papantonis, 1983). Auch für den postulierten Zusammenhang zwischen Stressoren und Infektionskrankheiten (Cohen, Tyrrell & Smith, 1991; Cohen & Williamson, 1991) sowie Krebs (Johansen & Olsen, 1997) gibt es keine überzeugenden Belege. Dagegen kann der Zusammenhang zwischen Streß und körperlichen Beschwerden als gesichert gelten, wobei dieser Zusammenhang auf die mit beiden Faktoren korrelierte emotionale Labilität zurückgeführt werden kann (Horner, 1996; Schwartz, Gramling & Mancini, 1994; Watson & Pennebaker, 1989).

14.3.5
Kausale Attributionen

Laien haben bestimmte Krankheitsvorstellungen, die den Zeitverlauf einer Krankheit, die Krankheitsursache, die Konsequenzen der Krankheit und deren

Behandlung umfassen. Solche Vorstellungen beeinflussen entsprechend das Krankheitsverhalten (Bishop & Converse, 1986). Bekannt ist z.B. die sog. *Medizinstudentenkrankheit*, wonach Medizinstudenten im Laufe ihres Studiums meinen, an verschiedenen Krankheiten zu leiden, im allgemeinen an denjenigen Krankheiten, mit denen sie sich im Augenblick gerade befassen (Kellner, Wiggins & Pathak, 1986). Besonders relevant sind solche kausalen Attributionen für Patienten, da die vom Patienten vermuteten Ursachen eine unmittelbare Auswirkung auf den weiteren Verlauf der Krankheit haben können (Bar-On, Gilutz, Maymon, Zilberman & Cristal, 1994; Fahrenberg, Myrtek & Trichtinger, 1985; Leventhal & Prohaska, 1986; Mrazek, Rittner, Seer & Weidemann, 1983). Vor allem externale Attributionen (z.B. Streß, Schicksal etc.) bergen die Gefahr, daß die Patienten wichtige Risikofaktoren (z.B. Rauchen, Übergewicht, Bewegungsmangel) vernachlässigen (Affleck, Tennen, Croog & Levine, 1987; Myrtek, 1998 a).

14.3.6
Soziales Lernen und Krankheitsgewinn

Krankheitsverhalten kann auch als durch operante Konditionierung gelerntes Verhalten, vor allem in der Kindheit, aufgefaßt werden. Als Verstärker können eine erhöhte Aufmerksamkeit von anderen Menschen, die Vermeidung von unangenehmen Arbeiten oder unangenehmen sozialen Situationen sowie finanzielle Zuwendungen dienen. Des weiteren kommt das Modellernen hinzu, wobei Kinder das Verhalten ihrer Eltern übernehmen (Ehlers, 1993; Jamison & Walker, 1992; Schwartz et al., 1994; Walker, Garber & Greene, 1993; Walker & Zeman, 1992; Whitehead et al., 1992, 1994). Bei den somatoformen Störungen soll ein nicht bewußter sekundärer Krankheitsgewinn eine Hauptursache darstellen (Fishbain, Rosomoff, Cutler & Rosomoff, 1995; Ketterer & Buckholtz, 1989; Nachemson, 1992; Noyes, Holt & Kathol, 1995).

14.3.7
Chronizität

Während sich bei akuten Erkrankungen in der Regel ein Zusammenhang zwischen der Gewebsschädigung, der akuten Behinderung und dem akuten Schmerz nachweisen läßt, kommt es mit zunehmender Dauer der Krankheit zu einer Dissoziation zwischen dem körperlichen Befund und dem chronischen Schmerz sowie der chronischen Behinderung. Chronischer Schmerz und chronische Behinderung werden mehr und mehr von psychosozialen Belastungen, Depression, Krankheitsüberzeugungen und dem Krankheitsverhalten beeinflußt. Der Patient paßt sich an die chronische Behinderung an (Egan & Katon, 1987; Waddell, 1987; Waddell & Turk, 1992). Daher unterscheiden sich die Persönlichkeitsprofile verschiedener Patientengruppen kaum voneinander, wohl aber von Gesunden (Myrtek, im Druck a; Stocksmeier, 1980). Mit zunehmender Dauer einer Krankheit läßt sich zudem eine zeitabhängige Neurotisierung beobachten (Langosch & Brodner, 1979; Myrtek, 1998 a; Weitemeyer & Meyer, 1967; Wooley, Blackwell & Winget, 1978).

14.3.8
Soziökonomische Faktoren

Mit fortschreitendem Lebensalter nehmen erfahrungsgemäß die chronisch organischen Erkrankungen zu und damit auch die allgemeine Häufigkeit von körperlichen Beschwerden (Costa & McCrae, 1987; Kroenke & Price, 1993; Moum, 1992; Wasmus, Kindel, Stiess & Raspe, 1988). Andererseits verändert sich auch das Gesundheits- und Krankheitsverhalten mit dem Alter, indem die Lebensgewohnheiten mit zunehmendem Alter oft in Richtung einer gesünderen Lebensweise verändert werden, und auch die Interpretation körperlicher Symptome veränderten Attributionsprozessen unterliegt (Levkoff, Cleary, Wetle & Besdine, 1988).

Zumindest in den westlichen Kulturen haben Frauen mehr körperliche Beschwerden, sind häufiger krank und nehmen häufiger medizinische Hilfe in Anspruch als Männer, auch wenn man von den durch Schwangerschaft und Geburt bedingten Arztbesuchen absieht. Dies steht im krassen Gegensatz zu den Mortalitätsdaten, da die Lebenserwartung der Frauen die der Männer heute um mindestens sieben Jahre übersteigt (Apfel, 1982; Breslau & Davis, 1993; Gijsbers van Wijk, Kolk, van den Bosch & van den Hoogen, 1992; Kandrack, Grant & Segall, 1991; Kroenke & Price, 1993; Meininger, 1986; Myrtek, im Druck a; Sweeting, 1995; Wasmus et al., 1988).

Als Ursache für die deutlichen Unterschiede im Krankheitsverhalten zwischen Frauen und Männern werden unterschiedliche Rollenerwartungen diskutiert (Klonoff & Landrine, 1992), die es den Frauen eher als den Männern ermöglichen sollen, die Krankenrolle zu übernehmen. Dabei soll der Geschlechtsunterschied besonders im jungen und mittleren Erwachsenenalter deutlich sein, in dem die Rollenunterschiede am ausgeprägtesten sind (Sweeting, 1995). Zur Erklärung der längeren Lebenserwartung der Frauen werden mehrere Gründe diskutiert:

1. eine bessere biologische Ausstattung der Frauen (zusätzliches X-Chromosom);
2. die gesündere Lebensweise der Frauen (z.B. geringerer Alkoholkonsum);
3. die häufigere Inanspruchnahme des Gesundheitssystems könnte, zumindest theoretisch, einen besseren Gesundheitszustand der Frauen begünstigen (Kandrack et al., 1991).

Personen der unteren sozialen Schichten klagen bei vergleichbarem objektiven Gesundheitszustand über mehr körperliche Beschwerden, suchen häufiger einen Arzt auf und lassen sich früher berenten als Personen der oberen sozialen Schichten (Chirikos & Nestel, 1984; Cockerham, Kunz, Leuschen & Spaeth, 1986; Herrmann, Buss, Breuker, Gonska & Kreuzer, 1994; Kroenke & Price, 1993;

Myrtek, 1998 a). Es wurde auch nachgewiesen, daß Alleinstehende höhere Morbiditäts- bzw. Mortalitätsraten aufweisen als Verheiratete (Case, Moss, Case, McDermott & Eberly, 1992). Dieser Unterschied wird meist mit dem Konzept "soziale Unterstützung" erklärt (Schwarzer & Leppin, 1990; Waltz, 1981).

14.3.9
Gesundheitssystem

Durch die Rahmenbedingungen des Gesundheitssystems werden das Krankheitsverhalten der Bevölkerung und damit die Kosten stark beeinflußt (Badura, 1992; Kübler, Niebauer & Kreuzer, 1994). In der BRD besteht im ambulanten Sektor das System der Honorierung der Einzelleistungen, die der Arzt für den Patienten erbringt. Dieses System neigt zu einer Ausweitung der Leistungen (Niehoff, 1995). Es kommt hinzu, daß der niedergelassene Arzt Unternehmer ist, dessen Einkommen direkt vom Umsatz abhängt. Daher muß er darauf achten, seine Patienten zufriedenzustellen, um nicht eine Abwanderung des Patienten zu anderen Ärzten zu riskieren. Gegenüber bestimmten Forderungen des Patienten (z.B. Verschreibung bestimmter Medikamente, Krankschreibung, Verlangen nach einem Kuraufenthalt etc.) befindet er sich daher in einer schwachen Position. Da die Kosten des Gesundheitssystems auch in Zukunft weiter steigen werden (zunehmendes Alter der Bevölkerung, Fortschritte der Medizin, wachsende Arbeitslosigkeit und Zunahme der Zahl der Rentner), versucht man, mit Gesundheitsstrukturgesetzen die Kostenentwicklung zu beeinflussen. Empirische Untersuchungen und Statistiken zeigen, daß z.B. der Krankenstand direkt von der Lohnfortzahlung und von Lohnersatzleistungen abhängt (Nachemson, 1992; Waddell, 1987). Bestimmte kostenträchtige Strukturen des Gesundheitssystems in der BRD, z.B. die stationäre Rehabilitation, gibt es in dieser Form in anderen Ländern nicht, ohne daß dies zu einer höheren Morbidität oder Mortalität in diesen Ländern führt.

14.3.10
Zur Diskrepanz zwischen Befund und Befinden

Untersuchungen, die sich mit den Kontingenzen zwischen EKG-Veränderungen (ischämische Senkungen der ST-Strecke, Extrasystolen) bzw. dem Koronarbefund und Herzbeschwerden befaßten, zeigen nur eine geringe oder fehlende Übereinstimmung zwischen dem Befund und dem Befinden (Allison, Williams, Miller, Patten, Bailey et al., 1995; Deanfield, Shea, Ribiero, De Landsheere, Wilson et al., 1984; Herrmann, Buss, Breuker, Gonska & Kreuzer, 1994; Scheibelhofer, Weber, Joskowicz, Glogar, Probst et al., 1982). In mehreren Arbeiten wurde nachgewiesen, daß die Arbeitswiederaufnahme nach einem Herzinfarkt vor allem von psychosozialen Faktoren (subjektive Beschwerden, Persönlichkeitsmerkmale) und kaum vom somatischen Befund abhängt (Badura, 1992; Kauderer-Hübel, 1988; Maeland & Havik, 1987).

Auch in den eigenen Arbeiten zur Arbeitsfähigkeit bzw. Berentung wurde festgestellt, daß diese vom objektiven Gesundheitszustand weitgehend unabhängig ist und im wesentlichen vom subjektiven Gesundheitszustand abhängt (Myrtek, 1987; Myrtek, Kaiser, Rauch & Jansen, 1997; Myrtek, 1998 a). Entsprechend zeigte ein Vergleich zwischen denjenigen Koronarpatienten, die im Verlauf einer fünfjährigen Katamnese verstorben waren, und den Patienten, die überlebten, keine Unterschiede bei den psychologischen Parametern oder der Arbeitsfähigkeit, aber substantielle Unterschiede bei den medizinischen Daten, z.B. ergometrische Leistungsfähigkeit, Funktion des linken Ventrikels und Laborwerte (Myrtek, 1998 a). In einer Untersuchung zum asymptomatischen (stummen) Herzinfarkt wurde festgestellt, daß sich zwischen den symptomatischen und den asymptomatischen Patienten keine Unterschiede hinsichtlich des Schweregrads des Infarkts ergaben. Deutliche Unterschiede fanden sich jedoch bei den psychologischen Parametern. Symptomatische Patienten klagten über einen allgemein schlechten Gesundheitszustand und über Herzbeschwerden, waren unzufriedener mit ihrer Gesundheit und zeigten eine größere emotionale Labilität sowie eine Tendenz zur Introversion. Von den Ärzten wurden am Ende des Heilverfahrens nur 43% der symptomatischen Patienten als arbeitsfähig beurteilt, aber 71% der asymptomatischen Patienten (Myrtek, Fichtler, König, Brügner & Müller, 1994).

14.4
Schlußfolgerungen – auch im Hinblick auf die Modifikation des Krankheitsverhaltens

! Die Diagnose *somatoforme Störung* wird bei auffälliger Diskrepanz zwischen chronischen körperlichen Beschwerden und körperlichen Befunden gestellt. Die ätiologischen Vermutungen sind vage und schwanken – seit Jahrhunderten – zwischen den grundsätzlichen Interpretationsmöglichkeiten im Sinne der Krankheitslehren über Hypochondrie, Konversionshysterie oder Nervosität. Die Diagnostik nach DSM und ICD ist auf das Abzählen von Items einer willkürlich zusammengestellten, d.h. empirisch nicht begründeten, Liste körperlicher Beschwerden sowie den Ausschluß somatischer Ursachen angewiesen. Die Nebenbedingungen Chronizität und soziale Behinderung sind nicht ausreichend expliziert.

Diese Konzeption muß Kritik herausfordern. Bei auffälligen Diskrepanzen von chronischen Beschwerden und Befund ist eine funktionale Analyse des *Krankheitsverhaltens* zu fordern. Die Forschung hat gezeigt, daß die Beschwerden-Befund-Korrelationen statistisch generell sehr niedrig sind oder fehlen. Folglich müssen Beschwerdenäußerungen in ihren vielen Bezügen, nach individuellen psychologischen Bedingungen und ebenso nach maßgeblichen sozioökonomischen Bedingungen und institutionellen Rahmenbedingungen erfaßt werden. Aus dem zuvor referierten Forschungsstand über die zugrundeliegenden Konzepte und vor allem aus dem Forschungsstand zum

Krankheitsverhalten können hier die wichtigsten Ansatzpunkte und geeignete Heuristiken abgeleitet werden.

Die Anzahl der Beschwerden ist ja nur ein oberflächlicher Hinweis und besagt ohne funktionale Analyse noch wenig. Behandlungsvorschläge für diese offensichtlich sehr verbreiteten Störungen setzen solche funktionalen Analysen voraus, in denen die Beschwerden und die auffälligen chronischen Beschwerdenneigungen tatsächlich als multireferentielle Konstrukte analysiert werden.

In der Literatur gibt es Behandlungsvorschläge für somatoforme Störungen, sowohl im ambulanten Bereich und im Konsiliarbereich als auch im stationären Heilverfahren (siehe Bass & Benjamin, 1993; Lupke, 1994; Rief, 1995; Rief & Hiller, 1992; Salkovskis, 1989). Diese Behandlungsvorschläge sind in der Regel unspezifisch und polypragmatisch; sie unterscheiden sich kaum von jenen für die funktionellen bzw. psychovegetativen Syndrome (siehe Delius, 1967; Herrmann, Lisker & Dietze, 1996). Deutlich ist jedoch heute eine Vorliebe für die sog. "kognitiven" Ansätze.

Nun gilt seit langem, daß Hypochonder und Konversionshysteriker ein "falsches Urteil" über den eigenen Gesundheitszustand haben. Diese Unterscheidung zwischen *subjektivem* und *objektivem Krankheitswert*, zwischen "objektiver Beeinträchtigung" und "subjektiver Wertschätzung" (s. schon Loewenstein, 1920) ist zweifellos die zentrale Frage und diagnostische Aufgabenstellung. Doch eine einseitig kognitivistische Sicht und die hiermit oft verbundene Subjektivierung lassen zu leicht die objektiven institutionellen, sozioökonomischen, medizinsoziologischen und versicherungsrechtlichen Bedingungen übersehen. Diese sind oft geeignet, auf fatale Weise bestimmte Lernprozesse und Entscheidungen innerhalb des Gesundheitssystems zu begünstigen (s. hierzu auch Kap. 6).

Im allgemeinen wird das Krankheitsverhalten im engeren Sinne nicht behandelt. So werden z.B. bei der Rehabilitation nach Herzinfarkt von den klinischen Psychologen bestimmte Bausteine wie "Streßprophylaxe" und Typ-A-Interventionen *allen* Patienten angeboten. Davon abgesehen, daß es sich hierbei nicht um gesicherte Risikofaktoren handelt, ist die uniforme Behandlung aller Patienten mit solchen Bausteinen im Hinblick auf das Krankheitsverhalten unangebracht und kann es sogar weiter verstärken. Patienten mit krankheitsbekräftigendem Verhalten werden dadurch geradezu ermuntert, den Rentenantrag einzureichen, da nach Meinung der meisten Patienten die wichtigsten Quellen für Streß und Typ-A-Verhalten im Beruf zu suchen sind. Dagegen könnten solche Bausteine für Patienten mit krankheitsverleugnenden Tendenzen brauchbar sein, auch wenn sie wissenschaftlich primär unbegründet sind. Es wird also gefordert, auf die individuelle Situation des Patienten einzugehen und die psychologische Intervention am Krankheitsverhalten zu orientieren (Myrtek, 1998 a).

In der Mehrzahl der Publikationen über somatoforme Störungen und in den meisten Behandlungskonzepten fehlt eine gründliche Auseinandersetzung mit dem Thema Krankheitsverhalten (oft fehlt sogar der Begriff!) und ein Bezug auf die Beiträge u.a. von Mechanic sowie ein Bezug zur neueren Forschung über maßgebliche Bedingungen des Krankheitsverhaltens.

Die Defizite einer zu engen kognitivistischen Sichtweise somatoformer Störungen sind offensichtlich. Statt sich mit dem inadäquaten Konzept der Konversionshysterie oder Hypochondrie und pseudogenauen Diagnosekriterien zu begnügen, sollte eine moderne Konzeption des Krankheitsverhaltens als Grundlage genommen werden. Die Diskrepanz zwischen der Häufigkeit der Diagnosestellung "somatoforme Störung" bei insgesamt sehr hohen Kosten für diesen Sektor und dem minimalen Forschungsaufwand bleibt bemerkenswert.

Es wäre unrealistisch, von der hier wegen des verfügbaren Platzes nur thesenartig formulierten konzeptuellen und methodologischen Kritik einen Einfluß zu erwarten. Dennoch soll diese Kritik vorgebracht werden, um die notwendigen gründlichen Bedingungsanalysen des Krankheitsverhaltens zu betonen. Es geht nicht allein um die Aufklärung der Patienten und um die Beeinflussung der Beschwerdenneigung dieser Patientengruppe, sondern es geht auch um die Revision von Lehrmeinungen, von diagnostischen Gewohnheiten und schematischen psychologischen Interventionsversuchen. Darüber hinaus kommt es hier grundsätzlich auch auf strukturelle Änderungen bei der Indikation von medizinischen Behandlungen und Heilverfahren an und auf die kritische Einsicht in bestimmte psychosoziale und institutionelle Mechanismen, welche das diskrepante Krankheitsverhalten bis zur Berentung verstärken können.

Literatur

Affleck, G., Tennen, H., Croog, S. & Levine, S. (1987). Causal attribution, perceived benefits, and morbidity after a heart attack: An 8-year study. *Journal of Consulting and Clinical Psychology, 55*, 29–35.

Allison, T. G., Williams, D. E., Miller, T. D., Patten, C. A., Bailey, K. R., Squires, R. W. & Gau, G. T. (1995). Medical and economic costs of psychologic distress in patients with coronary artery disease. *Mayo Clinic Proceedings, 70*, 734–742.

Angermeyer, M. C. (1991). "Zuviel Streß!" – Vorstellungen von Patienten mit funktionellen Psychosen über die Ursachen ihrer Krankheit. In U. Flick (Hrsg.), *Alltagswissen über Gesundheit und Krankheit* (S. 116–126). Heidelberg: Asanger.

Apfel, R. J. (1982). How are women sicker than men? *Psychotherapy and Psychosomatics, 37*, 106–118.

Badura, B. (1992). Effecting institutional change. WHO Regional Publications, *European Series, 44*, 73–83.

Bar-On, D., Gilutz, H., Maymon, T., Zilberman, E. & Cristal, N. (1994). Long-term prognosis of low-risk, post-MI patients: The importance of subjective perception of disease. *European Heart Journal, 15*, 1611–1615.

Barry, J., Selwyn, A. P., Nabel, E. G., Rocco, M. B., Mead, K., Campbell, S. & Rebecca, G. (1988). Frequency of ST-segment depression produced by mental stress in stable angina pectoris from coronary artery disease. *American Journal of Cardiology, 61*, 989–993.

Barsky, A. J. & Klerman, G. L. (1983). Overview: hypochondriasis, bodily complaints, and somatic styles. *American Journal of Psychiatry, 140*, 273–283.

Bass, C. & Benjamin, S. (1993). The management of chronic somatization. *British Journal of Psychiatry, 162*, 472–480.

Bass, C. & Murphy, M. (1995). Somatoform and personality disorders: Syndromal comorbidity and overlapping developmental pathways. *Journal of Psychosomatic Research, 39*, 403–427.

Baumann, L. J. & Leventhal, H. (1985). "I can tell when my blood pressure is up, can't I?" *Health Psychology, 4,* 203–218.
Bishop, G. D. & Converse, S. A. (1986). Illness representations: A prototype approach. *Health Psychology, 5,* 95–114.
Böck, D., Rommel, K. & Schröder, R. (1979). Nachfolgeuntersuchung einer Modellvorsorgestudie. *Medizinische Welt, 30,* 1637–1641.
Brähler, E. & Scheer, J. (1983). *Der Gießener Beschwerdebogen. Handbuch.* Bern: Huber.
Breslau, N. & Davis, G. C. (1993). Migraine, physical health and psychiatric disorder: A prospective epidemiologic study in young adults. *Journal of Psychiatric Research, 27,* 211–221.
Burckhardt, D. & Hoffmann, A. (1989). What does the symptom "palpitation" mean? *Journal of Ambulatory Monitoring, 2,* 47–51.
Case, R. B., Moss, A. J., Case, N., McDermott, M. & Eberly, S. (1992). Living alone after myocardial infarction. Impact on prognosis. *Journal of the American Medical Association, 267,* 515–519.
Chirikos, T. N. & Nestel, G. (1984). Economic determinants and consequences of self-reported work disability. *Journal of Health Economics, 3,* 117–136.
Cockerham, W. C., Kunz, G., Leuschen, G. & Spaeth, J.L. (1986). Symptoms, social stratification and self-responsibility for health in the United States and West Germany. *Social Science and Medicine, 22,* 1263–1271.
Cohen, S., Tyrrell, D. A. & Smith, A. P. (1991). Psychological stress and susceptibility to the common cold. *New England Journal of Medicine, 325,* 606–612.
Cohen, S. & Williamson, G. M. (1991). Stress and infectious disease in humans. *Psychological Bulletin, 109,* 5–24.
Costa, P. T., & McCrae, R. R. (1987). Neuroticism, somatic complaints, and disease: Is the bark worse than the bite? *Journal of Personality, 55,* 299–316.
Deanfield, J. E., Shea, M., Ribiero, P., De Landsheere, C. M., Wilson, R. A., Horlock, P. & Selwyn, A. P. (1984). Transient ST-segment depression as a marker of myocardial ischemia during daily life. *American Journal of Cardiology, 54,* 1195–1200.
Delius, L. (1967). Die Integration medikamentöser, physikalischer und psychologisch orientierter Behandlungsverfahren. *Praxis der Psychotherapie, 12,* 181–190.
Delius, L. & Fahrenberg, J. (1966). *Psychovegetative Syndrome.* Stuttgart: Thieme.
Egan, K.J. & Katon, W.J. (1987). Responses to illness and health in chronic pain patients and healthy adults. *Psychosomatic Medicine, 49,* 470–481.
Ehlers, A. (1993). Somatic symptoms and panic attacks: A retrospective study of learning experiences. *Behaviour Research and Therapy, 31,* 269–278.
Escobar, J. I., Burnam, M. A., Karno, M., Forsythe, A. & Golding, J. M. (1987). Somatization in the community. *Archives of General Psychiatry, 44,* 713–718.
Eysenck, H. J. (1967). *The biological basis of personality.* Springfield, I.: Thomas.
Fahrenberg, J. (1967). *Psychophysiologische Persönlichkeitsforschung.* Göttingen: Hogrefe.
Fahrenberg, J. (1992). Psychophysiology of neuroticism and anxiety. In A. Gale & M. W. Eysenck (Eds.), *Handbook of individual differences: Biological perspectives* (pp. 179–226). Chichester: Wiley.
Fahrenberg, J. (1994). *Die Freiburger Beschwerdenliste (FBL).* Göttingen: Hogrefe.
Fahrenberg, J., Franck, M., Baas, U. & Jost, E. (1995). Awareness of blood pressure: interoception or contextual judgement? *Journal of Psychosomatic Research, 39,* 11–18.
Fahrenberg, J., Myrtek, M. & Trichtinger, I. (1985). Die Krankheitsursache aus der Sicht des Koronarpatienten. In W. Langosch (Hrsg.), *Psychische Bewältigung der chronischen Herzerkrankung* (S. 32–40). Berlin: Springer.
Fahrenberg, J., Walschburger, P., Foerster, F., Myrtek, M. & Müller, W. (1983). An evaluation of trait, state, and reaction aspects of activation processes. *Psychophysiology, 20,* 188–195.
Fishbain, D. A., Rosomoff, H. L., Cutler, R. B. & Rosomoff, R. S. (1995). Secondary gain concept: A review of the scientific evidence. *Clinical Journal of Pain, 11,* 6–21.
Freeman, L. J., Nixon, P. G., Sallabank, P. & Reaveley, D. (1987). Psychological stress and silent myocardial ischemia. *American Heart Journal, 114,* 477–482.
Gijsbers van Wijk, C. M., Kolk, A. M., van den Bosch, W. J. & van den Hoogen, H. J. (1992). Male and female morbidity in general practice: The nature of sex differences. *Social Science and Medicine, 35,* 665–678.
Herrmann, C., Buss, U., Breuker, A., Gonska, B. D. & Kreuzer, H. (1994). Beziehungen kardiologischer Befunde und standardisierter psychologischer Skalenwerte zur klinischen

Symptomatik bei 3705 ergometrisch untersuchten Patienten. *Zeitschrift für Kardiologie, 83,* 264–272.
Herrmann, J. M., Lisker, H. & Dietze, G. J. (Hrsg.) (1996). *Funktionelle Erkrankungen. Diagnostische Konzepte. Therapeutische Strategien.* München: Urban & Schwarzenberg.
Horner, K. L. (1996). Locus of control, neuroticism, and stressors: combined influences on reported physical illness. *Personality and Individual Differences, 21,* 195–204.
Jamison, R. N. & Walker, L. S. (1992). Illness behavior in children of chronic pain patients. *International Journal of Psychiatry in Medicine, 22,* 329–342.
Johansen, C. & Olsen, J. H. (1997). Psychological stress, cancer incidence and mortality from non-malignant diseases. *British Journal of Cancer, 75,* 144–148.
Jones, G. E., Jones, K. R., Cunningham, R. A. & Caldwell, J. A. (1985). Cardiac awareness in infarct patients and normals. *Psychophysiology, 22,* 480–487.
Kandrack, M. A., Grant, K. R. & Segall, A. (1991). Gender differences in health related behaviour: some unanswered questions. *Social Science and Medicine, 32,* 579–590.
Kauderer-Hübel, M. (1988). Krankheitskonzept und Gesundheitsverhalten bei Herzinfarktpatienten unter besonderer Berücksichtigung der Wiedereingliederung in das Erwerbsleben. *Psychotherapie Psychosomatik Medizinische Psychologie, 38,* 413–419.
Kellner, R. (1986). *Somatization and hypochondriasis.* New York: Praeger Publishers.
Kellner, R., Wiggins, R. G. & Pathak, D. (1986). Hypochondriacal fears and beliefs in medical and law students. *Archives of General Psychiatry, 43,* 487–489.
Ketterer, M. W. & Buckholtz, C. D. (1989). Somatization disorder. *Journal of the American Osteopathic Association, 89,* 489–490, 495–499.
Kinne, G. (1997). *Interaktives Monitoring von Myokardischämie.* Frankfurt a. M.: P. Lang.
Klonoff, E. A., & Landrine, H. (1992). Sex roles, occupational roles, and symptom-reporting: a test of competing hypotheses on sex differences. *Journal of Behavioral Medicine, 15,* 355–364.
Kroenke, K. & Price, R. K. (1993). Symptoms in the community. Prevalence, classification, and psychiatric comorbidity. *Archives of Internal Medicine, 153,* 2474–2480.
Kübler, W., Niebauer, J. & Kreuzer, J. (1994). Kosten/Nutzen-Relation: Bewertung der stationären und ambulanten Rehabilitation. *Zeitschrift für Kardiologie, 83,* Suppl 6, 151–158.
Langosch, W. & Brodner, G. (1979). Ergebnisse einer psychologischen Verlaufsstudie an Herzinfarkt-Patienten. *Zeitschrift für Klinische Psychologie, 4,* 256–269.
Leventhal, E. A. & Prohaska, T. R. (1986). Age, symptom interpretation, and health behavior. *Journal of the American Geriatrics Society, 34,* 185–191.
Levkoff, S. E., Cleary, P. D., Wetle, T. & Besdine, R. W. (1988). Illness behavior in the aged. Implications for clinicians. *Journal of the American Geriatrics Society, 36,* 622–629.
Lloyd, G. (1986). Psychiatric syndromes with somatic respresentation. *Journal of Psychosomatic Research, 30,* 113–120.
Lupke, U. (1994). *Behandlung des Somatisierungsverhaltens im Rahmen eines psychologischen Konsiliar- und Liaisondienstes in einem allgemeinen Krankenhaus.* Frankfurt a.M.: P. Lang.
Maeland, J. G. & Havik, O. E. (1987). Psychological predictors for return to work after a myocardial infarction. *Journal of Psychosomatic Research, 31,* 471–481.
Mechanic, D. (1962). The concept of illness behavior. *Journal of Chronic Diseases, 15,* 189–194.
Meininger, J. C. (1986). Sex differences in factors associated with use of medical care and alternative illness behaviors. *Social Science and Medicine, 22,* 289–292.
Miller, S. M., Summerton, J. & Brody, D. S. (1988). Styles of coping with threat: Implications for health. *Journal of Personality and Social Psychology, 54,* 142–148.
Moum, T. (1992). Self-assessed health among Norwegian adults. *Social Science and Medicine, 35,* 935–947.
Mrazek, J., Rittner, V., Seer, P. & Weidemann, H. (1983). Zur subjektiven Wahrnehmung des Herzinfarkts und seiner Ursachen. *Öffentliches Gesundheitswesen, 45,* 71–77.
Myrtek, M. (1980). *Psychophysiologische Konstitutionsforschung. Ein Beitrag zur Psychosomatik.* Göttingen: Hogrefe.
Myrtek, M. (1981). Herzinfarktprophylaxe. In W. R. Minsel, & R. Scheller (Hrsg.), *Brennpunkte der Klinischen Psychologie* (Bd. 2, Prävention S. 152–175). München: Kösel.
Myrtek, M. (1985). Stress und Typ-A-Verhalten, Risikofaktoren der koronaren Herzkrankheit? Eine kritische Bestandsaufnahme. *Psychotherapie Psychosomatik Medizinische Psychologie, 35,* 54–61.
Myrtek, M. (1987). Life satisfaction, illness behaviour, and rehabilitation outcome: Results of a one year follow-up study with cardiac patients. *International Journal of Rehabilitation Research, 10,* 373–382.

Myrtek, M. (1993). Streß und Typ-A-Verhalten. In P. Allhoff, G. Flatten & U. Laaser (Hrsg.), *Krankheitsverhütung und Früherkennung. Handbuch der Prävention* (S. 316–337). Berlin: Springer.
Myrtek, M. (1998 a). *Gesunde Kranke-kranke Gesunde. Psychophysiologie des Krankheitsverhaltens.* Bern: Huber.
Myrtek, M. (1998 b). Metaanalysen zur Psychophysiologischen Persönlichkeitsforschung. In F. Rösler (Hrsg.), *Enzyklopädie der Psychologie.* (Serie Biologische Psychologie, Bd. 5: Ergebnisse und Anwendungen der Psychologie S. 285–344). Göttingen: Hogrefe.
Myrtek, M. & Brügner, G. (1996). Perception of emotions in everyday life: studies with patients and normals. *Biological Psychology, 42,* 147–164.
Myrtek, M., Fichtler, A., König, K., Brügner, G. & Müller, W. (1994). Differences between patients with asymptomatic and symptomatic myocardial infarction: The relevance of psychological factors. *European Heart Journal, 15,* 311–317.
Myrtek, M., Kaiser, A., Rauch, B. & Jansen, G. (1997). Factors associated with work resumption: A 5-year follow-up with cardiac patients. *International Journal of Cardiology.* 1, 59, 291–297.
Nachemson, A. L. (1992). Newest knowledge of low back pain. A critical look. *Clinical Orthopaedics and Related Research, 279,* 8–20.
Noyes, R., Holt, C. S. & Kathol, R. G. (1995). Somatization. Diagnosis and management. *Archives of Family Medicine, 4,* 790–795.
Pennebaker, J. W. (1982). *The psychology of physical symptoms.* New York: Springer.
Pennebaker, J. W. & Hoover, C. W. (1984). Visceral perception versus visceral detection: Disentangling methods and assumptions. *Biofeedback and Self Regulation, 9,* 339–352.
Pilowsky, I. (1978). A general classification of abnormal illness behaviours. *British Journal of Medical Psychology, 51,* 131–137.
Pilowsky, I. (1986). Abnormal illness behaviour: a review of the concept and its complications. In S. McHugh & T. M. Vallis (Eds.), *Illness behavior. A multidisciplinary model* (pp. 391–395). New York: Plenum Press.
Reich, P. (1985). Psychological predisposition to life-threatening arrhythmias. *Annual Review of Medicine, 36,* 397–405.
Rief, W. (1995). *Multiple somatoforme Symptome und Hypochondrie.* Bern: Huber.
Rief, W. & Hiller, W. (1992). *Somatoforme Störungen: Körperliche Symptome ohne organischen Befund.* Bern: Huber.
Ring, C., & Brener, J. (1996). Influence of beliefs about heart rate and actual heart rate on heartbeat counting. *Psychophysiology, 33,* 541–546.
Robra, B. P., van der Heyden, E. & Machens, D. (1982). Herz-Kreislauf-Vorsorgeprogramm VW/Salzgitter. Auswertung der Ergebnisse 1974 bis 1979. *Niedersächsisches Ärzteblatt, 21,* 757–766.
Rommel, K., Steinhardt, B. & Überla, K. (1976). Modell-Vorsorgeuntersuchung in zwei Betrieben. *Klinische Wochenschrift, 54,* 1169–1175, 1177–1185, 1187–1192.
Salkovskis, P. M. (1989). Somatic problems. In K. Hawton, P.M. Salkovskis, J. Kirk & D. M. Clark (Eds.), *Cognitive behaviour therapy for psychiatric problems* (pp. 235–276). Oxford: Oxford University Press.
Schandry, R. (1981). Heart beat perception and emotional experience. *Psychophysiology, 18,* 483–488.
Scheibelhofer, W., Weber, H. S., Joskowicz, G., Glogar, D., Probst, P., Steinbach, K., & Kaindl, F. (1982). Symptom-correlated ECG-registration using longterm ECG and ECG telephone telemetry. In F. D. Stott, E. B. Raftery, D. L. Clement & S. L. Wright (Eds.), *Proceedings of the Fourth International Symposium on Ambulatory Monitoring and Second Gent Workshop on Blood Pressure Variability* (pp. 14–20). London: Academic Press.
Schultz, J. H. (1928). Die konstitutionelle Nervosität. In O. Bumke (Hrsg.), *Handbuch der Geisteskrankheiten* (Bd. 5). Berlin: Springer.
Schwartz, S. M., Gramling, S. E. & Mancini, T. (1994). The influence of life stress, personality, and learning history on illness behavior. *Journal of Behavior Therapy and Experimental Psychiatry, 25,* 135–142.
Schwarzer, R. & Leppin, A. (1990). Sozialer Rückhalt, Krankheit und Gesundheitsverhalten. In R. Schwarzer (Hrsg.), *Gesundheitspsychologie* (S. 395–414). Göttingen: Hogrefe.
Stocksmeier, U. (1980). Gruppenvergleiche zwischen psychosomatisch und internistisch chronisch Kranken mit Gesunden in verschiedenen Lebensaltern. *Medica, 1,* 579–585.
Süllwold, F. (1995). *Das Hypochondrie-Hysterie-Inventar HHI.* Göttingen: Hogrefe.

Sweeting, H. (1995). Reversals of fortune? Sex differences in health in childhood and adolescence. *Social Science and Medicine, 40*, 77–90.
Thiele, W. (1958). Das psycho-vegetative Syndrom. *Münchner Medizinische Wochenschrift, 100*, 1918–1923.
Tyrer, P. (1995). Somatoform und personality disorders: Personality and the soma. *Journal of Psychosomatic Research, 39*, 395–397.
Vaitl, D. (Ed.) (1996). Interoception and behavior. *Biological Psychology, 42* (Special issue), 1–244.
Vaitl, D. & Schandry, R. (Eds.) (1995). *From the heart to the brain*. Frankfurt a. M.: P. Lang.
Van Vliet, K. P., Everaerd, W., van Zuuren, F. J., Lammes, F. B., Briet, M., Kleiverda, G. & Schutte, M. (1994). Symptom perception: Psychological correlates of symptom reporting and illness behavior of women with medically unexplained gynecological symptoms. *Journal of Psychosomatic Obstetrics and Gynaecology, 15*, 171–181.
Uexküll v., T. (1960). Funktionelle Syndrome in psychosomatischer Sicht. *Klinik der Gegenwart, 9*, 299–340.
Uexküll v., T. & Köhle, K. (1990). Funktionelle Syndrome in der inneren Medizin. In T. v. Uexküll, *Psychosomatische Medizin* (4. Aufl.) (S. 475–491). München: Urban & Schwarzenberg.
Voridis, E. M., Mallios, K. D. & Papantonis, T. M. (1983). Holter monitoring during 1981 Athens earthquakes. *Lancet, 1*, 1281–1282.
Waddell, G. (1987). A new clinical model for the treatment of low-back pain. *Spine, 12*, 632–644.
Waddell, G. & Turk, D. C. (1992). Clinical assessment of low back pain. In D. C. Turk & R. Melzack (Eds.), *Handbook of pain assessment* (pp. 15–36). New York: Guilford.
Walker, L. S., Garber, J. & Greene, J. W. (1993). Psychosocial correlates of recurrent childhood pain: a comparison of pediatric patients with recurrent abdominal pain, organic illness, and psychiatric disorders. *Journal of Abnormal Psychology, 102*, 248–258.
Walker, L. S. & Zeman, J. L. (1992). Parental response to child illness behavior. *Journal of Pediatric Psychology, 17*, 49–71.
Waltz, E. M. (1981). Soziale Faktoren bei der Entstehung und Bewältigung von Krankheit – ein Überblick über die empirische Literatur. In B. Badura (Hrsg.), *Soziale Unterstützung und chronische Krankheit* (S. 40–119). Frankfurt: Suhrkamp.
Wasmus, A., Kindel, P., Stiess, G. & Raspe, H. H. (1988). Arztbesuch und Medikamenteneinnahme wegen rheumatischer Beschwerden. *Sozial- und Präventivmedizin, 33*, 202–209.
Watson, D. & Pennebaker, J. W. (1989). Health complaints, stress, and distress: Exploring the central role of negative affectivity. *Psychological Review, 96*, 234–254.
Weber, H. (1987). *Das Streßkonzept in Wissenschaft und Laientheorie*. Phil. Diss. Regensburg: Roderer.
Weitemeyer, W. & Meyer, A. E. (1967). Zur Frage krankheitsdependenter Neurotisierung. Psychometrisch-varianzanalytische Untersuchungen an Männern mit Asthma bronchiale, mit Lungentuberkulose oder mit Herzvitien. *Archiv für Psychiatrie und Nervenkrankheiten, 209*, 21–37.
Whitehead, W. E., Crowell, M. D., Heller, B. R., Robinson, J. C., Schuster, M. M. & Horn, S. (1994). Modeling and reinforcement of the sick role during childhood predicts adult illness behavior. *Psychosomatic Medicine, 56*, 541–550.
Whitehead, W. E., Morrison, A., Crowell, M. D., Heller, B. R., Robinson, J. C., Benjamin, C. & Horn S. (1992). Development of a scale to measure childhood learning of illness behavior. *Western Journal of Nursing Research, 14*, 170–183.
Whytt, R. (1766). *Observations on the nature, causes and cure of those disorders which are called nervous* (2nd ed.). Edinburgh: Balfour.
Wichmann, B. (1934). Das vegetative Syndrom und seine Behandlung. *Deutsche Medizinische Wochenschrift, 60*, 1500–1504.
Wicki, W. & Angst, J. (1992). Funktionelle Magen- und Darmbeschwerden bei jungen Erwachsenen: Vorkommen, Verlauf, Persönlichkeit und psychosoziale Faktoren. *Psychotherapie, Psychosomatik, Medizinische Psychologie, 42*, 371–380.
Windmann, S., Schonecke, O. W., Fröhlig, G. & Moldenar, G. (in press). Heartbeat perception in patients with cardiac pacemakers: how valid is the tracking-technique. *Psychophysiology*.
Wooley, S., Blackwell, B. & Winget, C. (1978). A learning theory model of chronic illness behavior: Theory, treatment, and research. *Psychosomatic Medicine, 40*, 379–401.
Zenz, H., Bischoff, C. & Hrabal, V. (1996). *Patiententheoriefragebogen* (PATEF). Göttingen: Hogrefe.

Sachverzeichnis

ACTH (Adrenocorticotrophen-Hormon) 141
Aerophagie 120
Affektverarbeitung 132
Afterschmerz 123
AIDS
- chemisches 127
Aktivierungsforschung
- psychophysiologische 194
Alexythymie 132
Algurie 119
Alkoholmißbrauch 133
Allergie
- Mikroallergie 127
- totale 127
Allgemeinarzt 123
allgemeinmedizinische Dokumentation 116
alternative Medizin 101, 102, 132
Amitriptylin 108, 112
Antidepressiva 108–113, 123, 132
Antisomatisierungsverhalten 156
Angst
- bereitschaft 132
- krankheiten 116, 121
- neurose 119
- skalen 57
- symptomatik 132
Anorexie
- uncharakteristische 119
Anxiolytika 111, 113
Arbeitsfähigkeit 204
Arbeitsunfähigkeit 11, 74
- geschlechtsspezifische Unterschiede 83
Arztbesuche 156
Assessmentstrategie 197
Attribution
- externale 201
- körperlicher Empfindungen 100
Aufmerksamkeit
- selektive 150
Augenschmerzen 120
Augentränen 119
autogenes Training 124

BDI (Beck-Depressionsinventar) 97
Beeinträchtigung
- subjektive 5
Behandlungen im Krankenhaus 75, 84
Behandlungskosten 7, 47, 75
Behandlungsplanung 65
- Vorgehen 65
Beklemmungsgefühl 123
Belastungsfaktoren
- psychosoziale 97
Belastungsreaktion 138
Belastungsschmerz 117
Benzodiazepine 123
- Abhängigkeit 123
Berichtverhalten 170
Beschwerdenliste (B-L) 29, 196
Beta-Blocker (ß-Blocker) 112
Biofeedback 11
Bisoprolol 112
Blutdruckmessung 146
Blutvolumen
- peripheres 140
Blutwallungen 119
Briquet-Syndrom 2, 16, 19, 24, 28, 192
Bromazepam 111

Checklisten 29
Chirobrachialgien
- parästhetische 118
chronic fatigue syndrom
  (s. Erschöpfungssyndrom)
Chronifizierungsgrad 144
chronischer Schmerz 202
Cluster
- ängstliche 62
- dramatische 62
colon irritabile 132
competition of cues-Modell 168, 169
compliance 135
coping 132, 134
CRH (corticotropin-releasing-hormon) 141

Darmkneifen 123
Depression
- larvierte 58, 108, 132
- maskierte 58, 108, 112
- somatisierte 58

Sachverzeichnis

Depressionsskalen 57
Diagnose 115
Diagnosekriterien
  (s. operationale Diagnosekriterien)
Diagnosesysteme
  (s. operationale Diagnosesysteme)
Diagnostik
- hierarchische 54
Diagnostisches Interview für Psychische Störungen (s. DIPS)
Diazepam 111, 112
DIPS 29, 154
Dishabituation 142
Diskriminanzparadigmen 171
Dissoziation 183
dissoziative Störungen 61
- andere 187
- dissoziative Amnesie 187
- dissoziative Bewegungsstörung 187
- dissoziative Fugue 187
- dissoziative Krampfanfälle 187
- dissoziative Sensibilitäts- und Empfindungstörungen 187
- dissoziativer Stupor 187
- dissoziative Trance- und Besessenheitszustände 187
- Ganser-Syndrom 187
- gemischt 187
- multiple Persönlichkeit 184, 187
Doppelbilder 120
Dothiepin 108
Drogenmißbrauch 133
DSM-III 4, 130
DSM-III-R 4, 130, 191, 196, 197
DSM-IV 4, 18, 24, 28, 130, 134, 191, 196, 197
Dysmenorrhoe (s.Regelanomalien)
dysmorphophobe Störung 18
Dysrhythmen 120
Dysthyme Störung 96

Effektstärke 158, 164
emotionale Labilität 201
Emotionalität 193
Entspannungsverfahren 146
epidemiologische Befunde 24
Erbrechen 120
Ergebnisorientierung 80
Erhebungsinstrumente 185
Erschöpfungssyndrom
- akute 119
- chronisches 6, 144, 192
- psychophysisches 100
Erschöpfungszustand
- psychovegetativer 53
Eßstörungen 133
evozierte Potentiale 8, 145

Fallkosten 78
Falsifikationsgrad
  (s. operationale Diagnosekriterien)
Fehlbewertung 7
Fehlversorgung 70
Fieber 117
Flatulenz 120
Flupentixol 111, 112
Fluspirilen 111
Fragebogenverfahren 29, 30
- Interpretationsfragebogen 154-157
Fragebogen zu Körper und Gesundheit (FKG) 29, 31
Freiburger Beschwerdenliste (FBL) 29
Fremdbeurteilungsskalen 29
funktionelle Beschwerden 53, 133
- Darmstörungen 111
- Herzbeschwerden 133
funktionelle Störung 115, 121
funktionelle Syndrome 100, 193

Ganser-Syndrom (s. dissoziative Störungen)
GBB 29
gastrointestinale Symptome 2, 20, 132
genetische Determinanten 7
Gesprächspsychotherapie 131, 135
Gesundheitsangst (s. Hypochondrie)
Gesundheitserziehung 135
Gesundheitssorgen 157
Gesundheitssystem 101
- Inanspruchnahme 47
Gesundheitsverhalten 32, 203
Gesundheitsverständnis
- positivistisches 99, 100
Gewalterfahrung 9
Gießener Beschwerdebogen (s. GBB)
Gießen-Test 97
Gliederschmerzen 126
Globus 119, 123
Grundannahmen
- therapeutische 99

Habituation 142
Halluzinationen 20
Handlungsanweisung 122
Handlungskonsequenzen 122
Hauptdiagnose 53
Hautjucken 123
Hautleitfähigkeit 140
Hautnarben
- schmerzende 119
Herzbeschwerden 204
- funktionelle 133
- Herzinfarkt 204
- neurotische 133
Herzfrequenz 140
Herzklopfen

Sachverzeichnis

- anfallsweises 119
Herzneurose 111
Herzschmerzen 123
Hilfsdiagnose 117
Homöopathie (s. alternative Medizin)
Husten 117
Hyperazidität 118
Hyperhidrose 120
Hypnose 131
Hypochondrie 17, 18, 27, 60, 107, 108, 173
- Prävalenz 48
- Skalen 57
Hypochondrie-Hysterie-Inventar (HHI) 29
Hypochondrieneigung 134
hypochondrische Neurose 196
hypochondrische Störung (s. Hypochondrie)
Hypothalamus-Hypophysen-Nebennierenrinden-Achse 8, 141
Hypotonie 120
Hysterie 2, 15, 16, 60, 183
hysterisch 16

iatrogene Schädigungen 9
Iatrogenien 132, 134
ICD-10 4, 28, 116, 191
Idiopathic Environmental Intolerance (IEI) 126, 127
Illness Attitude Scales (IAS) 29
implizite Konzepte 195
Informationsverarbeitung 7
Integration (s. Psychotherapie)
interaktionelle Schwierigkeiten 1
Interozeption 168, 194, 195,
- Genauigkeit 146, 200
interozeptive Phänomene 167
Internationale Diagnosen-Checklisten (IDCL) 29
Interviews 29
Intoleranz von körperlichen Beschwerden 32

Kardiopathie
- polymorphe 118
kardiovaskuläres System 141
kardiovaskuläre Symptome 20, 22
katastrophisierende Bewertung 32
Kava-Extrakt 112
D, L - Kavian 111
Klassifikation 4
- deskriptive 2
Klassifikationssysteme 134
klassifikatorische Einordnung 57
klimakterische Beschwerden 117, 118
klinische Lehre 121
klinische Relevanz 23
Koffeinmißbrauch 133
kognitive Struktur 100
- Umstrukturierung 100
kognitiv-behaviorale Modelle 150, 160, 173, 206

- pathogenetischer Beitrag 165
Kolitis 120
Kommunikationsschwierigkeiten 132
Komorbidität 8, 26, 53, 63
- Achse-II 56
- aktuelle 55
- Ausmaß 54
- Auswirkungen auf Therapie und Verlauf 54, 63
- Lifetime 55
- Lifetime-Diagnostik 24
- unterschiedlicher Störungsbilder 55
Komorbidität depressiver und somatoformer Störungen 57, 64
- Abgrenzbarkeit 59, 64
- ähnlichkeiten 59
- Reihenfolge des Auftretens 59
- Überlappung 64
Komorbiditätsmuster 64
Komorbiditätsprinzip 54
Komorbiditätsraten 54
- hohe 55
Konditionierung
- operante 202
Konsultationstätigkeit 131
Kontaktschwierigkeiten 132
Konversion 15
Konversionshysterie 197
Konversionsmodell 183
Konversionsstörung 17, 18, 27, 61, 107
- Prävalenz 47
Konversionssymptome 132
Kopfdruck 123
Kopfschmerz 117, 118, 126
- psychogener 111
körperdysmorphe Störung 17, 18, 27, 107
Körperempfindungen
- Bedrohlichkeit 163
- triviale 165
- unbedenkliche 160
Körperkontrolle 156
körperliche Beschwerden 191
körperliche Schwäche 32
Körperregion 116
Körperwahrnehmung 169
Korrelationsparadigmen 171
Kortisol 138
- Morgenkortisol 143
- Speichelkortisolspiegel 144
Koryphäen
- medizinische 128
Koryphäenkillersyndrom 123
Kostenentwicklung 204
Kosten-Nutzen-Analysen 70
Krämpfe
- abdominelle 118
- im Genitalbereich 97
Krankengeschichte 132

Krankenhauseinweisungen 84
Krankheitsängste 26
Krankheitsbilder 116, 124
Krankheitsgewinn 202
Krankheitskarriere 101,103, 134
Krankheitskosten 78
Krankheitsmodell
- medizinisches 58
Krankheitsverhalten 196, 199
- Analyse 205
- chronisches 6, 70, 71
- Geschlechtsunterschied 203
- kostenrelevantes 74
Krankheitsverständnis
- positivistisches 99, 100
Krankheitsverteilung 117
Krankheitswert
- objektiver 206
- subjektiver 206
Kreuzschmerzen (s. Rückenschmerzen)

la belle indifference 27
Laborwerte 126
Lebensalter 203
Lebensereignisse 9
Lebenserwartung 203
Lebensstil 134
Leidensdruck 127
Leistungsfähigkeit 205
Liaisonstätigkeit 131
Lohnfortzahlung 204

Magenschmerzen 123
Mamillenschmerz 120
Medikamente 76, 77, 86
- Abhängigkeit 101
- Einnahme 157
- Mißbrauch 133, 134
- Nebenwirkungen 133
Medizinstudentenkrankheit 201
Meteorismus 118
Mianserin 112
Migräne 119
minimal intervention approach 135
Minoritätenzugehörigkeit 132
MMPI (Minnesota Multiphasic Personality Inventory) 111
Modellernen 7, 202
Monitoringstudien
- psychophysiologische 194
Multiple Chemical Sensitivity (MCS) 125
multiple Persönlichkeit
  (s. dissoziative Störungen)
Muskelkrämpfe 120
Muskelschmerzen 126
Muskelspannung 139, 140
Myalgie
- einfache 117, 118

- exogene 119

Nagelbeißen 120
negative affectivity 9
Nervositas 117, 118
Neuralgie 118
- einfache 117
Neurasthenie 133, 191
Neuritiden
- einfache 118
Neuroleptika 112, 113, 123
Neurolinguistisches Programmieren (NLP) 131
Neurose 116, 121
Neurosekategorien 130
Nikotinmißbrauch 133
Nomifensin 111
Nosologie
- klinische 115, 116
Nozizeption 168

Obstipation 132
Ohrensausen 118, 123
operationale Diagnosekriterien 102, 130
- Falsifikationsgrad 130
operationale Diagnosensysteme 184
- Konkordanz der Systeme 4, 28
  (s. auch Erhebungsinstrumente)
Organfunktion 116
organische Erkrankung 116
organische Ursachen 1, 116
Orientierungsreaktion 141
Ossalgien 118
Otalgien 118
Oxazepam 111

pain-prone disorder 58
Panikanfälle
- psychophysiologische Modelle 173
Panikstörung 60
Paniksyndrom 133, 172
Paradigmen der Medizin 102, 116, 125
Paradigmenwechsel 70
paramedizinischer Bereich
  (s. alternative Medizin)
Parästhesien 119
Patientenkarriere (s. Krankheitskarriere)
Patientenprobleme 115
Patiententheorien 195
Persönlichkeitsforschung
- psychophysiologische 194
Persönlichkeitspathologie 57
Persönlichkeitsstörung 56, 133
- antisoziale 61
- Auftretenshäufigkeiten 56
- Borderline 61, 133
- Einfluß auf Therapieeffekte 63
- histrionische 60

Sachverzeichnis

- multiple Diagnosen 61
- passiv-aggressive 97
Pharmakotherapie 131
Pharmakotherapiestandard 113
Phytopharmaka 112, 113
Pillenberatung 120
Polyarthropathien
- akute 120
polydiagnostische Studien 28
polymorph nichtorganische
 Beschwerden 117, 118
Posttraumatische Belastungsstörung 184
Prädiktor 65
Präkordialschmerzen 118
prämenstruelles Syndrom 120
Präsentiersymptome 116
Praxiskontakte 76, 86
Proktalgien 119
Propriozeption 168
Pruritus 111
pseudoneurologische
 Symptome 20, 22, 196
Psychiatrialisierung 132
psychogen 19
psychological distress 201
psychopathologische Ebenen 57
psychophysische Korrelationen 192
Psychose 116
- akute 119
- chronische 118
psychosomatische Störungen 20, 115, 132
Psychosomatose 115
psychosoziale Beeinträchtigung 23
Psychotherapie 131
- integrative 104
psychovegetative Syndrome 193

Querschnittsdaten 165

Raynaud-Krankheit 120
Reaktionsbereitschaft
- psychophysiologische 138
Reaktivität
- psychophysiologische 175, 179
Realtraumatisierung 184
(s. auch Posttraumatische
 Belastungsstörung)
Reattribution 11
Regelanomalien 118
Regelkreis 9
Rehabilitation 206
Reisekrankheit 119
Rentenneurose 125
Risikobeurteilung 122
Risikofaktoren
- psychische 150, 153
Rückenschmerzen 117, 118
- chronische 139

Schädlingsbekämpfungsmittel 126
Schema
- kognitives 195, 200
Schlafstörungen 133
Schmerzstörung (s. auch anhaltende
 somatoforme Schmerzstörung)
- Prävalenz 47
Schmerzsymptome 2, 20, 117
Schnupfen 117
Schonverhalten 6, 152, 157
Schwäche 118
Schwellenwerte 24
Schweregradkriterien 23
Screening für somatoforme Störungen
 (s. SOMS)
Screeninguntersuchungen 199
Sehschwäche
- passagere 120
Selbstwertstörungen 132
Sexualprobleme 119
Skala IF-A, IF-K 155
- Reliabilität 156
- Validität 156
Sodbrennen (s Hyperazidität)
Somatic Symptom Index (SSI 4,6) 5, 25, 26,
 43-45
somatische Fixierung 125
somatisch orientierte Medizin 73, 100
Somatisierung 115
Somatisierungsneurose 132
Somatisierungsstörung 16, 17, 19, 24, 26-28,
 107, 108, 134, 149, 187
- Aufmerksamkeitsprozesse 151
- chronische 139
- Geschlechtsunterschiede/-verteilung 45
- komorbide Strukturen 46
- körperliche Symptome 20, 132, 133
- Kulturabhängigkeit 45, 46
- Merkmale der Betroffenen 46
- multiples Somatisierungssyndrom 2, 24
- Pathogenese 17
- Prävalenz 38-42
- Prävalenzunterschiede 38
- Skalenausprägung 164
- Somatisierungssymptomatik 44, 150
somatisierungstypisches Verhalten 152, 153
Somatization Disorder
 (s. Somatisierungsstörung)
Somatoform Disorders Schedule
 (SDS) 29, 30
somatoforme Störung
- als Risikofaktor 59
- anhaltende somatoforme Schmerzstörung
 17, 18, 27, 108, 112, 144
- autonome Funktionsstörung 18, 19, 22, 108
- bedingte Brauchbarkeit 199
- Behandlungserfolg 62
- Behandlungsprognose 63

- Diskrepanz zwischen Beschwerden und Befunden
- Erscheinungsbild 116, 131
- historische Wurzeln 2
- kognitive Verzerrung 154, 163
- moderne Definitionen 16

- Operationalisierung 198
- persistierende 122
- polysymptomatische 26, 33
- positive Rückkoppelung 152
- singuläre 64
- spezifische kognitive Evaluation (Interpretation) 151, 153, 158
- Subgruppen 17
- undifferenzierte 17, 18, 96, 107, 108
- Verlauf 62
somatoforme Symptome 149, 163
- Erklärungsmöglichkeiten 159
- multiple 2, 5, 140, 176
somatosensorische Amplifikation, Verstärkung 7, 151
Somatosensory Amplification Scale (SSAS) 29, 31
SOMS 29, 30, 154, 196
soziale Unterstützung 203
Sozialisierung 134
sprechende Medizin 124
SSI 4,6 (s. Somatic Symptom Index)
statische Beschwerden 119
störungsspezifische Programme 65
Streß 134, 201
- Prophylaxe 206
Streßbewältigung (s.coping)
Streßkonzept 195
Streß-Management-Training 146
Strukturiertes Klinisches Interview für DSM-IV (SKID) 29
Strukturiertes Klinisches Interview für Hypochondrie (SDIH) 29
Sulpirid 111
Symptomauswahl 20
Symptom Check-List (SCL-90R) 29, 97, 196
Symptomkonstellation 116
Symptomlisten 19, 196, 197
Syndrombezeichnungen 122

Tachykardie
- anfallsweise 119

Tarsalgie 120
therapeutische Beziehung 10
therapeutische Schulen 102, 103
tiefenpsychologische Therapeuten 100, 103
Tic nervosa 120
Toronto Alexithymia Scale (TAS) 29
Toxikophobie 127
Tracking-Verfahren 170
Trauma 133
Typ-A-Intervention 206

Übelkeit 120
Überanpassung 101
Übergewicht 132
Überlastung
- emotionale 116
Umweltschutzbewegung 126
Unterbauchbeschwerden 123
- chronische 144
Unterschichtszugehörigkeit 132, 203
urogenitale Symptome 20

vegetative Dystonie 121, 191
vegetative Labilität 132, 194
vegetative Mißempfindungen 32
vegetative Organbeschwerden 115
vegetative Symptome 20, 22
Verbalisierungshemmung 132
Verhaltensexperimente 11
Verhaltenstherapeut/-therapie 100, 102, 103
Verlegenheitsdiagnose 117
Versuchspläne
- interindividuell 171
- intraindividuell 171
Vertigo 117, 118
Viszerozeption 168

Wadenschmerzen 123
Wahrnehmungsgenauigkeit 172, 173, 178
- Generalisierung 175, 179
Wahrnehmungsschwellen 138
Weltbild
- biopsychosoziales 124
Whiteley-Index (WI) 29, 31, 196
WHO 126

Zeitkriterium 108
Zungenbrennen 119, 123

Springer und Umwelt

Als internationaler wissenschaftlicher Verlag sind wir uns unserer besonderen Verpflichtung der Umwelt gegenüber bewußt und beziehen umweltorientierte Grundsätze in Unternehmensentscheidungen mit ein. Von unseren Geschäftspartnern (Druckereien, Papierfabriken, Verpackungsherstellern usw.) verlangen wir, daß sie sowohl beim Herstellungsprozess selbst als auch beim Einsatz der zur Verwendung kommenden Materialien ökologische Gesichtspunkte berücksichtigen.

Das für dieses Buch verwendete Papier ist aus chlorfrei bzw. chlorarm hergestelltem Zellstoff gefertigt und im pH-Wert neutral.

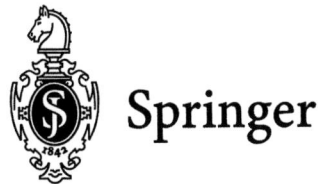

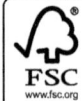

MIX
Papier aus verantwortungsvollen Quellen
Paper from responsible sources
FSC® C105338

If you have any concerns about our products,
you can contact us on
ProductSafety@springernature.com

In case Publisher is established outside the EU,
the EU authorized representative is:
**Springer Nature Customer Service Center GmbH
Europaplatz 3, 69115 Heidelberg, Germany**

Printed by Libri Plureos GmbH
in Hamburg, Germany